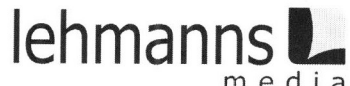

Ori Wolff

NetzwerkMensch

Information
Energie
Materie

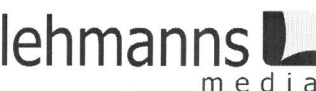
lehmanns media

© Lehmanns Media, Berlin 2015
Helmholtzstraße 2-9
10587 Berlin
Satz und Umschlag: Bernhard J. Bönisch
Illustrationen: Jakob Kukula
Druck und Bindung: docupoint GmbH - Barleben

ISBN 978-3-86541-703-9   www.lehmanns.de

Inhaltsverzeichnis

Vorwort

Wie ich vom Konventionellen zur Ganzheitlichkeit in der Medizin kam

Nach 15-jähriger Tätigkeit im Krankenhaus habe ich mich als Facharzt für Orthopädie, Chirurgie und Unfallchirurgie niedergelassen. Bei der Arbeit in einer großen orthopädisch-unfallchirurgischen Gemeinschaftspraxis bemerkte ich, dass ich als Experte und Spezialist vielen Patienten mit meinem bisherigen Handwerkzeug nicht helfen konnte. Erfahrungen mit Akupunktur, Chirotherapie und manuelle Therapie führten mich nach und nach zu Techniken einer unkonventionellen Medizin; zur „Applied Kinesiology" mit dem Instrument des Muskeltests, die mir wiederum ein Tor zu naturheilkundlichen Therapien eröffnete. Auf diese Weise gelangte ich zu den Themen der Entgiftung, der Darmsanierung und der Symbioselenkung des Darms.

„Wer heilt hat Recht" ist ein oft zitierter Satz. Vor dem Hintergrund meines wissenschaftlichen Anspruches als studierter Mediziner reichte mir ein solcher Allgemeinplatz jedoch nie aus. Durch Literaturstudien, Fortbildungen und regelmäßige Treffen in einer Arbeitsgruppe erweiterte ich schrittweise die wissenschaftlichen Grundlagen für meine ärztliche Arbeit im nichtkonventionellen Bereich. Durch diese Bemühungen erreichte ich eine deutliche Verbesserung des Wirkungsgrades meiner Tätigkeit. Diese Erfahrung möchte ich gerne weitergeben.

Viele Gespräche mit Kollegen und aus Berichten in den Medien erwecken den Eindruck, man könne schon mal hin und wieder unkonventionell vorgehen; aber eigentlich nur dort, wo die konventionellen Methoden nicht so richtig weiter führen. Dies sei vielleicht in 10 bis 20 % der Fälle notwendig. Auch ich hatte früher diesen Eindruck; bis ich während meiner Arbeit in meiner großen orthopädischen Praxis erfahren habe, dass die Antworten, die meinen Patienten und mir zur Verfügung standen, nicht ausreichten, nicht adäquat waren. Sehr häufig musste ich den Patienten eröffnen, dass in den mehr oder weniger invasiven und teuren Untersuchungen für ihre Beschwerden keinerlei Korrelat zu finden sei. Rückblickend muss ich feststellen, dass der Wirkungsgrad meiner damaligen Arbeit in der konventionellen Medizin bei ca. 15 bis 20 % lag und ich mit der heute von mir praktizierten weiterentwickelten, wissenschaftlich fundierten und ganzheitlichen Medizin meinen Wirkungsgrad auf ca. 70 % erhöhen konnte. Von dieser wissenschaftlich fundierten ganzheitlichen Medizin und deren Umsetzung in die Praxis berichtet dieses Buch.

Einleitung

Der allgemeine Trend hin zu ganzheitlich-integrativen Heilverfahren

Auf der Suche nach Alternativen zur konventionellen Schulmedizin entdecken immer mehr Menschen die ganzheitlichen Heilverfahren. Trotz der weit verbreiteten Skepsis gegenüber Methoden wie Homöopathie, Osteopathie, Ayurveda, Yoga, traditioneller chinesischer Medizin einschließlich Akupunktur erobern diese Methoden zunehmend die Gesundheitslandschaft. Sie werden sowohl von Heilpraktikern als auch von Ärzten mit Zusatzausbildungen erfolgreich angewandt. Viele Menschen machen mit ihnen gute Erfahrungen. Für zahlreiche Naturheilverfahren wie Akupunktur und Homöopathie übernehmen einige Krankenkassen sogar die Kosten.

Internationale Zeitschriften wie die „Forschende Komplementärmedizin"[1] oder das „European Journal of Integrative Medicine"[2] berichten regelmäßig über integrative Medizin. In Abteilungen für Naturheilkunde und „Integrative Medizin", wie in Essen oder an der „Charité, Universität Berlin", werden täglich Patienten mit diesen Verfahren behandelt.[3] Auf Tagungen der „Komplementär-Alternativen Medizin" und der „Integrativen Medizin" findet ein reger Erfahrungsaustausch statt.

Andererseits strich die Bundesregierung 2002 die Homöopathie als Pflichtfach aus der Ärztlichen Ausbildung und schränkte im Zuge der Gesundheitsreform 2004 die Erstattungsfähigkeit von Naturheilmitteln durch die gesetzliche Krankenversicherung stark ein. Zudem etablierte sich in der deutschen Medienlandschaft zunehmend der Trend, unsauber recherchierte, reißerische Artikel gegen die Komplementärmedizin zu publizieren.[4]

Wir können in der Öffentlichkeit eine Konkurrenz zwischen allgemein anerkannten medizinischen Lehren und so genannten ganzheitlichen Therapiemethoden wahrnehmen, die in einigen Fällen berechtigterweise als „Grabenkampf" bezeichnet wird. Die hierbei im Mittelpunkt stehenden Patienten sind oft nicht nur irritiert, sie sind auch die Leidtragenden dieser „Grabenkämpfe" und können sich mitunter auf beiden Seiten verloren vorkommen.

Auf der Suche nach Empathie, Körperwahrnehmung, Intuition, Imagination und Kreativität

Kranke Menschen sind leidende Menschen mit eingeschränkten Funktionen, verminderter Kompetenz für Alltags- und Belastungssituationen und vermindertem Wohlbefinden. Sie benötigen Hilfe, da sie aus eigener Kraft und eigenem Wissen nur sehr schwer oder gar nicht einen Weg aus ihrer misslichen Situation finden. In solch einer Situation brauchen Patienten und Therapeuten mehr als die Fachkompetenz eines Experten. Sie brauchen zusätzlich Empathie, Körperwahrnehmung, Intuition, Imagination und Kreativität.

---

[1] http://www.karger.com/Journal/Home/224242
[2] http://www.journals.elsevier.com/european-journal-of-integrative-medicine/
[3] Kollinger Telegramm: Frankfurter Consilium; 8.3.2014 / Thilo-koerner.de
[4] Hennig; 2013; 20, Nr. 1

Um zu diesen Fähigkeiten des Patienten und des Therapeuten zu gelangen, die über die rational-fachlichen Kompetenzen hinausgehen, wird nicht selten auf antiquierte mythisch-irrationale Methoden und Muster zurückgegriffen. Auf unserem heutigen Entwicklungsstand des aufgeklärten Vernunftbewusstseins von Experten und Unternehmen sollten wir aber nicht in solche archaische Strukturen zurückfallen. Vielmehr sollten wir unser Wissen und unsere Einsichten nutzen, das rein rationale Bewusstsein zu überschreiten, es dabei aber nicht aus-, sondern einschließen. Ein solches im Folgenden „transrationales Bewusstsein" bezeichnetes Bewusstsein, anerkennt die Ergebnisse der Wissenschaft und denkt logisch und vernünftig. Es transzendiert aber gleichzeitig die der aufgeklärten Vernunft gesetzten Grenzen und akzeptiert neben dem Verstand auch Intuition, Imagination, Körperwahrnehmung und andere Erkenntniszugänge.

Wer nach neuen nicht konventionellen Lösungen in der Medizin und dem Gesundheitssystem sucht, steht also vor dem Problem erkennen zu müssen, ob ihn ein Angebot zurück in die prärationalen mythischen Gebiete führt oder ob dieses Angebot einen Fortschritt zu einem transrationalen Verständnis darstellt. Diese transrationalen Lösungsansätze müssen einen faktenbasierten, rational wissenschaftlichen Diskurs aushalten. Auf den folgenden Seiten werde ich Ihnen als Jahrzehnte lang praktizierender Arzt und Therapeut im ersten Kapitel die wissenschaftlichen Grundlagen einer ganzheitlich-integrativen Medizin für die Zukunft erläutern und Ihnen im zweiten Kapitel Beispiele solch transrationaler Lösungsansätze vorstellen.

Der Weg zu einer fundierten ganzheitlichen Medizin

Diagnostisches und therapeutisches Handeln kann, genau betrachtet, nur „wissenschaftlich" genannt werden, wenn es auf einem Verständnis der Lebensvorgänge gründet, das faktenbasiert, rational und wissenschaftlich die Vielzahl an Detailerkenntnissen zu einem Ganzen vereinigt. Sowohl die Schulmedizin als auch die komplementär-alternative Medizin (aus dem Amerikanischen CAM für *complementary-alternative- medicine*) bleiben uns eine solche umfassende und wissenschaftlich fundierte Grundlage aber schuldig. Die „feindliche" Gegenüberstellung von Schulmedizin und alternativer Medizin hat dazu geführt, dass es in Anbetracht unserer heutigen fachlichen Erkenntnisse kein einheitliches Gesamtbild der Wissenschaft gibt, das den aktuellen Stand der umfassenden Menge an biologischen und medizinischen Detailkenntnissen zusammenzusetzen vermag. Aus diesem Grund kann aber auch das Handeln von Ärzten und anderen Therapeuten nicht als wissenschaftlich bezeichnet werden.[5]

Die Merkmale einer solchen faktenbasierten, rationalen, wissenschaftlichen, ganzheitlich-integrativen Medizin, die auf einem einheitlichen Gesamtbild der Wissenschaft gründet, wären:

1. Ein wissenschaftlich fundiertes Menschenbild, das die Tätigkeiten des materiellen Körpers, die Gedanken des Geistes und die Emotionen der Seele verbindet;[6]

---

[5] In Anlehnung an Bischof, 1998; S. 33

[6] Im Folgenden unterscheiden wir Körper, Geist und Seele: Außer den körperlichen Tätigkeiten im Materiellen des Körpers gibt es im „nicht Materiellen" mehr als Psychologie. Hier gibt es zum einen den Geist, der mit

2. die Aktivierung der Selbstheilungskräfte durch medizinische Interventionen und mehr Eigenverantwortung im Rahmen einer höheren Patientenkompetenz;

3. Personalisierte Medizin für Patienten, die als Individuen anerkannt werden;

4. Salutogenetisches Behandeln (Was macht Menschen gesund?), das durch pathogenetische (Was macht Menschen krank? Wie funktioniert Krankheit?) Therapien ergänzt wird.

Wie sind diese Ziele, die das rein rationale Verständnis überschreiten, es aber dabei nicht aus-, sondern einschließen, zu erreichen? Sowohl der Schulmedizin als auch der komplementären Medizin fehlt die wissenschaftliche Grundlage einer Medizin, die sich ganzheitlich nennen könnte. Ein „Wer heilt hat Recht" reicht für eine Medizin, die eine Wissenschaft bleiben soll, sicherlich nicht aus.

Mit zu den ersten Schritten auf dem Weg zu einer fundierten ganzheitlichen Medizin gehört deshalb eine Erneuerung der wissenschaftlichen Grundlagen – ein Update des Wissens, das wir Therapeuten gemeinsam erarbeiten und unseren Patienten zur Verfügung stellen sollten. Hierzu gehören neben Überlegungen zur „theoretischen Biologie" und Veränderungen des Physiologiekonzeptes auch philosophische Überlegungen. Das Ziel dieser Überlegungen ist ein einheitliches Gesamtbild der Wissenschaft, das die Puzzleteile der Kenntnisse über Pflanzen, Tiere und Mensch, zu einem ganzheitlichen Bild zusammenfügt. Die folgenden Seiten stellen nicht nur einen Denkanstoß und eine Diskussionsgrundlage für die Entwicklung einer solchen wissenschaftlichen, ganzheitlich-integrativen Grundlage der Medizin dar, sie sind auch „aus der Praxis für die Praxis" entstanden.

Was wird heute unter ganzheitlich-integrativer Medizin verstanden?

„Es gibt keine Alternative Medizin, da wir keine alternativen Erkrankungen kennen. Es gibt nur eine sich immer weiter entwickelnde Medizin und den krank gewordenen Menschen." Dies schreibt Prof. Dr. med. Detlev G. S Thilo-Körner 1994.[7] Er setzt sich damit für ein medizinisches System ein, das die konventionelle Medizin mit der Naturheilkunde verbindet. 1992 hat Prof. Thilo-Körner erstmalig solch eine „Integrative Medizin" beschrieben: „In der integrativen Medizin soll die Vielfältigkeit des verfügbaren medizinischen Wissens in der Heilkunde undogmatisch zum Wohle des krank Gewordenen umgesetzt werden. Die integrative Medizin bezieht die Gleichzeitigkeit der verschiedensten regulatorischen, seelischen und geistigen Ebenen im Menschen mit ein."

Kurz gesagt: wir nehmen verschiedene verfügbare Medizinrichtungen, führen diese zusammen und erhalten eine Medizin, die dann „Integrative Medizin" oder „Body-Mind-Medicine" genannt werden kann. Dieses Vorgehen erinnert an einen „Supermarkt der Medizin" in dem einzelne Medizinverfahren aus den Regalen herausgesucht und in den Einkaufswagen der Integrativen Medizin gelegt werden. Das war prinzipiell ein gutes, ein

---

Logik denkt und bewusst steuert, und zum anderen die unbewussten Programme und Gefühle, die ihrer eigenen Logik folgen und uns indirekt steuern – zum Beispiel: ‚wie fühlt sich eine Situation an'.

[7] Thilo-Körner; 1994

pragmatisches Vorgehen, das die Medizin sicherlich einige Schritte vorangebracht und weiterentwickelt hat. Aber kann dieses Vorgehen auch wissenschaftlich und zeitgemäß genannt werden?

Die Grundlagenwissenschaften Mathematik, Chemie und insbesondere die Physik haben sich in den letzten 100 Jahren enorm verändert. Heute werden in der Mathematik komplexe Systeme mit „Attraktoren", „Fraktalen" und dem Potenzgesetz berechnet. In der Chemie geht es um die Elektrochemie der Radikale und deren Radikalfänger. Die Physik schließlich befasst sich heute mit der Quantenphysik und führte die Wissenschaftler zu Gebieten der „Nanoelektronik" und der „molekularen Elektronik", deren Techniken zunehmend unseren Alltag bestimmen. Aber auch neue Wissenschaftszweige haben sich etabliert, die uns aus unserem Alltag mit Computern und Internet geläufig sind: die Netzwerkwissenschaften und die Computerwissenschaften, im deutschsprachigen Raum Informatik genannt. Um sowohl eine zeitgemäße als auch eine hinreichende wissenschaftliche Basis zu gewährleisten, müssen nicht nur diese neuen Entwicklungen der Forschung berücksichtigt werden, sie müssen sich zudem in ein verständliches Gesamtbild einfügen, auf dessen Grundlage sich eine integrative Medizin berufen kann.

Für das Erreichen meines Ziels einer Weiterentwicklung – eines „Updates" – der konventionellen Medizin auf der Grundlage einer erweiterten Physiologie, muss demnach diesen Entwicklungen der Wissenschaft Rechnung getragen werden. Wie bereits erwähnt, holen die Grundlagen, auf denen sowohl die Schulmedizin als auch die komplementär-alternative Medizin (CAM) fußen, diesen wissenschaftlichen Entwicklungsstand nicht ein. Für die Weiterentwicklung hin zur „integrativen Medizin", die sich mit Anrecht „wissenschaftlich" nennen darf, wird deshalb auch eine grundlegend andere, ein ganzheitliche „theoretische Biologie" in der Form einer „integrativen Physiologie" notwendig.

Die „lebende Matrix" ist ein gutes Beispiel für ein wissenschaftliches Vorgehen, das Grundlage einer ganzheitlich-integrativen Medizin sein kann. Die Konventionelle Medizin befasst sich vornehmlich mit der Zelle. Die Komplementäre Alternative Medizin (CAM) hingegen befasst sich im Wesentlichen mit dem Bindegewebe – dem „Pischinger Raum", der „Extrazellulären Matrix". Die Verbindung beider Medizinrichtungen ist durch die einheitliche Gesamtsicht von Bindegewebe und Zelle möglich. Dies gelingt mit Hilfe des Begriffs der „Lebenden Matrix/living matrix" – die im Kapitel 2.3.1 erklärt wird. Somit wird also das Wissen über die Zellen und das Wissen über das Bindegewebe zu der Ganzheit des Wissens der lebenden Matrix verbunden und stellt damit eine gemeinsame wissenschaftliche Grundlage für getrennt erscheinende Richtungen in der Medizin dar.

Die Grundlagen für ein einheitliches, rationales und wissenschaftlich aktuelles Konzept des Lebens als Basis einer neuartigen integrativen Medizin wurden bereits im 19. Und 20. Jahrhundert von Wissenschaftlern erarbeitet und diese Grundlagen stehen zur Verfügung. Arbeiten wie Cyril Smiths „electromagnetic man", Fritjof Capras „Lebensnetz", Marco Bischofs „Biophotonen, das Licht in unseren Zellen", Oschmanns „Energiemedizin" und das „Nullpunktfeld" von Lynn McTaggert (um nur eine kleine Auswahl der Literatur anzugeben, die zur Verfügung steht) handeln von Wissenschaftlern, die sich mit solchen Grundlagen beschäftigten und stellen deren Forschungsergebnisse dar. Die in diesem Buch entwickelte „erweiterte Physiologie" folgt den Spuren dieser Wissenschaftler zu einer wissenschaftlich einheitlichen Erweiterung der bisher geltenden Physiologie der Lebewesen.

Wohin geht die Fahrt?

Jeder gesunde Mensch nimmt sich als Ganzheit, als ein integriertes Individuum wahr. Wir rennen, laufen, fühlen, sprechen und tun alle Dinge mit der Wahrnehmung der Ganzheit von Körper und Geist. Erst wenn etwas nicht stimmt, nehmen wir eine Abspaltung eines Gelenks, eines Organs, eines Gefühls etc. wahr; vor allem wenn Schmerzen auftreten. Für die integrierten Funktionen in unseren Körpern stehen eine Vielzahl von Regulations- und Organisations-Mechanismen zur Verfügung, wie zum Beispiel im Kreislauf- oder hormonellen System. Diese Mechanismen und Funktionen von Regulation und Organisation werden zu einer komplexen Einheit verbunden, aus der unsere ganzheitliche Wahrnehmung resultiert.

Die Schwierigkeiten beim Erfassen sich selbst regulierender Funktionen von Lebewesen liegen in ihrer hohen Komplexität begründet. Zudem sind Lebewesen in sich und mit ihrer Umwelt vernetzte Wesen. Mit welchen Methoden können diese Grundbedingtheiten von Organisation, Regulation, Vernetzung, Integration, Ganzheitlichkeit und Komplexität von Lebewesen wissenschaftlich dargestellt werden?

Lassen Sie uns im ersten Kapitel unter der Überschrift „Was ist Leben?" mit der Organisation von Organismen beginnen. Hierzu wird zunächst im ersten Kapitel der Blick auf die „Ordnung in lebenden Systemen" gelenkt, beginnend mit einem kurzen Blick auf die kunstvollen Funktionen der Regelkreise in Lebewesen (Kybernetik erster Ordnung). Der zweite Abschnitt führt den Leser über die regelnden Funktionen im Stoffwechsel der Mitochondrien – der Kraftwerke der Zellen –über einen Einblick in das Gebiet der Netzwerkwissenschaft, hin zur Biophysik der Information und zum vierten Abschnitt, in dem der Entwicklung der Physik im 19. Jahrhundert hin zur Quantenphysik Raum gegeben wird. Zum Ende des ersten Kapitels folgt die Grundidee von „Descartes Update": Wir können Leben und Lebewesen, aber insbesondere Krankheit und Gesundheit der Menschen besser und zeitgemäßer verstehen, wenn wir statt des Modells der mechanischen Maschine das Modell einer informationsverarbeitenden Maschine, das Modell der „KörperInformatik", zu Hilfe nehmen.

Im zweiten Kapitel erfahren Sie etwas über mein Modell der „KörperInformatik" mit dem „BodyWideWeb", der Metapher des Bordcomputers von Lebewesen mit der Grundregulation, Hardware, kleineren und größeren Programmen mit ihren übergeordneten Programmen bis hin zum Piloten und den Autopilot-Programmen. Die Entwicklung dieser Programme zu jeweils höheren übergeordneten Programmen -– den Programmen der Programme -– führt uns zu der Idee der Selbstbezüglichkeit als „Denken der Gedanken" und damit zur Kybernetik zweiter Ordnung. Die Kybernetik zweiter Ordnung ermöglicht uns ein wissenschaftliches Verständnis von Wahrnehmung, Bewusstsein (Bewusst-Sein, bewusstem Sein) und Spiritualität.

1. Kapitel: Was ist Leben?

„Die Naturwissenschaft ist genötigt, ihre Untersuchungen soweit wie möglich auszudehnen." schreibt Thomas Görnitz.[8] Die Bewegung dieser Ausdehnung unserer Untersuchungen vollziehe sich einerseits in die Richtung zum Kleinen, also zu den Teilchen der Atome und deren Aufbau – in die Mikrophysik. Andererseits führe die Bewegung auch ins Große, bei der Untersuchung des Universums – der Astrophysik. Eine diesem polaren Groß-und-Klein-Denken gegenüberstehende Kategorie sei die immer weiter in die Tiefe gehende Untersuchung von Zusammenhängen. „Wir nennen dies die Untersuchung des Komplexen, in der immer weitere Zusammenhänge aufgedeckt werden. Diese Zusammenhänge äußern sich in den Beziehungen, durch die Dinge miteinander verknüpft sind." Wir können dies auch anders ausdrücken: Lassen Sie uns einen Blick auf die Art und Weise der Verknüpfungen lebender Systeme und deren Vernetzungen werfen – auf das komplexe menschliche Lebensnetz – auf unser „Netzwerk Mensch". Dies führt uns als erstes zu der Kunst der Steuerung und Regelung in lebenden Systemen – der „Steuermannskunst", die wir mit dem aus dem griechischen stammenden Begriff der „Kybernetik" zusammenfassen und die uns hilft, eine verborgene Ordnung in lebenden Systemen zu entdecken.

1.1 Ordnungen des Lebens: Von der zellulären und von der systemischen Perspektive

Bereits bei der Koordination einfacher Bewegungen liegt es nahe, von notwendigen Vernetzungen mit Steuerung und Regulation von Muskeln zu sprechen. Das gleiche gilt für den vernetzten Stoffwechsel und erst recht für die vernetzten Funktionen des Nervensystems. Wenn wir vor diesem Hintergrund Lebewesen als Einheiten begreifen, in denen nicht nur reguliert, gesteuert und organisiert wird, sondern bei denen auch ein Austausch von Stoffen, Energie und Information mit der Umwelt stattfindet, sind Organismen als offene selbstregulierende Systeme mit Vernetzungen auf verschiedenen Ebenen beschreibbar.

Hinweise auf solche regulierenden und steuernden Prozesse mit engmaschigen Vernetzungen liefern uns beispielsweise die 100.000 Stoffwechselreaktionen, die pro Sekunde in jeder einzelnen Zelle ablaufen. Bei über 50 Billionen Zellen in unserem Organismus sind dies hochgerechnet ca. 10^{18} Stoffwechselreaktionen in einer Sekunde.[9] Ein weiteres Beispiel für die Eigenorganisation des Körpers ist der „programmierte Zelltod" („Apoptose"): Pro Sekunde sterben in unserem Körper etwa 10 Millionen Zellen ab und werden zeitgleich ersetzt. Allein daraus können Sie ersehen, dass Lebewesen, trotz der für uns im Einzelnen nicht überschaubaren Strukturen und Funktionen, gewissermaßen *wie am Schnürchen* funktionieren und in der Funktion selbstständig gehalten werden. Genau das jedoch setzt eine Selbstorganisation und Abstimmung innerhalb dieser Systeme voraus, die wir mit dem Modell der „Kybernetik erster Ordnung" in den Blick kriegen können.

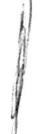

---

[8]   Görnitz, 2002; S. 237

[9]   Popp, 1987; S. 38

1.1.1 Kybernetik: Das Leben als Netzwerk

Was sollen wir unter dem Begriff „Kybernetik" verstehen? Welche Annahmen liegen ihr zugrunde und welche Schlüsse lässt sie zu in Bezug auf unser Thema, einer integrativen, transrationalen Medizin auf Grundlage eines erweiterten Physiologiemodells?

Die Kybernetik untersucht mit mathematischen Methoden die verschiedenen Aspekte von Regelung, Steuerung und Rückkopplung sowie von Informationsübermittlung und -verarbeitung. Diese Prinzipien lassen sich gleichermaßen für Maschinen wie für Lebewesen anwenden.[10] „Kybernetik ist die Wissenschaft von Kontrolle und Information. Grundprinzipien sind Homöostase und Ökonomie, kleinste Einheit ist der Regelkreis."[11]

Der aus dem Griechischen stammende Begriff „Kybernetik" und die darauf aufbauende Wissenschaft wurden im Jahre 1943 von dem amerikanischen Mathematiker Norbert Wiener (1894-1964) eingeführt. Wie bereits erwähnt, bedeutet Kybernetik so viel wie Steuermannskunst. Genau das ist es, worum es aus Wieners Sicht bei offenen Systemen geht: Sie steuern Prozesse zur Selbsterhaltung und regulieren so sich selbst. Wir haben es also genau genommen mit einer Steuermannskunst zu tun, die zwischen Steuernden und Gesteuertem nicht unterscheidet, da beide Rollen von ein und demselben System eingenommen werden.

Für unsere Zwecke, dem Verständnis von einer erweiterten Physiologie als Basis einer integrativen Medizin im Netzwerk Mensch, ist die Kybernetik erster Ordnung zentral. Lassen Sie uns deshalb an dieser Stelle zur Veranschaulichung einen Blick auf die Regelkreise der Hormone werfen, die u.a. den Blutzuckerspiegel mit regulieren. Was das eine mit dem anderen zu tun hat? Sehr viel. Denn von der Nahrung, die wir aufnehmen, hängt ab, welches Signal, welchen Input bzw. Information, der Körper erhält. Auf den Anteil von Kohlenhydraten, Proteinen oder Fett in unserer Nahrung reagiert der Körper mit mehr oder weniger großen Schwankungen des Blutzuckerspiegels. Die Information, die er durch die Nahrungsaufnahme bekommt, ist ein Impuls von außen, mit dem sich der Organismus in Folge auseinandersetzt und den Körper (also sich selbst) auffordert: Gleiche aus – kompensiere! Diese Schwankungen des Zucker- und damit des Insulinspiegels können sich hochschaukeln. Dabei sollten wir bedenken, dass Insulin als Hormon einer inneren Drüse (als endokrine Drüse) eng mit der Bildung von „Glückshormonen" (Endorphinen) und informationsvermittelnden Eiweißmolekülen im Gehirn (Neurotransmittern) zusammenhängt und als Gegenspieler („Antagonisten") mit dem Stresshormon Adrenalin kommuniziert. Unser Ernährungsverhalten hat in Anbetracht dieser Vernetzung also Auswirkungen auf unser psychisches Wohlbefinden. Genau hier begegnet uns also das Prinzip der Vernetzung, das mit dem Denken im Rahmen der Kybernetik zusammenhängt. Der mögliche Zusammenhang zwischen unserem Ernährungsverhalten und unserem Endorphin-Adrenalin-Haushalt wird erst unter dem Blickwinkel der kybernetischen Vernetzung offensichtlich und so dem therapeutischen Handeln zugänglich. Für unsere Zwecke reicht dieser kleine Ausflug in das Gebiet der Neuropsychoimmunologie[12] vor-

---

[10] In Anlehnung an das Zitat von Norbert Wiener in Dosch, 1995; S. 29

[11] Fischer, 2007; S. 14

[12] Die Psychoneuroimmunologie (PNI) oder Psychoimmunologie ist ein interdisziplinäres Forschungsgebiet,

erst, um die Grundidee und die Möglichkeiten der Vernetzungen als Prinzip der Kybernetik aufzuzeigen. Im weiteren Verlauf dieses Kapitels werden wir uns eingehender mit Vernetzungen und der Netzwerkwissenschaft (Kapitel 1.3) beschäftigen.

Ohne bereits eine spezifische Definition von „Information" zu haben, können wir verstehen, dass Vernetzungen als Informationsaustausch verstanden werden können, der Prozesse reguliert. Der Wissenschaftsjournalist James Gleick stellt fest, dass die Biologie inzwischen eine Informationswissenschaft, „[...] ein Fach der Botschaften, Anleitungen und Schlüssel [...]" sei.[13] Warum, werden Sie möglicherweise fragen? Weil zum Beispiel unsere Gene eingeschlossene Informationen (6 Milliarden Bits) enthalten und Verfahren ermöglichen, um diese ein- und auszulesen. So kommt Gleick zu dem schlichten Schluss: „Das Leben breitet sich über Netzwerke aus."[14] Die Zellen eines Organismus seien auch „[...] Knoten in einem üppigen, ineinander verflochtenen Kommunikationsnetzwerk, das ständig Signale überträgt und empfängt, verschlüsselt und entschlüsselt."[15]

Was passiert, wenn diese Kommunikation des Organismus ins Stocken gerät, der Körper gar Störungen nicht länger ausgleichen kann? Über die Vernetzung und die Kommunikation im Körper gelangen wir nicht nur zu einer einzigen Störung, sondern vielmehr zu einer Schnittmenge von Störungen. Schon allein aus den folgenden Darstellungen der komplexen Zusammensetzung von Stressfaktoren können Sie ersehen, dass hinter dem Begriff „Stress", so wie wir ihn häufig leichthin im Alltag verwenden, weit mehr steckt als wir uns mitunter bewusst machen.

Ich bezeichne alle Störungen, egal ob sie von außen oder von innen auf den Organismus einwirken, als „Stressoren". Diese Störungen, die sich als Stressoren auf den Organismus auswirken, werden dann in „inneren" und „äußeren" Stress aufgeteilt. Sowohl der innere als auch der äußere Stress können ihrerseits in mechanischen, biochemischen und psychischen Stress unterteilt werden.

Bei körperlicher Überanstrengung zum Beispiel liegt ein äußerer mechanischer Stressor vor. Ein Fehlbiss beispielsweise, kann inneren mechanischen Stress über das Kiefergelenk auf die Strukturen des gesamten Körpers ausüben. Als äußere biochemische Stressoren wirken Umweltgifte, als innere biochemische Stressoren geben giftige Stoffwechselprodukte (giftige Metaboliten), wie zum Beispiel Alkohol aus dem Darm bei falscher Keimbesiedlung des Darmes, negative Impulse in das Organsystem. Inneren psychischen Stress machen wir uns meist selbst,[16] während der äußere psychische Stress, das, was allgemein unter Stress verstanden wird, eine uns allen vertraute alltägliche Begleiterscheinung ist, die ebenso auf uns einwirken kann.

---

das sich mit der Wechselwirkung der Psyche, des Nervensystems und des Immunsystems beschäftigt. Ein Nachbargebiet ist die Psychoneuroendokrinologie, das außerdem die Wechselwirkungen des Hormonsystems mit einbezieht. (Wikipedia)

[13] Gleick, 2011; S. 14
[14] Gleick, 2011; S. 14
[15] Gleick, 2011; S. 15
[16] Watzlawik, 1988

Erfahrungsgemäß kann eine einzelne Problematik, zum Beispiel die des Kiefergelenks oder des Darmes, zumeist ohne größere Schwierigkeiten vom System ausgeglichen – kompensiert – werden. Als einzelne Probleme führen sie noch nicht zu einer Symptombildung. Systemisch ausgedrückt: Ein einzelner Stressor führt nicht zu einer Dekompensation des Gesamtsystems. Symptome hingegen entstehen an Stellen, an denen mehrere Störungen zusammen eine gemeinsame Schnittmenge bilden. Durch diese Schnittmenge oder Summe mehrerer Störungen wird eine Grenze des Systems überschritten. Über diese Grenze hinaus ist die Summe der einzelnen Probleme nicht mehr kompensierbar. (Cave: Lineares Ursachen-Wirkung-Denken). Eindimensionale, lineare Ursachen-Wirkung-Fragestellungen sind in solch einem vernetzten System nicht adäquat. Das lineare monokausale Denken ist ein unpassendes Instrument wenn es – wie erläutert – um eine bestimmte Kombination von Stressoren geht. Diagnosen und Behandlungen auf der Basis eines solchen einfachen linearen Denkens können hier zu Fehlurteilen und zu kleineren, und gelegentlich leider auch zu größeren Schäden führen. Vernetzte kybernetische Systeme erfordern statt eines linearen monokausalen Denkens ein vernetztes Denken.

Die Notwendigkeit eines solchen multikausalen Verständnisses kann in Zusammenhang mit der Fähigkeit eines Systems, Einwirkungen auszugleichen, zu kompensieren, noch deutlicher gemacht werden. Wir sprechen hier auch von der „Kompensationsfähigkeit" oder „Kompensationskapazität" des Systems. Stellen wir uns vor, es gäbe ein Behältnis, das Störungen oder Stress innerhalb von Organismen auffängt, einen Mülleimer etwa oder eine Tonne, so wäre sein aktuell verfügbares Fassungsvermögen abhängig von dem bereits vorhandenen Inhalt (*preload*). So ist auch die Belastbarkeit des Organismus – für Stress und Störungen von außen – abhängig von den bereits vorher bestehenden inneren Belastungen und Störungen, also dem Stress innerhalb des Systems. Unter diesem Gesichtspunkt wird verständlich, weshalb wir zwischen inneren und äußeren Stress unterscheiden. Deshalb sollte die Gesamtbelastung eines Systems kybernetisch betrachtet werden, statt nur monokausal die Belastungen einzelner Teile des Systems zu betrachten.

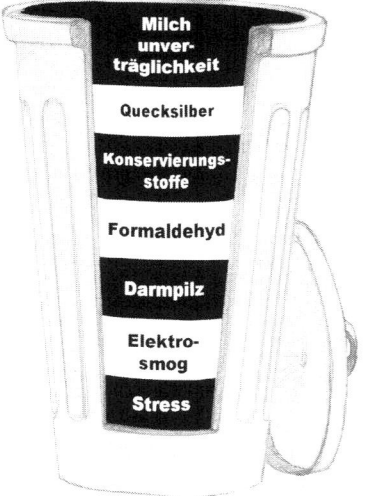

Abb. 1: Die Stresstonne: Kybernetische Betrachtung der Gesamtbelastung.

Die Entwicklung hin zu einem Denken in offenen kybernetischen Systemen bedeutet ein Verständnis für „aus sich selbst heraus entstehende Entwicklungen" zu schaffen. Diese Systematik des Denkens stellt dann ein wertvolles Instrument dar, lebende Systeme zu beschreiben und zu verstehen. Worum es sowohl bei offenen kybernetischen Systemen als auch in den einzelnen Teilbereichen der Physik im Grunde geht, sei es in der klassischen Thermodynamik oder in der Mechanik, ist Bewegung, die Dynamik, sind letztlich Prozesse. Am Anfang dieses Abschnitts wies ich darauf hin, dass bereits bei einfachen Bewegungen von Lebewesen nahe liegt, von Vernetzungen mit Steuerung und Regulation von Muskeln zu sprechen, die für eine koordinierte Bewegung notwendig sind. Welche Dynamiken beobachten wir in Lebewesen? Als sich in der Wissenschaft die Sicht durchzusetzen begann, dass der Mechanik-Vergleich für Lebewesen nicht ausreichend funktioniert, dass Leben also nicht über die Bewegung fester Körper allein mit der Newtonschen Physik beschrieben werden könne, versuchten die Wissenschaftler Bewegungsabläufe mit Unterstützung der Thermodynamik zu erklären. Dabei gab es jedoch ein Problem: Auch die Thermodynamik, mit der diese Entwicklung weg von festen Körpern (weg von der Mechanik) einsetzte, bezieht sich auf geschlossene Systeme. Ihre Mittel reichen daher nicht aus, um die Wirklichkeit in lebenden Systemen hinreichend zu erfassen. Was wir daher brauchen, ist eine im wahrsten Sinne des Wortes vielschichtige Herangehensweise an lebende Systeme. Dies erreichen wir, wenn wir lebende Systeme als offene Systeme mit mehreren Ebenen betrachten, die im Austausch mit ihrer Umwelt existieren.

Sowohl die mechanische Newtonsche Dynamik als auch die Thermodynamik, bis hin zu den Strukturen, die selbst als dynamische Strukturen bezeichnet werden (dissipative Strukturen wie beispielsweise psychische Strukturen/Kapitel 1.4.2) – sind allein stehend nicht hinreichend, um die dynamische Wirklichkeit der Lebewesen zu beschreiben. Dazu müssen wir mindestens alle drei dieser Ebenen bzw. Schichten zugleich und gemeinsam betrachten. Keine steht für sich allein im Organismus, weder die mechanische (Newtonsche Mechanik), noch die biochemische (Thermodynamik) oder die psychische Ebene (als ein Beispiel für dissipative Strukturen). Und jede einzelne dieser Betrachtungsebenen hat ihre Berechtigung. Diese Art der Betrachtung bezeichnen wir als eine komplementäre Sichtweise: wir benötigen mindestens diese drei Darstellungen, die sich durchaus auch widersprechen können, um lebende Systeme zu beschreiben.[17] Den Grundgedanken, dass offene, sich selbst organisierende Systeme sogar die treibende Kraft bei der Evolution seien, belegte der Astrophysiker Ernst Jantsch 1979 in seinem Buch „Die Selbstorganisation des Universums". Wir werden uns im folgenden Abschnitt „Mitochondrien und Evolution" mit diesem Zusammenhang beschäftigen. Der Biochemiker Frederic Vester führt Jantsch' Gedanken noch weiter: „Die Tatsache, dass lebende Systeme immer offen sind, daher nie für sich alleine existieren, ja, sich sogar gegenseitig durchdringen, hat nun nicht nur ihre Bedeutung für die Art, wie man Systeme und ihr Verhalten erfassen und verstehen kann, sondern auch dafür, welche Rolle wir selbst darin spielen. Meist sind wir uns gar nicht bewusst, wie sehr das eigene Verhalten und Wohlergehen, unsere Leistungen und Pläne mit diesen Wechselwirkungen zusammenhängen. Dass wir dennoch immer wieder glauben, das System, in dem (oder vielmehr *mit dem*, Anmerkung des Autors) wir leben, sozusagen von außen steuern zu können, ist wohl ebenfalls ein Überbleibsel jenes

---

[17] Die Komplementarität ist einer der Grundbegriffe der Quantenphysik

Denkfehlers, wir hätten es mit geschlossenen Systemen zu tun, mit Maschinen, die man von außen mit einem Programm steuern könne, ohne dass dieses Programm selbst davon beeinflusst würde."[18] Es geht also in der Kybernetik um eine grundlegende Einsicht, dass Steuermann und Gesteuertes eine Einheit bilden. Demnach bewirkt nicht nur jede Steuerung eine Änderung des Gesteuerten – genauso hängt die Fähigkeit des Steuermannes auch schon mit dem zu Steuernden zusammen und ist von ihm abhängig. Es geht somit um Entwicklungen aus sich selbst heraus, die wir als Selbstregulation und Selbstorganisation in offenen kybernetischen Systemen bezeichnen.

1.1.2 System und Regelwerk der Kybernetik

Werfen wir einen Blick in die Geschichte der Naturwissenschaften der letzten 200 Jahre, die von Newton, Descartes und Darwin stark beeinflusst war, so stellen wir fest, dass die Erforschung der Natur mit der Zerlegung des Ganzen in seine einzelnen, analysierbaren Bestandteile einherging. Neben all der Errungenschaften und Fortschritten, die aus dieser Entwicklung der Reduktion auf einzelne, analysierbare Teile – dem „Reduktionismus" – resultierten, ist auch hier ein kritischer Blick notwendig:

„Mittlerweile ist die Erkenntnis gewachsen, dass dieser „Reduktionismus" (...) seine Grenzen hat. Schauen wir uns zum Beispiel Wassermoleküle an: auch wenn man noch so viel über die einzelnen Wassermoleküle weiß, bleibt es ein Geheimnis, warum sie bei Temperaturen über dem Gefrierpunkt und unterhalb des Siedepunktes eine Flüssigkeit bilden, bei Minusgraden aber festes Eis und über ihrem Siedepunkt Dampf."[17] Dieser abrupte Wandel des Zustands sei nicht einer Änderung der Moleküle selbst zu verdanken, sondern stelle einen Übergang von einer Ordnung ihres Beziehungsnetzes – ihrer Vernetzung – zu einer anderen Ordnung dar. „Oft zählen in der Natur nicht in erster Linie die Eigenschaften der einzelnen Bestandteile eines Netzwerks, sondern die Ordnung des Gesamtsystems."[19] Das In-Beziehung-Treten der einzelnen Bestandteile eines Systems und die daraus entstandene Organisation des Netzwerks sowie die regulierenden Rückkoppelungen innerhalb des Systems spielen eine größere Rolle als die dezidierten Eigenschaften der einzelnen Bestandteile eines solchen Netzwerks. Im Grunde handelt es sich hier um keine wirklich neue Erkenntnis. Physiker, so der gerade zitierte Physiker Mark Buchanan, wüssten seit über einem Jahrhundert sehr genau, dass die Moleküle im Eis und Wasser identisch seien. Wenn aus einem See im Winter eine Schlittschuhbahn werde, haben sich nicht die Wassermoleküle verändert, „sondern die molekulare Organisation ist eine andere." Entscheidend sei also eine Netzwerkeigenschaft, über die wir bei keiner Untersuchung eines einzelnen Moleküls etwas herausfinden könnten.[20] Die Veränderung dieser Netzwerkeigenschaften, wenn zum Beispiel Wasser sich in Eis wandelt, wird als eine Phasenänderung bezeichnet.

Auch bei der Darstellung der Evolution kann eine Untersuchung der Art der Vernetzung und der Interaktion der beteiligten Lebewesen gegenüber der Erforschung einzelner

---

[18] Vester, 1988; S. 29
[19] Buchanan, 2002; S. 18
[20] Buchanan, 2002; S. 183

Lebewesen wertvolle Aufschlüsse liefern. Die Biologin Lynn Margulis schlägt daher vor, für ein besseres Verständnis von Entwicklungsprozessen Phänomene wie Symbiosen stärker mit einzubeziehen, da sie letztlich eine produktive Rückkoppelung („Feedback") in den Stammbäumen darstellen. Symbiosen in der Natur sind aber, betrachtet man sie als Rückkopplungs- und damit Steuerungsphänomene, Anwendungen aus der Kybernetik. Wir werden darauf am Ende dieses Abschnitts noch einmal zurückkommen, insbesondere wenn es darum geht, das Gesamtsystem „Erde" inklusive der Evolution als Beispiel heranzuziehen, das nach eben diesen kybernetischen Steuerungs-, Regel- und Rückkopplungsmechanismen auf neuartig-andere Weise begreifbar wird. Diese kybernetische Sichtweise hilft uns auch, Rätsel der Evolution wie das folgende, das noch einmal die hohe Effizienz der Natur aufzeigt, besser lösen zu können:

Die Natur besteht seit Millionen von Jahren fort. Dass sich in ihr fortdauernd immer höhere Formen weiterentwickeln konnten, und das bei gleich bleibender Menge an Biomasse (ca. 200 Milliarden Tonnen), ist ein Phänomen, das uns Rätsel aufgibt. Wie ist es möglich, dass trotz Nullwachstums jährlich mehrere hundert Milliarden Tonnen an Sauerstoff- und Kohlenstoff-Verbindungen umgesetzt und Milliarden Tonnen an Schwer- und Leichtmetallen verarbeitet werden? Und zwar grundsätzlich „dezentral, in winzigen Fabrikationseinheiten".[21]

Welche Mechanismen liegen der Effizienz der Natur zugrunde? Wie lässt sich diese kybernetische Sichtweise systematisieren, um sie zu verstehen und Regeln für unser Modell der integrativen Physiologie zu nutzen? Finden sich hier unter Umständen bereits allgemeingültige Gesetze, mit denen wir lebende Systeme besser begreifen können?

Eine Übersicht der Regeln aus der Biokybernetik der Natur ist im Folgenden zu lesen. Dabei gilt es zu beachten, dass Frederic Vester das Modell ursprünglich für die Bereiche von Politik und Wirtschaft entwickelt hat, wobei er von der Natur als Vorlage ausging. Angelehnt an Vesters Modell der „Acht Grundregeln der Biokybernetik" ziehen wir den Umkehrschluss und wenden seine Regeln wieder auf die Natur an. Dabei gelangen wir zu den sechs biokybernetischen Grundregeln von Rückkopplung/Feedback, Nullwachstum, Funktionsorientierung, Mehrfachnutzung, Symbiose und Systemoffenheit in der Natur.

Der Hauptmechanismus der Kybernetik ist das Rückkopplungsprinzip – das Feedback. Wir kennen dieses Prinzip aus dem Alltag, zum Beispiel wenn wir ein Auto oder Boot steuern oder bei Thermostaten und bei dem Tempomaten des Autos. „In seiner einfachsten Form bedeutet das Rückkopplungsprinzip, dass das Verhalten auf sein Ergebnis hin geprüft wird und dass der Erfolg oder Misserfolg dieses Ergebnisses das zukünftige Verhalten beeinflusst."[22] Die meisten weiteren kybernetischen Regeln leiten sich bis auf wenige Ausnahmen von dem Feedback ab. In lebenden Systemen unterliegen Herzschlag, Atmung, aber auch das innere Gleichgewicht von Säure-Basen-Haushalt und viele andere Funktionen dem Mechanismus der Rückkoppelung. Hierbei wird der positive vom negativen Feedback unterschieden. Negatives Feedback bremst Prozesse zum Beispiel bei „Misserfolg". Positives Feedback beschleunigt Prozesse. Wenn das negative das positive Feedback in einem größeren Ausmaß übertrifft, stirbt das System. Wenn das positive das

21 Vester, 2011; S. 118.
22 Zitat von Norbert Wiener in Schorsch, 1987; S. 51

negative Feedback übertrifft, versinkt das System in einem Chaos. Negatives und positives Feedback in lebenden Systemen befinden sich optimaler Weise in einem Gleichgewicht, bei dem das negative bremsende Feedback das positive beschleunigende Feedback gering übertrifft. So hat das lebende System die Möglichkeit sich weiter zu entwickeln (zu evolvieren) und dabei eine relative Stabilität beizubehalten. Dabei spielen kompensatorische Rückkoppelungen eine große Rolle.

Hier nun eine Auswahl weiterer kybernetischer Regeln, die sich vom Feedback ableiten. Werden mehrere positive und negative Rückkoppelungen verbunden, als Rückkoppelungen von Rückkoppelungen, so entstehen Energiekaskaden, Energieketten und Energiekoppelungen, auch Jiu-Jitsu-Prinzip genannt, das zur Einsparung von Energie und Ressourcen beiträgt. Dies kann soweit führen, dass Kreisprozesse im Sinne der Wiederverwertung, des Recycling von Energie – aber auch von Informationen – entstehen und es bedingt ebenso gleichzeitig eine Systemoffenheit. Der Austausch von Ordnung und Unordnung lebender Systeme findet mit der Umgebung in Form von Nahrung sowie Ausscheidung und damit von Stoffen, Energie und Information statt. Die Rückkoppelungen von Rückkoppelungen führen aber auch zu den Phänomenen der Mehrfachnutzung und der Symbiose. Stoffwechselteilnehmer (Metaboliten) werden mehrfach genutzt. Bei Metaboliten wie ATP, Vitamin B, Vitamin D3 etc. sollte also der Frage nachgegangen werden, welche von ihnen im Netzwerk des Stoffwechsels eine Vielzahl an Verbindungen mit anderen Metaboliten haben (mehr zum Thema Vernetzung siehe in folgenden Abschnitten). Bei der Symbiose sind zwei oder mehrere Systeme über den Feedbackmechanismus miteinander gekoppelt. Hierbei wirken zum Beispiel zwei Systeme in der Natur zum beidseitigen Vorteil zusammen: Beispiele dafür sind Bäume und Pflanzen, die auf ihnen wachsen (z.B. Efeu), und im Organismus die Besiedlung des Darms mit Keimen (Darmflora von Lebewesen). Als Folge der Mechanismen von Rückkopplung, Jiu-Jitsu-Prinzip, Wiederverwertung, Mehrfachnutzung und Symbiose resultieren in Lebewesen die Funktionsorientierung und das Nullwachstum. Nullwachstum heißt, dass die Systemfunktionen vom quantitativen Wachstum unabhängig sind. „Nullwachstum gibt es in der Natur, bei allen lebenden Organismen, überall auf der Welt und ist eine ganz natürliche Sache."[23] Wird in einem Jahr genauso viel geleistet wie im Jahr zuvor, dann liegt Nullwachstum vor. Der Bestand wächst deswegen trotzdem an. Der materielle Wohlstand wächst bei Nullwachstum. Beispiel für Nullwachstum ist die Erde, die sich über Jahrmillionen bei immensem Stoffumsatz, wie im Text bereits erwähnt, bei gleich bleibender Menge an Biomasse weiterentwickeln konnte. Es geht bei Lebewesen um Funktionsorientierung und nicht um Produktorientierung: Es kommt bei Lebewesen primär auf deren Funktionsfähigkeit an; nicht auf ihre Energieproduktion oder die Menge ihrer Ausscheidungen.

Im Grunde zeigt diese Systematik, derer sich Vester bedient, wie Leben und Überleben unter kybernetischen Gesichtspunkten im Unterschied zur Sichtweise der konventionellen Physiologie begriffen werden kann. Während der historischen Entwicklungen der letzten 200 Jahre, während der Entwicklung der Industrialisierung, war der Begriff der Evolution vom reduktionistischen Denken Descartes und Darwins Selektion geprägt. Beide Denker stehen für einen Denkansatz, der Verständnis über das Zerlegen des Gan-

---

23   http://www.axelgrimm.de/nullwachstum.htm

zen in seine Einzelteile herstellt: Wenn wir etwas genauer wissen wollen, so sind wir es gewohnt, Dinge aufzuteilen und jede Untereinheit als abgeschlossene Einheit anzusehen. Untersuchen wir Dinge auf diese Weise, so begnügen wir uns mit einem mechanistischen, reduktionistischen Modell. Reduktionistisch heißt hier, dass ein Phänomen oder Teil durch ein anderes erklärt – quasi auf dieses als Ursache „reduziert" – wird. Bei allen technischen Belangen werden wir mit dieser mechanistischen Vorgehensweise fast immer ein zufrieden stellendes Ergebnis erreichen.

Schauen wir uns aber lebendige Systeme an, so wird diese Art des Vorgehens an ihre Grenzen stoßen. Denn wir können lebendige Systeme nicht wie Maschinen isolieren und einzelne Abschnitte getrennt betrachten. Wissenschaftler und Techniker haften in ihrer gewohnten Art des Zerlegens bei Untersuchung und Forschung meist dieser mechanistischen Vorgehensweise an. Dieses Vorgehen nach einem mechanistischen Modell macht es ihnen so schwer, sich mit Systemen und ihren Gesetzmäßigkeiten zu befassen. Die mechanistische Vorgehensweise wird bei lebenden Systemen zu falschen Ergebnissen führen; unter anderem deshalb, weil wir jeweils nur Momentaufnahmen eines dynamischen, sich bewegenden Systems erfassen, niemals aber dessen räumlich und zeitlich komplexes Verhalten und schon gar nicht dessen Wechselwirkungen mit seiner Umwelt. Organismen, Pflanzen, Tiere und Menschen gleichermaßen, sind lebende Systeme. Gerade hier entfaltet das Modell der Kybernetik offener Systeme ihre Wirkungskraft.[24]

Um die These zu bekräftigen, dass die Kybernetik ein angemessenes und vorteilhaftes Modell für die Funktionen von Lebewesen ist, lassen Sie mich dies mit einem grundlegenden Beispiel veranschaulichen: Lebende Systeme zeichnen sich sowohl durch ihre innere Ordnung als auch durch ein hohes Maß an Organisation aus. Der zweite Hauptsatz der Wärmelehre (Thermodynamik) besagt aber, dass ein abgeschlossenes System von allein immer nur in Richtung Unordnung streben kann. Physikalisch ausgedrückt bedeutet dies, dass die Unordnung eines Systems (seine Entropie) nur zunehmen kann. Lebende Systeme als geschlossene Systeme würden bei zunehmender Unordnung aber zerfallen – in ein Nicht-System. Sie könnten also nach dem zweiten Hauptsatz der Thermodynamik gar nicht existieren. Die innere Ordnung eines Systems, seine Organisation und damit seine Lebensfähigkeit können also nur durch Zunahme von Ordnung (Abnahme der Unordnung, der Entropie) entstehen und aufrechterhalten werden. Lebende Systeme als geschlossene System – hier zum Beispiel als Thermodynamische Systeme – zu begreifen führt demnach zu widersprüchlichen Ergebnissen. Nur wenn Organismen nach der Regel der Kybernetik als offene Systeme mit Austausch von Ordnung und Unordnung betrachtet werden, können solche Widersprüche aufgelöst werden. So können wir das Rätsel der inneren Ordnung lebender Organismen durch die Aufnahme von Ordnung in Form von Nahrung, Licht etc. verstehen.

Auch Vester tritt dafür ein, dass Lebewesen im Gegensatz zu der mechanistischen Anschauung als offene kybernetische Systeme zu begreifen seien. Diese Sichtweise erleichtert den Umgang mit diesen komplexen Systemen. Er plädiert für eine Abkehr vom mechanistischen-reduktionistischen Verständnis, bei dem die Einzelelemente – die Details – und deren Entwicklung interessieren. Der Charakter des Zusammenspiels der einzelnen

[24] Siehe auch Vester, 2011; S.55

Elemente sollte stärker in den Vordergrund treten. Es geht demnach nicht darum, weiter Daten und Details anzuhäufen, sondern im Gegenteil Daten zu reduzieren (zu komprimieren) und Muster zu erkennen. „Um die Wirklichkeit als Ganzes zu erfassen, genügt es nicht, nur die Details aufzunehmen. So erfahren wir zwar sehr viel über diese Details, aber nichts über das System als solches. Wir müssen die Details auch miteinander verbinden [...] Denn sobald man die Teile eines Systems verbindet, ist nur noch ein Bruchteil der Daten nötig, um es zu charakterisieren [...] *Fuzzy logic*. Die Tatsache, dass man auf einmal mit wenigen Ordnungsparametern statt Tausenden von Einzeldaten auskommt, erklärt, warum beispielsweise in der Verfahrenstechnik mit *Fuzzy-logic*-Programmen solch enorme Effizienzsteigerungen erzielt werden."[25] Ein Beispiel der *Fuzzy-logic* ist die Wahrnehmung der Wirklichkeit durch unser Gehirn, wie am Beispiel des Bildes von Einstein zu sehen ist.

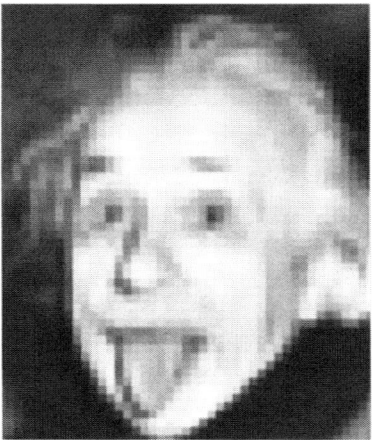

Abb. 2: Zur Mustererkennung nutzt das Gehirn weniger Daten. Beim Erkennen von Mustern ist weniger mehr.

Interessant ist, dass die kybernetische Grundlage von lebenden Systemen in Teilbereichen der Wissenschaft längst anerkannt wurde. Wie das Beispiel im folgenden Fenster zeigt, kommt die Kybernetik dort zur Anwendung, wo man sich ihren Vernetzungscharakter zunutze machen kann. Das Beispiel zeigt wie Muskeln nach Querschnittslähmung durch Nutzung von Regelkreisen zwischen Gehirn und Muskeln mit Hilfe von externen Computern durch Überbrückung der abgerissenen Funkverbindung „zur Arbeit animiert" werden können.

„Selbst Menschen mit einer Querschnittlähmung können heute Rad fahren – dank der funktionellen Elektrostimulation, die Nervensignale des Gehirns ersetzt. Thomas Schauer entwickelt für die Technik am Max-Planck-Institut für Dynamik komplexer technischer Systeme in Magdeburg eine ausgefeilte Regelung, die auch Schlaganfall-Patienten hilft, schnell wieder auf die Beine zu kommen." Alles habe mit der Idee begonnen, Querschnittgelähmten das Radfahren beizubringen. Damals hatte ihn ein Professor für die Promotion

---

[25]   Vester, 2011; S. 55

an die Universität Glasgow geholt – in eine neue Arbeitsgruppe mit dem Schwerpunkt Funktionelle Elektrostimulation. Bei Querschnittgelähmten ist die Reizleitung der Nerven zu den Muskeln unterbrochen. Die Muskeln und die sie reizenden Nerven funktionieren noch, aber die Funkverbindung zum Gehirn reißt ab. „Wir hatten uns damals überlegt, dass es möglich sein müsste, durch gezielte Regelung eine harmonische Tretbewegung zu erzeugen', sagt der Forscher. Schauer und seine Kollegen befestigten die Füße der Patienten mit Spezialschuhen an den Pedalen und klebten ihnen Elektroden auf die Beine – auf die Kniebeuger, die Knie- und die Hüftstrecker. Dann fütterten sie ihr Rechenprogramm mit Informationen über die Stellung der Pedale. Es dauerte Monate, bis die Software so sauber arbeitete, dass alles ideal zusammenspielte. Dann klappte es."[26]

Methoden der kybernetischen Therapie

Muskeln und der Muskeltest haben sich im Laufe der Jahre als mein Zugang zum System des Patienten erwiesen. Dass nicht nur die Muskeln als Bestandteil von Regelkreisen herangezogen werden können, um Störungen aufzuspüren, liegt auf der Hand – andere Ärzte und Therapeuten nutzen andere Zugänge zu kybernetischen Systemen.

In der therapeutischen Praxis ist die Frage, ob oder wann eine Operation angezeigt (indiziert) ist, entscheidend. Ebenso wichtig ist die Frage, ob und wann Laborwerte einen riskanten Grenzwert gefährlich überschreiten. Zugleich stellt sich dem Arzt und Therapeuten aber eine ebenso nahe liegende Frage: Wie kann das System des Patienten einen Eingriff wie beispielsweise eine Operation verkraften und entsprechende Störungen auffangen? Daraus ergibt sich fast von selbst die nächste Frage: Welche Mechanismen sind vorhanden, die das System durch Selbstregulation erst gar nicht auf krankhafte Grenzwerte zusteuern lassen? Innerhalb gesunder, ausgeglichener Grenzwerte besteht keine Indikation für Operationen.

Die Beantwortung dieser Frage gibt bereits erste Auskünfte über die Stabilität des untersuchten Systems des Patienten und damit über die wichtigste Einschätzung: Wie weit ist das System des Patienten von einem ausgeglichenen, kompensierten Fließgleichgewicht entfernt und so instabil, dass es irreversibel auf einen Zustand der Dekompensation zusteuert oder kann es äußere Störungen abfedern?[27] "Ausgerechnet in der Medizin, die sich schließlich mit dem Urgrund der Kybernetik, nämlich den biologischen Regelkreisen im Organismus, beschäftigt, fehlt paradoxerweise das vernetzte Denken noch weitgehend"[28]

Die Selbstorganisation und die Selbstregulation kybernetischer Systeme erklärt deren Fähigkeit zur Kompensation; genauer gesagt heißt das: Diese Systeme können Störungen ausgleichen und auffangen und sorgen dadurch für ihre Stabilität. Stabilität soll hier nicht als unveränderlicher, starr verharrender Zustand, sondern vielmehr als Eigenschaft eines

---

[26] Schröder, 2011; S. 26-33

[27] Fließgleichgewicht, dynamisches Gleichgewicht, steady state, Gleichgewichtszustand in offenen Systemen, wobei ein ständiger Strom von ausgetauschter Masse und Energie stattfindet. Das Ökosystem ist z.B. ein offenes System, in dem der Energiefluss von der Sonne die verschiedenen Stoffkreisläufe in Gang hält. http://www.spektrum.de/lexikon/biologie-kompakt/fliessgleichgewicht/4262

[28] Vester; 2011; S. 345

Systems, frei von starken Schwankungen zu sein, verstanden werden. Die Stabilität eines Systems ist dann gegeben, wenn die Elemente, aus denen es zusammengefügt ist, ihren Zusammenhalt nicht verlieren, auch wenn sie Einwirkungen ausgesetzt sind, die gegen diesen Zusammenhalt gerichtet sind. Im Gegenteil: die einwirkenden Einflüsse (Störungen) werden durch Gegenkräfte kompensiert oder ausgeglichen. Hier handelt es sich um das Gesetz der Regelkreise mit Feedback – des kompensatorischen Feedbackregelkreises. Diese und andere oben genannte Gesetzmäßigkeiten gelten auch bei dem System des menschlichen Körpers. Alleine das Geradeauslaufen bei starkem Seitenwind erfordert vom Körper eine Regulation mit einer Höchstleistung an Berechnungen für die Koordination, um den Seitenwind zu kompensieren. Aus kybernetischer Sicht stellen sich die vom Patienten wahrgenommenen Probleme und dessen Ursachen oft ganz anderes dar. So höre ich zum Beispiel:„Herr Doktor, ich hab mich verhoben." Die Beschwerden, die durch das Heben einer Last in ungünstiger Position resultieren, können für mich der Hinweis auf eine Instabilität des betroffenen Gelenks sein, durch die der Organismus die ungünstige Hebesituation nicht ausgleichen konnte.

Eine integrative Medizin versteht Leben als Bewegung: außerhalb von uns und innerhalb unseres Körpers, im ununterbrochenen Austausch zwischen Organismus und Umwelt. Nehmen Sie allein Herzschlag, Atmung und die vielen Stoffwechselprozesse, die Sekunde für Sekunde in Lebewesen ablaufen; sie alle sind Teil eines offen- vernetzten und sich bewegenden Systems. Dieses System reicht weit über die Grenzen der Lebewesen dieser Erde hinaus. Nicht nur die Lebewesen sind durch solch kybernetische Systeme miteinander verbunden, die ganze Erde, unser Planet stellt ein großes, offenes, sich selbst regulierendes System dar, wie uns die Gaia-Hypothese erläutert.

1.1.3 Exkurs in die Kybernetik des Lebens

In den folgenden zwei Abschnitten werden wir uns den Ansatz der Kybernetik als Modell für ein Verständnis des Phänomens Leben veranschaulichen. Die beiden folgenden Abschnitte gehen auf die Möglichkeit ein, unter dem Blickwinkel der Kybernetik die Geschichte des Lebens – die Evolution – auf neuartige Weise zu betrachten. Wie wir bereits im vorherigen Abschnitt angedeutet haben, ist die Kybernetik auch für die Betrachtung der Evolution auf der Erde von zentraler Bedeutung. Dies wird insbesondere deutlich, wenn wir ein Bild zu Hilfe nehmen, das uns die amerikanische Biologin Lynn Margulis und ihr Kollege, der Chemiker James E. Lovelock gemeinsam zur Verfügung stellen: die Gaia-Hypothese. Aus den Erläuterungen der Gaia-Hypothese werde ich mit Ihnen dann eine tiefergehende Sicht auf die Evolutionstheorie im Rahmen einer kybernetischen Perspektive entwickeln.

Die Gaia-Hypothese

Die Gaia-Hypothese besagt, dass die Erde und ihre gesamte Biosphäre wie ein Lebewesen oder ein einziger lebendiger Organismus betrachtet werden könne. Die These bewegt sich in einem Rahmen, der davon ausgeht, dass die Biosphäre – die Gesamtheit aller Organismen – Bedingungen schafft und erhält, die nicht nur Leben, sondern auch eine Evolution komplexerer Organismen ermöglicht. Die Erdoberfläche bildet demnach ein dynamisches System, das die gesamte Biosphäre stabilisiert. Diese Hypothese setzt eine bestimmte Definition von Leben voraus, wonach sich Lebewesen insbesondere durch die Fähigkeit zur Selbstorganisation – beziehungsweise Autopoiesis – auszeichnen. Aus der Gaia-Hypothese ist die „Physiologie der Erde" (Geophysiologie) entstanden.[29]

Gaia ist ein Begriff, den die Biologin Margulis und der Chemiker Lovelock in den 1960er Jahren formuliert haben. Der Name „Gaia" ist altgriechisch und steht für die mythologische Erdgöttin bzw. die Vorstellung von der Erde als „Mutter" im Sinne einer Vernetzung der Ökosysteme.[30] Alleine die metaphysische Namensgebung ist im nach hinein problematisch. Der verspätete Einzug der Hypothese in die Wissenschaften ist dem Umstand geschuldet, dass die Hypothese unmittelbar nach ihrer Veröffentlichung esoterisch verklärt und vereinnahmt wurde. Davon, dass die Gaia-Hypothese rein teleologisch[31] sei, haben sich ihre Begründer stets distanziert. Um die wissenschaftliche Bedeutung der Gaia-Hypothese zu untermauern und der Kritik, die Hypothese sei rein teleologisch, zu begegnen, schuf Lovelock gemeinsam mit dem Meeres- und Atmosphärenwissenschaftler Andrew Watson 1983 die einfache Computersimulation *Daisyworld*, ein mathematisches Modell eines vereinfachten ‚Gaia-Systems. „Mit dieser Computersimulation wurde die Regulation der Temperatur eindeutig als eine aus dem System selbst gebildete (emergierende) Eigenschaft des Systems dargelegt, die als Konsequenz von Rückkoppelungsschleifen zwischen den Organismen des Planeten und deren Umwelt automatisch ohne eine übergeordnete Steuerung entsteht."[32] In solch einem System erhält das Leben in einem selbstregulierenden Prozess trotz sich ändernder äußerer Parameter konstante Umweltbedingungen auf einem Planeten aufrecht.

Dem „Gaia-System" liegt die Symbiose als Grundmechanismus zugrunde, also das Zusammenleben von Lebewesen unterschiedlicher Arten in körperlichem Kontakt, das, wie wir weiter oben festgehalten haben, sich der Regeln der Kybernetik bedient. In ihrem oben erwähnten Buch geht Lynn Margulis näher auf diese Art der Kooperation ein:

„Die Partner der Symbiose, die Symbionten, sind einander in Treue verbunden: Sie befinden sich zur gleichen Zeit am gleichen Ort, berühren sich unmittelbar oder leben sogar ineinander". Die Koexistenz in dieser Form des Ineinanderlebens nennen wir Endosymbiose. Die Vorstellung von Gaia geht davon aus, dass die Erde lebendig ist. Nach der Gaia-Hypothese werden „verschiedene Eigenschaften der atmosphärischen Gase, der Oberflächengesteine und des Wassers durch Wachstum, Tod, Stoffwechsel und andere Aktivitäten aller Lebewesen reguliert. (...),Gaia ist einfach Symbiose vom Weltraum aus gesehen.'

---

[29]   Margulis, 1999; S. 148

[30]   Wie ihr Kollege Lovelock auf den Begriff Gaia gekommen ist, erzählt Margulis in ihrem Buch „Die andere Revolution" Seite 147: „Lovelock fragte seinen Nachbarn (den Schriftsteller William Golding, Autor des Buches ‚Herr der Fliegen', Anm. d. Verf.), ob man die umständliche Formulierung ‚kybernetisches System mit einer Neigung zur Homöostase, nachgewiesen durch chemische Anomalien in der Erdatmosphäre' nicht durch einen Begriff ersetzen könne, der ‚Erde' bedeutet. Er bräuchte ‚ein gutes Wort mit vier Buchstaben'. Golding schlug den Namen „Gaia" vor.

[31]   wissen.de: [griechisch Telos, „Ziel"] Auffassung, dass ein Vorgang oder Phänomen von seinem Ende, seinem Zweck und Ziel her bestimmt wird. Der Begriff wurde 1728 von C. Wolff geprägt, doch reicht seine Tradition bis in die antike Philosophie zurück. Er bezieht sich insbesondere auf die Erklärung des Weltprozesses und der Geschichte. Nach dem Konzept der Teleologie entwickeln sich die gesamte Natur und mit ihr der Mensch nicht ziellos und ungeordnet, sondern planvoll gemäß der Zwecksetzung Gottes.

[32]   Übersetzung des Autors aus Capras, 2014; S. 165

Alle Lebewesen stehen miteinander in Berührung, weil sie alle von der gleichen Luft und dem gleichen Wasser umspült werden."[33]

Für das Fortdauern von Gaia ging Lovelock von einer biologischen Vielfalt als unabdingbare Voraussetzung aus. Dabei stellte er fest, dass es keine „[...] Liste der am meisten begünstigten Arten [...]" gebe: „Jedes Lebewesen tut das seine: es wächst und versucht, sich fortzupflanzen. Der Selektionsdruck, die Beharrlichkeit aller Organismen, die wachsen und sich fortpflanzen, begünstigt unter ganz bestimmten Bedingungen ganz bestimmte Lebensformen. Diese wachsen, vermehren sich, beseitigen Abfälle und führen sie in der Wiederverwertung zu (Anmerkung des Autors: Recycling im kybernetischen Sinn: Regel der Wiederverwertung.) Dabei üben sie auf andere Lebensformen einen gewaltigen Selektionsdruck aus. Das Ergebnis ist Gaia. Gäbe es kein Leben, könnte man Temperatur und Gaszusammensetzung allein aufgrund physikalischer Faktoren voraussagen. Dann würden die von der Sonne ausgehende Energie sowie die Gesetze von Chemie und Physik über die Bedingungen auf der Erdoberfläche bestimmen. In Wirklichkeit weichen sie deutlich von dem ab, was man allein aufgrund von Physik und Chemie annehmen würde. Die nicht-biologischen Naturwissenschaften reichen nicht aus, um die Umweltverhältnisse auf der Erdoberfläche zu erklären. Berücksichtigt man die vielfältigen Funktionen der Lebewesen, die Gase produzieren und die Temperatur verändern, so verschwindet die Diskrepanz. Die Gaia-Theorie ist naturwissenschaftlich nützlich."[34]

Wir sehen mit diesem spannenden Beispiel aus der Geschichte der Entwicklungstheorien, dass das Prinzip der Kybernetik auch auf die Evolution ausdehnbar ist. Wie hängt dieser Exkurs mit der integrativen Medizin zusammen? Um dies zu verstehen, sollten wir uns nun einem konkreten entwicklungsbiologischen Ansatz zuwenden, der uns dann in 1.2 zu der Kernthematik der Mitochondrien als kybernetische Schnittstelle führen wird.

Die Evolution im Licht der Kybernetik

Reden wir von Evolution, so sind uns aus dem Biologieunterricht insbesondere zwei Evolutionsfaktoren im Gedächtnis haften geblieben: die zufällige Mutation und die Selektion. Sie galten seit ihrer Einführung durch Darwin im 19. Jahrhundert als Hauptantriebsfeder der Evolutionstheorie. Doch ihre Mechanismen versagen, wenn es darum geht, den Zufall in der Evolution wissenschaftlich zu erklären. Symbiose und Endosymbiose – also Kooperation und Koexistenz – füllen diese Erklärungslücke. Sie bieten eine Systematik für neue Entwicklungen in der Evolution, die uns zufällig erscheinen.

Evolution kann durchaus weiter gefasst werden, als wir uns aus unserer Schulzeit erinnern, wie die Biologin Lynn Margulis anführt: „Evolution, definiert einfach als Wandel im Laufe der Zeit, stellt die verwickelte Geschichte, deren lebendes Vermächtnis wir sind, in den Mittelpunkt des Interesses. Die Erforschung der Evolution ist ein so weitläufiges Gebiet, dass sie den Kosmos und seine Sterne ebenso umfassen kann wie das Leben –

---

[33]   Margulis, 1999; S. 8
[34]   Margulis, 1999; S. 155

einschließlich des menschlichen -, unseren Körper und unsere Technologie. Evolution ist schlicht die gesamte Geschichte."[35]

Das Bild der Gaia-Hypothese aus dem vorigen Abschnitt macht Ihnen, wie ich hoffe, die Vorstellung dessen einfacher, auf das ich dort bereits hinwies: Die gesamte Biomasse der Erde besteht aus symbiotischen Systemen. Von Symbiose spricht man, wenn zwei oder mehrere Systemteilnehmer kooperieren und einen Nutzen aus der Zusammenarbeit ziehen. Die Bedeutung der Symbiose als eine der biokybernetischen Grundregeln der Natur kann nicht oft genug hervorgehoben werden. So sind Bäume und Sträucher auf Bestäubung durch andere Lebewesen, meist Insekten, angewiesen, wobei die Insekten Nektar als Nahrung erhalten. „Bienen können weit mehr, als unsere Frühstücksbrötchen mit Honig zu versüßen." Rund 80 Prozent aller Pflanzen sind auf die Bestäubung durch sie angewiesen – ohne diese Insekten gäbe es kaum Äpfel, Gurken, Kaffee und anderes. „Honigbienen zählen, soweit sich das überhaupt beziffern lässt, mit einer jährlichen Wirtschaftsleistung von 153 Milliarden Euro zu den wichtigsten Nutztieren."[36] Andererseits sterben aufgrund der symbiotischen Vernetzung zehn bis 30 weitere Pflanzen ebenfalls aus, wenn auch nur eine einzige Pflanze ausstirbt.[37] Weitere Beispiele für die vernetzte Symbiose sind Flechten als symbiotische Lebensgemeinschaften zwischen einem Pilz und Grünalgen oder Cyanobakterien. In diesen Vernetzungen produzieren die Algen durch Photosynthese Kohlenhydrate, die von den Pilzen aufgenommen werden, während die Pilze den Algen Wasser und Nährsalze liefern. Auch Magen- und Darmbakterien (z. B. Escherichia coli) bilden mit uns und allen anderen Säugetieren eine symbiotische Einheit, auf die wir genauso wie die Bakterien angewiesen sind. Aber spielen diese allumfassenden Netzwerke eine Rolle in der Evolution?

Dass die Symbiose in der Evolution eine zentrale und in der traditionellen Evolutionstheorie eine vernachlässigte Rolle spielt, legt Margulis mit ihrer „seriellen Endosymbiontentheorie" dar. Deren Grundidee ist einfach: Vormals völlig selbstständige, körperlich getrennte Vorfahren fanden sich in einer ganz bestimmten Reihenfolge zur Grünalgenzelle zusammen. Im Falle der Endosymbiontentheorie handelte es sich um vier verschiedene Vorfahren. „Alle vier waren Bakterien und die Unterschiede zwischen ihnen können wir heute noch nachvollziehen. Nachkommen von allen vier Bakterienarten leben noch heute sowohl in verschmolzener als auch in freier Form." Chemisch betrachtet, sei das Leben so konservativ, dass wir sogar die genaue Reihenfolge ihrer Verschmelzung rekonstruieren könnten. „Auf diese Reihenfolge der Verschmelzungsereignisse deutet der Begriff *serielle Endosymbiontentheorie* hin."[38]

---

[35] Margulis, 1999; S. 36

[36] Seeley, 2013

[37] Baskin, 1997; S. 36-37

[38] Margulis,1999; S. 48-49

„Ein biologisches System lässt wie eine Landkarte ausgewählte Unterscheidungsmerkma-le hervortreten. Aber wie es schon in einem Satz heißt, der durch den englisch-amerikanischen Philosophen und Anthropologen Gregory Bateson berühmt wurde: ‚Die Karte ist nicht das Gelände.' Ebenso wenig ist der Name das Lebewesen." Oft werde die Vergangenheit eines einzelnen Lebewesens in einem Stammbaum eingetragen. Solche Stammbäume wüchsen in der Regel vom Erdboden aus nach oben: Ein einziger Stamm verzweigt sich in viele Abstammungslinien, wobei die einzelnen Äste jeweils von gemein-samen Vorfahren ausgehen. Die Symbiose mache aber deutlich, dass solche Bäume eine idealisierte Darstellung der Vergangenheit seien. In Wirklichkeit wüchse der Baum des Lebens häufig in sich selbst zurück. Arten begegneten sich, würden verschmelzen und neue Lebewesen hervorbringen, die wieder von vorn anfangen. „Eine solche Vereinigung von Zweigen – seien es nun Blutgefäße, Wurzeln oder Pilzfäden – bezeichnet man in der Biologie als Anastomose. (...) *Netzbildende Zweige* (...) Der Baum des Lebens ist ein ver-wickeltes, verwobenes, pulsierendes Gebilde mit Wurzeln und Ästen, die sich unter der Erde und in der Luft treffen, um sonderbare neue Früchte und Kreuzungen hervorzubrin-gen." Die Anastomose als Verschmelzung von Lebewesen, sei zwar nicht so häufig wie die Bifurkation (Verzweigung, Anm. d. Verf.), aber von eben solcher Bedeutung. Wie die Se-xualität, so führe auch die Symbiose einzelne Lebewesen, die zuvor in der Evolution ent-standen sind, in einer neuen Partnerschaft zusammen. Und wie die Sexualität, so führten auch manche Symbiosen zu dauerhaften Verbindungen mit einer stabilen, fruchtbaren Zukunft, während andere sich schnell wieder auflösen. „Die Wechselwirkungen, die sich in jeder Generation genetisch verbundener Lebewesen abspielen, stellen alle Schulbuch-abbildungen des Lebensbaums in Frage."[39]

Laut Endosymbiontentheorie wurden also im Laufe der Entwicklung des Lebens einzelli-ge Lebewesen durch andere einzellige Lebewesen aufgenommen und zu Bestandteilen der Zelle eines so entstandenen höheren Lebewesens. Dadurch entstanden immer kom-plexere Organismen. Auch Bestandteile menschlicher Zellen gehen ursprünglich auf ein-zellige Lebewesen zurück, die sich unsere Zellen zu einem früheren Zeitpunkt einverleibt haben. Zu diesen Bestandteil-„Organen" – menschlicher Zellen, den Organellen, die als Einzeller eine Endosymbiose mit einer anderen Zelle eingegangen sind, gehören auch die Mitochondrien, die aus biochemischer Sicht auch die „Kraftwerke unserer Zellen" ge-nannt werden. Sie spielen, wie wir im Folgenden sehen werden, mit ihrer spezifischen Entstehungsgeschichte eine herausragende Rolle im Modell einer erweiterten Physiolo-gie.

1.1.4 Merksätze

- Die Kybernetik untersucht mit mathematischen Methoden die verschiedenen As-pekte von Regelung, Steuerung und Rückkopplung sowie von Informationsüber-mittlung und -verarbeitung. Ihre Prinzipien sind gleichermaßen auf Maschinen wie auf Lebewesen anwendbar.

---

[39] Margulis, 1999; S. 68-69

- Lineare Ursachen-Wirkung-Fragestellungen sind nicht adäquat für lebende Systeme. Das monokausale und reduktionistische Denken ist ein unpassendes Instrument, das, wenn es trotzdem angewandt wird, zu Fehlurteilen und zu kleinerem, und gelegentlich leider auch zu größerem, Schaden führen kann. Die vernetzten kybernetischen Systeme der Lebewesen erfordern vernetztes und multikausales Denken.

- Kybernetische Systeme sind offene Systeme, die so in ihren Prozessen auf sich selbst einwirken.

- Leben ist Bewegung: außerhalb von uns und innerhalb unseres Körpers, im ununterbrochenen Austausch zwischen Organismus und Umwelt. In dieser Bewegung finden wir Zustände der Stabilität bzw. Instabilität, die durch Kompensationsmechanismen des Systems aufrecht erhalten werden oder eben nicht aufrecht erhalten werden (Dekompensation).

- Stabilität und Instabilität, Kompensation und Dekompensation sind zusätzlich von Input und Output der offenen Systeme abhängig (Feedback).

- Beispiele für Theorien, die von den Grundgedanken der Kybernetik und der kybernetischen Vernetzungen geleitet sind, sind das Gaia-System im Rahmen der Evolution und die serielle Endosymbiose mit dem Beispiel der Zellorganelle Mitochondrium.

1.2 Die Mitochondrien: Das kybernetische System in uns

Als Beispiele für kybernetische Vernetzungen haben wir im letzten Abschnitt die serielle Endosymbiose und die Erde als Gaia-System kennen gelernt. In den folgenden Abschnitten zeige ich Ihnen die Bedeutung der kybernetischen Vernetzung in Bezug auf die Mitochondrien auf – insbesondere ihre Relevanz für den Stoffwechsel (Metabolismus), für das Genom und die Evolution. Beginnen wir also mit der Betrachtung der Mitochondrien unter kybernetischen Gesichtspunkten, die ich Ihnen am Ende des letzten Abschnitts bereits kurz vorgestellt habe.

1.2.1 Die Mitochondrien: Endosymbionten in lebenden Systemen

Die Mitochondrien unserer Zellen sind nicht nur sehr kleine Zellkörperchen – wir können sie auch die ältesten Kraftwerke der Welt nennen. Sie liefern uns zugleich den ältesten Beleg für die Endosymbiose: Mehrere hundert Millionen Jahre liegt ihre Entwicklung aus einer frühen Form von Bakterien zurück. Bevor sie über einen (endo-)symbiotischen Prozess in unseren Zellen ihr Zuhause fanden und so zu einem festen Bestandteil unserer Physiologie wurden, waren sie selbständige Lebewesen. Die Partner in dem endosymbiotischen Geschehen namens „Archea" (=Prokaryoten> zellkernlos) waren und sind in der Lage, Energie ohne Sauerstoff durch den Prozess der Gärung in ihrem Zellinneren zu bilden. Die Entwicklung von prokaryotischen zu eukaryotischen Zellen und zu den mehrzelligen, höher entwickelten Organismen vollzog sich, so die Endosymbiontentheorie, durch die Aufnahme anderer Bakterien durch die Archea-Bakterien. Die symbiotische Verschmelzung brachte den so entstandenen Zellen einen gewaltigen Vorteil: Die eingewanderten, bzw. aufgenommenen Bakterien brachten ihre hoch effiziente Energiegewinnung durch Sauerstoffverbrennung mit. So entstand eine Hybridzelle mit der Möglichkeit, Energie mit oder ohne Sauerstoffverbrennung zu gewinnen. Die so entstandenen Hybridzellen zeichneten sich durch ihre gesteigerte Anpassungsfähigkeit und damit durch eine enorme Erweiterung des möglichen Lebensraumes aus. Dieser Entwicklungsprozess ist heute noch an eben jenem Zellkörperchen zurückzuverfolgen, um das es uns im Weiteren gehen wird: den Mitochondrien.

So winzig sie auch sind, die Mitochondrien haben es in sich. Wie klein sie sind, verdeutlicht ihre überwältigend hohe Anzahl pro Zelle; rund 1500 Mitochondrien in einer Zelle sind nicht selten, je nach Energiebedarf der verschiedenen Zellen können es sogar mehr sein. In dem Herzmuskel, dem Gehirn, der Leber und der Netzhaut beispielsweise gibt es bis zu 2000 pro Zelle. Der Platz, den sie innerhalb der Zelle einnehmen, beträgt rund ein Viertel von deren Gesamtvolumen. Ohne diese bohnenförmigen Mini-Organellen läuft nichts. Oder anders ausgedrückt: Nur dank ihrer unermüdlichen Energiefabrik können wir atmen, denken, wachsen, laufen, fühlen, unser Herz schlagen hören und die Muskeln spielen lassen, Zellen reparieren und erneuern. Die Mitochondrien bilden ein koordiniertes, kommunizierendes Netz aus Energieversorgern für alle wichtigen Lebensfunktionen – das Mitochondrom. Entsprechend dieser Netzstruktur lassen sich im Übrigen auch die Gesamtheit der Gene als Genom, der Eiweiße als Proteom und der Bakterien als Bakteriom zusammenfassen.

Als Organellen unserer Zellen besitzen die Mitochondrien nicht nur die Fähigkeit der Energieerzeugung durch Sauerstoffverbrennung, sie besitzen auch ein von unserem Zellkern zu unterscheidendes Genmaterial. Die endosymbiontische Theorie der Mitochondrien ist inzwischen belegt und wissenschaftlich anerkannt.

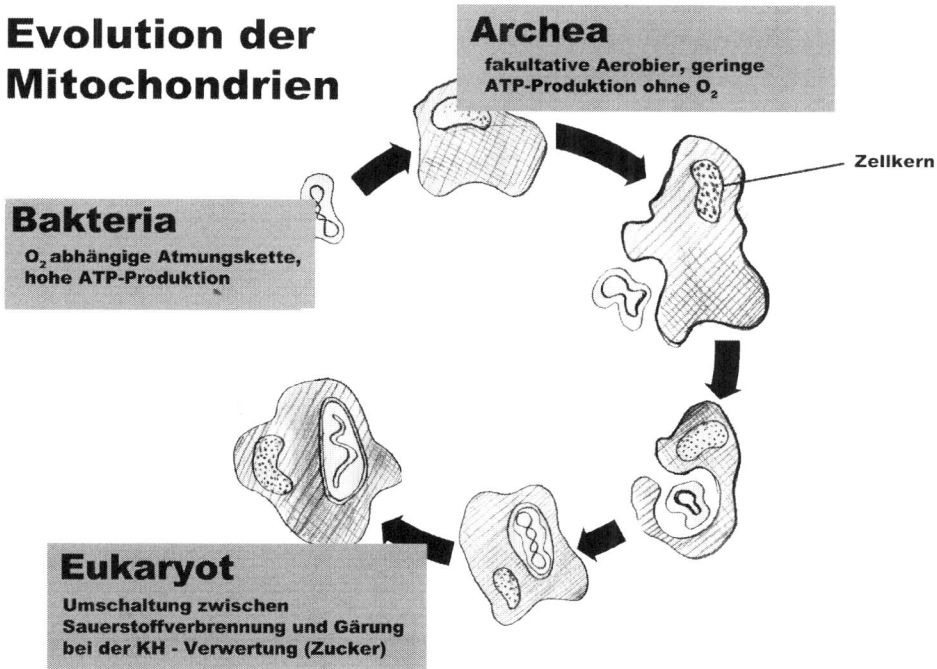

Abb. 3: Evolution der Mitochondrien: Nach der Endosymbiontentheorie entstand durch eingewanderte Bakterien eine Hybridzelle mit gesteigerter Anpassungsfähigkeit.

1.2.2 Endosymbiose und Genetik: das Genom als kybernetisches Netzwerk

Was hier zunächst nur angedeutet wird – der gravierende Anteil symbiotischer Fusionsvorgänge an der Evolution – kann natürlich auch für die Genetik nicht ohne Folgen bleiben. Darauf hat die Biologin Lynn Margulis hingewiesen, die Ihnen bereits im vorhergehenden Abschnitt im Zusammenhang mit der Endosymbionten-Theorie und der Gaia-These begegnet ist.

Zur Endosymbiose gehört auch, dass es letztlich zu einem Austausch von Genmaterial zwischen dem Zellkern und den Mitochondrien gekommen ist. So besteht das Genmaterial im Zellkern der Pflanzen- und Tierzellen zu 60 Prozent aus Genen der ehemals kernlosen Mutterzelle, aus den Archaea-Genen, und 40 % aus mitochondrialen Bacteria-Genen. Die bis heute nachwirkende Folge nannte L.Margulis das *doppelte Vererbungssystem*. Nach Ansicht von Lynn Margulis[40] hatte die Verbindung von Genetik und Chemie bei den Wissenschaftlern zu einer unnötig vereinfachten Sichtweise und übermäßig starken Kon-

---

[40] Margulis, 1999

zentration auf den Zellkern geführt. Die Experimente zeigten, dass zwei Arten von Organellen, nämlich die Plastiden der Pflanzen und die Mitochondrien der höher entwickelten Lebewesen – beides membranumhüllte Strukturen in den Zellen, die sich jedoch außerhalb des Zellkerns im Zellplasma befinden – die Vererbung eindeutig beeinflussten. Margulis zieht aus den Arbeiten ihrer Vorgänger, die ebenso wie sie entgegen dem wissenschaftlichen Mainstream forschten, den folgerichtigen Schluss, dass sich im Laufe der Evolution im Inneren unserer Zellen ein doppeltes Vererbungssystem entwickelt hat. Das „doppelte Vererbungssystem" besteht aus dem Archea-Gen der Mutterzelle und deren „A-Genom", die für die Zellteilung und damit für die Vermehrung und Weitergabe von Informationen von Generation zu Generation verantwortlich sind, während das „B(akterien)-Genom" die Energiebereitstellung für die Zellleistung und damit die Bereitstellung für Energie übernehmen.

Aus der übermäßig starken Konzentration der Wissenschaft auf den Zellkern können bedenkliche Schlüsse gezogen werden: zum Beispiel, dass alles, was auf der DNS im „Genotyp" codiert ist, auch 100 % in die Realität in den „Phänotyp" umgesetzt würde. Aber nicht jede Information von der DNS findet ihre Wirkung in der Realität. Tatsächlich werden 2 % bis 50 % – durchschnittlich ca. 15 % – der in der DNS codierten Information umgesetzt.[41] Denn für deren Wirkung bedarf es unter anderem einer Abdeckung von der DNS durch so genannte epigenetische Proteine. Das Verhalten dieser Eiweiße wiederum hängt von der Lebensweise und vom äußeren Milieu ab. Es bilden also DNS (das Genom), „epigenetische Proteine" (das Proteom) und Umwelt vernetzte kybernetische Kreisläufe mit den dazugehörigen Feedback-Mechanismen. Wie wir in 1.2.5 anhand der Metapher vom Hausbau sehen werden, übernimmt zusätzlich auch das Mitochondrom hier eine wesentliche Rolle. Unter Berücksichtigung dieser Erkenntnisse erklärt sich beispielsweise auch, warum eineiige Zwillinge, die unter verschiedenen äußeren Verhältnissen aufwachsen, bei identischem Genotyp große Unterschiede im äußeren Erscheinungsbild und in ihrem Verhalten zeigen können.

Der Glaubenssatz, nach dem die Information nur in eine Richtung fließt, und zwar von der DNS der Chromosomen in den Zellkernen über die Boten-RNA zur Eiweißproduktion, vom Zentrum an die Peripherie also, wird demzufolge dem wissenschaftlichen Erkenntnisstand nicht länger gerecht. Die Sichtweise des „genetischen Dogma" lässt den kybernetischen Aspekt völlig außer Acht. Davon abgesehen bezieht sich das genetische Dogma lediglich auf einen sehr kleinen Anteil der gesamten DNS. Es bezieht sich nur auf zwei Prozent der Kern-DNA, das die Proteine kodiert. Es berücksichtigt weder die restlichen 98 Prozent der Kern-DNA noch die außerhalb des Zellkerns befindlichen zytoplasmatischen Gene (DNA) von Mitochondrien und anderen Organellen der Zelle wie zum Beispiel Zilien und Plastiden; aber auch die regulatorischen Feedbackmechanismen von Zelleiweißen („epigenetische Proteine") zu Nukleinsäuren finden keine Berücksichtigung.

Schon allein die regulierenden Gene der endogenen Retroviren, auf die wir im nächsten Abschnitt noch einmal zurückkommen werden, bilden etwa neun Prozent des gesamten Genoms des Kerns. Darüber hinaus wurden ungefähr 52 Prozent der gesamten Kern-DNA früher als „Junk-DNA" bezeichnet – fälschlicherweise, denn auch hier gibt es handfeste

---

[41] Jantsch, 1992; S. 213

Hinweise, dass diese so genannte Junk-DNA alles andere als „unbrauchbarer Abfall" ist. Schließlich steht sie zur Übertragung und Regulation von Information den Genen zur Verfügung. Diese Tatsachen machen deutlich, dass es an der Zeit ist, Zellen mit deren Genen als komplexes Netzwerk mit regulierenden kybernetischen Mechanismen zu betrachten. „Ein Organismus besteht [...] aus vielschichtigen Netzwerken und ist nicht nur das Ergebnis einer einfachen Sequenz von Genen."[42]

1.2.3 Mitochondrien als kybernetische Schnittstelle

Erinnern wir uns an die Grundregeln der Kybernetik aus dem vorangegangenen Abschnitt, so ist es kaum zu vermeiden, die kybernetischen Eigenschaften der Mitochondrien wie Rückkoppelung (Feedback), Symbiose, Mehrfachnutzung, Kreisprozesse, Information und offenes System zu bemerken. Das Mitochondrom unseres Körpers gewährleistet die Energieversorgung in einem kybernetischen Mehrschichtensystem, das dank seines offenen, vernetzten Charakters nicht nur in sich selbst permanent Informationen transportiert, sendet und empfängt, sondern sie überdies ununterbrochen mit der Umwelt austauscht. Auf diese Weise ermöglichen sie eine gezielte Versorgung unseres Organismus mit Energie: gezielt, weil das Modell der Kybernetik hier greift. Weil die Mitochondrien mit Feedback, Kreisprozessen und Informationsaustausch arbeiten müssen, um quasi „zu wissen", wo und wann und wie viel Energie benötigt wird. Mit diesen Informationen wird das Mitochondrom innerhalb des Netzwerks gesteuert, organisiert und reguliert, aber gleichzeitig steuern, regulieren und organisieren die Mitochondrien auch sich selbst– in ständigem Informationsaustausch mit ihrer direkten und weiteren Umgebung. Hier befinden wir uns mittendrin im Netzwerk des Lebens!

Inwiefern lässt sich diese kybernetische Perspektive auf unsere Körperprozesse und die Sonderrolle des Mitochondroms nun in eine integrative Medizin übertragen? Wie bereits erwähnt, arbeiten unsere Zellen wie ein Hybridmodell, das sowohl mit als auch ohne Sauerstoff Energie in Form von chemisch gespeicherter Kraft – dem „Adenosintriphosphat", dem ATP – produziert. Läuft alles in seinen geregelten Bahnen, arbeiten die Mitochondrien durch Sauerstoffverbrennung, um unsere Alltagsfunktionen und Belastungen zu bewältigen. Was geschieht jedoch, wenn den „Kraftwerken unserer Zellen" das dringend benötigte Brennmaterial fehlt, um Energie zu gewinnen? Was geschieht, wenn die Bedingungen zur ausreichenden Energiegewinnung nicht stimmen? Wenn dem Körper nicht genügend Stoffe oder Stoffe minderer Qualität, aber auch wenn ihm toxische Stoffe zugeführt werden; oder wenn vom Organismus selbst produzierte giftige Stoffe das Mitochondrom schädigen? Unsere Hybridzellen schalten ihren Energiestoffwechsel dann über eine Rückkoppelung von der hocheffektiven Sauerstoffverbrennung in den Mitochondrien überwiegend auf die Gärung im Gel des Zellkörpers (dem Zytosol) um. Die zur Verfügung gestellte Energie sinkt hierdurch rapide ab, was natürlich auch zu einer Senkung der Zellleistung führt. Darüber hinaus – und dies mag auf den ersten Blick widersprüchlich erscheinen – sinkt nicht nur die Zellleistung, sondern die Zellen mit gestörter Mitochondrienfunktion steigern deutlich ihre Teilungsraten und damit ihre Vermehrung.

---

[42]   Caldarelli, 2012; S. 25

Wie ist das möglich, werden Sie fragen, mehr Zellvermehrung bei gleichzeitig weniger Zellleistung? Sinn macht dieses Phänomen erst, wenn der Aspekt der Information Berücksichtigung findet. Denn die Zellen steigern aufgrund einer unvollständigen Information und der daraus folgenden schlechteren Kommunikation untereinander ihre Zellteilung, ihre „Vermehrung". Aus biophysikalischer Sicht werden in den Mitochondrien gleichzeitig mit der Energie auch Information umgewandelt – transformiert. In unseren Zellen liegt ein archaisches Programm für das Überleben durch Zellvermehrung bereit, das im Falle von Informationsdefiziten automatisch startet und den Stoffwechsel der Zelle umschaltet. Das Steigern dieses archaischen Programms von Zunahme der Zellteilung und Vermehrung im Genom jeder Zelle ist ein wichtiger Teil einer Erkrankung der Mitochondrien – der Mitochondropathie. Erkrankungen also, die auf eine Funktionsstörung der Mitochondrien zurückzuführen sind und mit denen der typische Energie- und Informationsmangel – und damit die verminderte Zellleistung und die erhöhte Zellteilung – auf zellulärer Ebene einhergeht.

Was geschieht auf chemischer Ebene bei der Hemmung der ATP-Produktion? Einzelne, meist aber die Summe verschiedener Umstände führen dazu, dass bei der Sauerstoffverbrennung in der Atmungs-/Elektronentransport-Kette Unmengen an Radikalen gebildet werden, die das System nicht mehr abpuffern kann; ähnlich wie bei einer Entgleisung im Säure-Basen-Haushalt. Der Anstieg der freien Radikale führt vermehrt zu Veränderungen der „Radikalszene" z. B. in Form von nitrosativem, oxidativem Stress oder Stress durch Lipidperoxidation. Membranen wie auch zum Beispiel die Membran der Mitochondrien werden durch die Radikale zerstört, so dass die mitochondriale Energieproduktion abgebremst wird oder sogar völlig zum Erliegen kommt. Zum einen kann sich hier ein chemischer Teufelskreis im kybernetischen Sinn durch positive Rückkoppelungen bilden: Weil nicht genügend Energie zur Verfügung steht, steigt die Radikalkonzentration und weil hierdurch die Zellmembran geschädigt wird, sinkt die Leistung der Energieverbrennung weiter, was wiederum erneut Radikale freisetzt. Dieser starke Anstieg der freien Radikale ist aber auch ein innerer Belastungsfaktor, „interner Stress", der über den Energiemangel einen somatopsychisch-psychosomatischen Teufelskreis erzeugen kann und in Verbindung mit dem Burn-out-Syndrom im zweiten Kapitel eingehender dargestellt wird.

Vor dem Hintergrund dieses Beispiels wird deutlich, inwiefern es hilfreich ist, den Begriff von Stress zu erweitern und zwischen äußeren und inneren Stress zu differenzieren. Was wir üblicherweise unter Stress verstehen ist ein äußerer Stress, der meist nicht zu ändern ist: der Straßenverkehr, der Lärm, der Partner, die Familie, der Chef usw. Der innere Stress – also Stressfaktoren innerhalb des Organismus – ist im System des Patienten zu finden: von Störungen des Gebisses, des Darms und Vergiftungen bis zu Störungen des Denkens und der Emotionen. Hier können die inneren Bedingungen therapeutisch teilweise sogar leicht beeinflusst werden; dies liegt in der Macht des informierten Leidenden. Die äußeren Stressoren sind meist zu komplex, um sie als Einzelner zu verändern. Da von einer Gesamtbelastung durch inneren und äußeren Stress ausgegangen wird (siehe Abb. 1, S. 20), hilft die Reduzierung der inneren Stressoren dann, den äußeren Stress besser zu bewältigen, zu kompensieren – vielleicht sogar soweit, dass das, was bisher als Stress erlebt wurde, nicht mehr als Belastung empfunden wird.

Zu äußeren Stressoren zählen auch Infektionen, physische und psychische Traumata, starke geistige und körperliche Belastungen und kohlehydratreiche, industrielle Ernährung. Ebenso sind toxische Belastungen durch Umweltgifte und Chemikalien, nitratreiche Nahrungsmittel[43] und Medikamente zu nennen, die direkt in die mitochondriale Funktion eingreifen und die Mitochondrien schädigen. Allopathische,[44] in der Schulmedizin angewandte, meist synthetische Medikamente beispielsweise verbrauchen wichtige Mikronährstoffe, wirken toxisch auf die Mitochondrien, schädigen somit Organe mit hoher Stoffwechselaktivität und interagieren mit anderen häufig in Kombination eingenommen allopathischen Medikamenten – eine fatale Kombination.

Belastungen wie diese führen dazu, dass der Informationsfluss zwischen den Zellen dahingehend gestört wird, dass sie sich anderes verhalten und wie bereits beschrieben, ihre Zellteilung angekurbelt wird während sie teilweise nur noch ein Dreißigstel der Energieproduktion im Normalzustand produzieren und für die Zellen bereitstellen können. Dies wirkt sich bereits weit vor einem wahrnehmbaren Burnout in deutlich spürbaren Energiemangel und durch Auftreten von Symptomen an vielen unterschiedlichen Organen aus.

Ein kurzer Blick auf die Signale und Informationsverarbeitung beim Zuckerstoffwechsel soll verdeutlichen, wie sich unser Körper nach dem Input richtet, den er erhält. Besonders einsichtig ist hier das Beispiel der Verwendung von Süßstoffen. Sowohl Zucker als auch Zuckerersatz lösen Verarbeitungssignale in unserem Körper aus, durch die eine Kohlenhydrataufnahme angezeigt und weitergeleitet wird. Beim Süßstoff ist das umso erstaunlicher, als dass ja der Zucker – als Kohlenhydrat – eigentlich fehlt. Entsprechend dieser Information und in Erwartung der Kohlenhydrate, schüttet die Bauchspeicheldrüse über einen Feedbackmechanismus verstärkt Insulin aus. Da aber gar kein Zucker und damit kein einziges Kohlenhydratmolekül vorhanden ist, kommt es durch die ins Leere gehende Wirkung des Insulins zu einer Unterzuckerung, die sich über eine Rückkoppelung als starkes Hungergefühl, als Heißhunger, bemerkbar macht. Letztlich werden diese Mechanismen über das Mitochondrom gesteuert. Der Zucker dient in den Mitochondrien der Energiegewinnung; die Störungen der Zuckerverwertung – der Diabetes mellitus – ist eine, sogar die typische, klassische Mitochondropathie.

Sie mögen von dieser „Nebenwirkung" verschiedener Süßstoffe schon einmal gehört haben. Letztlich führt das Informationswirrwarr trotz des Verzichts auf Zucker in der Gesamtbilanz zur Gewichtszunahme. Dieser Zusammenhang wurde übrigens erstmals in der Schweinezucht bewusst angewandt. Dem Futter der Tiere wurden Süßstoffe zugesetzt, um ihr Gewicht zu erhöhen und somit höhere Verkaufspreise pro Tier zu erzielen. Wir denken, wir tun unserem Körper etwas Gutes, indem wir Zucker durch Süßstoff ersetzen, um unser Körpergewicht zu reduzieren. Dabei rückt das Ziel – mit Hilfe von Süßstoff abzunehmen – gerade durch die Verwendung des Zuckerersatzes in weite Ferne. Die Regel-

---

[43] Siehe in Zotero „Nitrat in Lebensmitteln" in
      http://www.laves.niedersachsen.de/portal/live.php?navigation_id=20053&article_id=74011&_psmand=23

[44] Unter allopathischen Arzneimitteln (aus dem Griechischen für ‚anders', ‚verschieden') versteht man Arzneimittel, die in der Schulmedizin therapeutisch eingesetzt werden. Der Begriff ist als Abgrenzung zur Homöopathie (aus dem Griechischen für ‚gleich') entstanden. http://paracelsus-apotheke-spaichingen.de/index.php/allopathische-arzneimittel.html

kreise der Natur lassen sich nicht so einfach täuschen. Deshalb lohnt es sich, diese Regelkreise der Natur anzuschauen und sich so weit wie möglich nach ihnen zu richten.

Eingehender betrachtet wird deutlich, dass die Rolle des Zuckerhaushaltes als Teil des
mitochondrialen Stoffwechsels mit nahezu allen degenerativen chronischen Erkrankungen zusammenhängt– bis hin zum Zusammenhang mit Krebserkrankungen, auf den Otto
Warburg -Nobelpreis 1924 für den Gärungsstoffwechsel bei Krebs- hinweis. Allein mit
der Reduzierung von Zucker und Kohlenhydraten können wir durch Eingreifen in die
Regulation also durchaus positive Ergebnisse erwarten. Sogar bessere als durch langwie-
rige Behandlungen allein oder durch irgendwelche Tricks wie zum Beispiel die Anwendung von Süßstoff. Die Einflussnahme des Zuckers auf unsere Körperfunktionen ist umso
schwerwiegender, als es sich in unserer Gesellschaft meist um riesige Mengen einfacher,
raffinierter Kohlenhydrate handelt. Bei hochraffinierten Kohlenhydraten, wie unser han-
delsüblicher weißer Zucker, werden Rohmaterialien industriell so lange weiterverarbei-
tet, bis deren Ballaststoffe, Vitamine und Mineralien entfernt sind. „Schnelle Kohlenhydrate" entstehen, die einen steilen und schnellen Anstieg des Blutzuckerspiegels mit oben
beschriebenen Folgereaktionen provozieren.[45] Mitochondriale Erkrankungen zeichnen
sich auch dadurch aus, dass sie typische Erkrankungen unseres modernen Lebensstils
sind. Die folgende Abbildung verdeutlicht dies. Sie ist eine Zusammenfassung des Zitats
von Jared Diamond – die „Zivilisationskrankheiten" werden im englischen *non-
communicable diseases* oder abgekürzt NCDs genannt also nicht übertragbare Krankheiten. – „Die Leser dieses Buches werden in ihrer großen Mehrheit – dies betrifft fast 90 %
der Europäer, Japaner und US-Amerikaner – an einer dieser Gesundheitsstörungen sterben, die Bewohner ärmerer Länder dagegen kommen in ihrer Mehrzahl durch übertragbare Krankheiten ums Leben."[46]

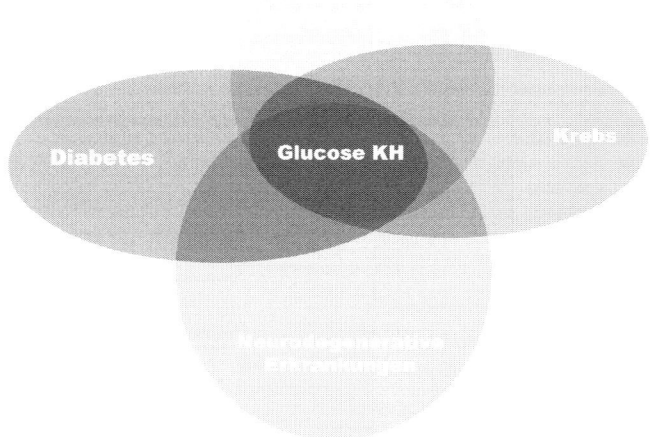

Abb. 4: 90 % der Europäer, Japaner und US-Amerikaner sterben an einer chronisch degenerativen
Zivilisationskrankheit.

---

[45] Collin, 2012; S. 98-99
[46] Diamand, 2012; S. 473

1.2.4 Die Biochemie der mitochondralen Energieversorgung

Um den reibungslosen Ablauf der zahlreichen biochemischen Reaktionen zu gewährleisten – und damit die diversen Schichten unseres Organismus optimal mit Energie und Information zu versorgen – brauchen wir nicht nur Nahrung und Sauerstoff, die im Mitochondrom umgesetzt werden; auch die Bedingungen für die Mitochondrien müssen optimal stimmen. Dazu gehören in etwa 27 Substanzen als Co-Faktoren im Mitochondrom, die zur reibungslosen Energiebereitstellung auf zellulärer Ebene notwendig sind. Diese Substanzen werden auch als „mitotrope" Substanzen oder Mitoceuticals bezeichnet, und werden von unseren Mitochondrien für ihre zentrale Funktion als Transformatoren für Energie und Information im Gesamtsystem benötigt. Dazu zählen beispielsweise die Mineralstoffe Magnesium, Schwefel und Kalzium, die Spurenelemente Selen und Eisen, Vitamin D 3 und die B-Vitamine (vor allem B 12), die Antioxidantien Vitamin C und E, die Alphaliponsäure, Omega-3-Fettsäuren und komplexe Lipide (Fettsäuren wie zum Beispiel Lezithin), die Bestandteil einer jeden Membran sind, sowie essentielle Aminosäuren, die direkt zur ATP-Bildung beitragen.

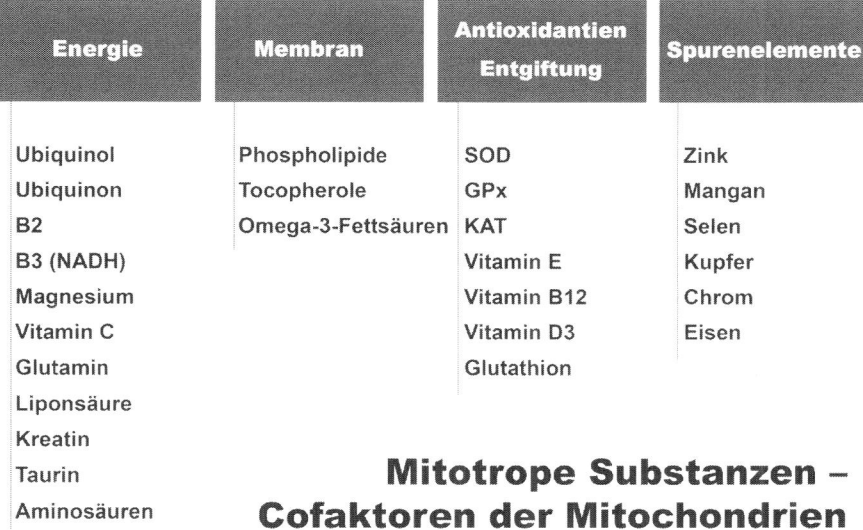

Energie	Membran	Antioxidantien Entgiftung	Spurenelemente
Ubiquinol	Phospholipide	SOD	Zink
Ubiquinon	Tocopherole	GPx	Mangan
B2	Omega-3-Fettsäuren	KAT	Selen
B3 (NADH)		Vitamin E	Kupfer
Magnesium		Vitamin B12	Chrom
Vitamin C		Vitamin D3	Eisen
Glutamin		Glutathion	
Liponsäure			
Kreatin			
Taurin		**Mitotrope Substanzen –**	
Aminosäuren		**Cofaktoren der Mitochondrien**	

Abb. 5: Kofaktoren der Mitochondrien: Jede Zelle benötigt zur Energieproduktion, Aufrechterhaltung der Membranfunktion, Entgiftung und Radikalbindung durch Antioxidantien mitotrope Substanzen.

Der Transformator – der Ort der Transformation – der Energie und der Informationen in Mitochondrien ist die Elektronentransportkette. Sie ist eines der vielen Wunder der Natur. Der Begriff Elektronentransportkette (electron transport chain, ETC) wird als Synonym für die Atmungskette –der inneren Atmung des Mitochondroms – verwendet. Als Atmungskette bezeichnet sie den biochemischen Stoffwechselweg, bei dem der Großteil des ATP hergestellt wird.[47] Den größten Teil unserer Energie beziehen wir also aus der Atmung – in diesem Fall der inneren Atmung, der „Verbrennung unserer Nahrung" unter Sauerstoffverbrauch; wobei die äußere Atmung durch die Lungen, die Aufnahme des Sauerstoffs aus der Umwelt in den Körper, Voraussetzung ist. Bei der inneren Atmung werden Elektronen und Wasserstoff-Atome (Protonen) stufenweise über mehrere Proteinkomplexe auf Sauerstoff übertragen. Dabei entstehen Wasser und Energie in Form von ATP, sowie Sauerstoffradikale. Dieser Prozess läuft an der inneren der beiden Membranen der Mitochondrien ab. Er ist die Grundlage für alle inneren Atmungsvorgänge mit Sauerstoffverbrauch. An der Übertragung der Elektronen sind verschiedene Reaktionspartner beteiligt, die wie die Glieder einer Kette hintereinander angeordnet sind. Dies sind die Eiweißkomplexe der Atmungskette. Das Resultat der Transformation in der Elektronentransportkette ist einerseits aus biochemischer Sicht die Grundeinheit der Energie in Form des ATP-Moleküls. Biophysikalisch unterscheiden sich jedoch die – aus biochemischer Sicht – gleichen ATP-Moleküle erheblich durch deren voneinander abweichenden Information: „ein ATP-Molekül ist nicht gleich einem ATP-Molekül."[48]

Lassen Sie uns, zur Vorbereitung für ein tieferes Verständnis dafür, die Energiebereitstellung, also die ATP-Produktion, durch die Mitochondrien genauer betrachten. Die freigesetzte Energie ist Ergebnis des „katabolen" – abbauenden – Stoffwechsels, in dem die von uns aufgenommen Nahrungsmittel „abgebaut" werden. Stark vereinfacht lässt sich der Stoffwechsel, der Energie auf zellulärer Ebene in Form von ATP für die Syntheseleistung des Organismus bereitstellt, auf folgende Formel reduzieren:

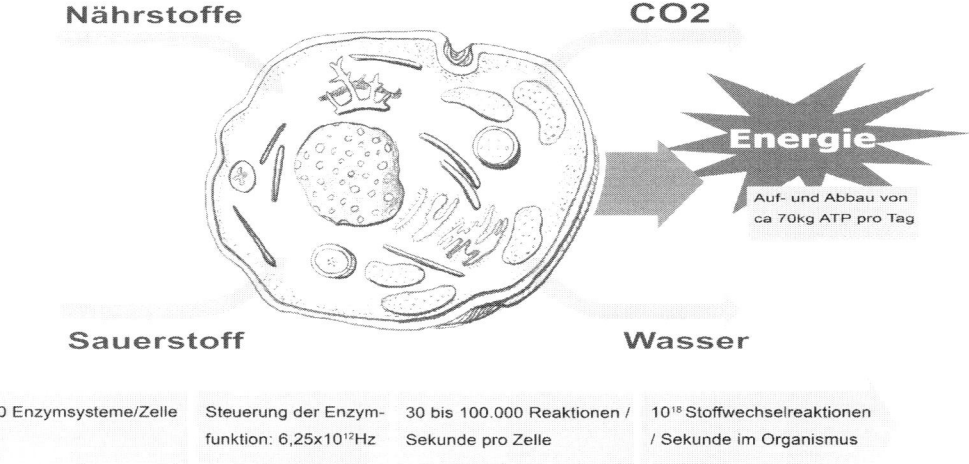

| 3.000 Enzymsysteme/Zelle | Steuerung der Enzymfunktion: $6,25 \times 10^{12}$Hz | 30 bis 100.000 Reaktionen / Sekunde pro Zelle | 10^{18} Stoffwechselreaktionen / Sekunde im Organismus |

Abb. 6: Der Stoffwechsel ist einfach-komplex. Auf der einen Seite einfache Grundmechanismen (Nährstoffe + Sauerstoff = Kohlendioxid, Wasser und Energie in Form von Adenosintriphosphat-ATP) auf der anderen Seite eine Vielzahl von insgesamt 10^{18} Stoffwechselreaktionen pro Sekunde im Organismus.

---

[47]   siehe Tabelle in Kuklinski, 2007; S. 30
[48]   Persönliche Mitteilung Dr. Heinrich Kremer

Die dabei umgesetzte Menge von ATP (Auf- und Abbau) pro Tag korreliert jeweils mit dem Körpergewicht; das heißt, bei 70 kg Körpergewicht werden ca. 70 kg ATP am Tag produziert und verbraucht. Dies gilt bei einer durchschnittlichen Belastung; ein Profi-sportler auf der Tour de France hat einen weit höheren Umsatz an ATP, wenn er viele Kilometer und viele Höhenmeter täglich bewältigt. Gleichzeitig gibt es im Körper keine Möglichkeit, das ATP zu lagern, um in energiefordernden Situationen auf einen gefüllten Speicher zurückzugreifen. Wir sind daher in jedem Moment unseres Lebens auf eine aus-reichende ATP-Produktion in unserem Mitochondrom angewiesen. Als Einheits- und Grundenergiewährung der Energie, als Energiequantum auf zellulärer Ebene ist das ATP auch das Bindeglied, das den energieabbauenden (katabolen) mit dem energieaufbauen-den (anabolen) Stoffwechsel verbindet. Hierbei wird über eine Wiederverwertungsfunk-tion (Recycling der Kybernetik) aus ADP (Adenosindiphosphat) immer wieder ATP gebil-det. Während, wie schon erwähnt, der Katabolismus Nahrung abbaut und Energie zur Verfügung stellt, wird im Anabolismus, dem Aufbau von körpereigenen Eiweiß, DNS, Membranen, von Zellen, Muskeln etc., Energie verbraucht. Im anabolen Stoffwechsel wird aus ADP wieder ATP hergestellt und dieses dann unter anderem zum Aufbau von körper-eigenen Eiweißen genutzt; während der katabole Stoffwechsel die Energie des ATP für motorische und andere Funktionen benötigt.

Neunzig Prozent dieser Energie in Form von ATP stammen von den Mitochondrien; zehn Prozent der vom Organismus verbrauchten Energie werden in dem Zellplasma – im Zyto-sol – produziert. Wie wird die Energie auf zellulärer Ebene genutzt? Wie wird die bereit-gestellte Energie auf die einzelnen Zellfunktionen verteilt? wie in folgender Abbildung dargestellt: [49]

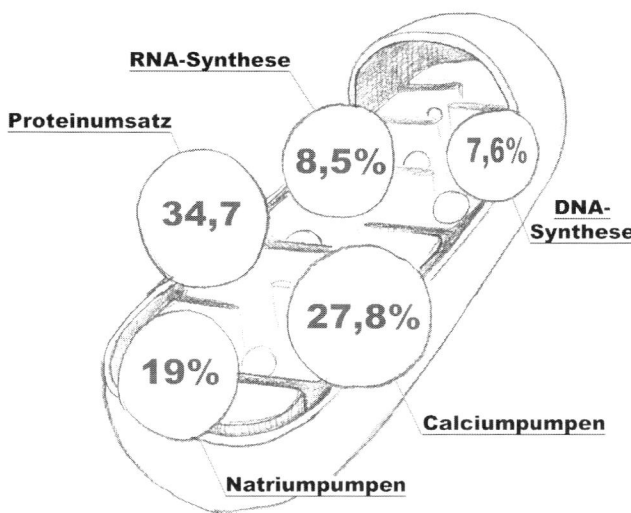

Abb. 7: Prozentuale Nutzung der in den Mitochondrien bereitgestellten Energie für einzelne Zell-funktionen.

---

[49] Siems, 1992; S. 61-62

Rund 30 % der Energie, die in Form von ATP durch die Mitochondrien produziert wird, werden für die Kalziumpumpen (27,8 %) verbraucht, etwa ebenso viel wie für den Proteinumsatz (34,7 %), nur 16 Prozent hingegen für RNS- und DNS-Synthese. Die Steuerung der Kalziumpumpen erfolgt im Wesentlichen durch das Vitamin D3. Sowohl Vitamin D3 als auch die Gesamtheit aller Eiweiße (das Proteom) sind „Schwergewichte des Stoffwechsels". Die 27 mitotropen Stoffe (siehe Tabelle auf S. 41), von denen wir drei exemplarisch vorstellen werden, haben enormen Einfluss auf den Stoffwechsel. Eine therapeutische Verabreichung bzw. Regulierung von mitotropen Substanzen kann demnach erhebliche positive Einwirkung auf den Stoffwechsel haben. Ein zusätzliches Indiz für die derzeitige Überbewertung der Genetik könnte der mit 16 % relativ geringe Anteil von der von den Mitochondrien bereitgestellten Energie sein. Als Schlussfolgerung dieser Überbewertung folgt, dass es Krankheitsbilder gibt, die als genetisch und als Folge zufälliger Mutationen eingeordnet werden. Sie werden damit oft als nicht behandelbar beurteilt, obwohl die Genetik gar nicht so eine große Rolle spielt und viele Symptome und Krankheitsbilder doch behandelbar wären.

Für einen geplanten, koordinierten Aufbau ist neben der Energie zusätzlich Information notwendig, weil es hier um ganz gezielte Vorgänge geht, die in den Regelkreisen der Zellen und im Organismus genauste Instruktionen und zeitliche Abstimmungen benötigen. Dies ist in Anbetracht der Komplexität des Stoffwechsels eine große Herausforderung. Um eine ungefähre Vorstellung der Komplexität des Stoffwechsels zu erhalten, hilft ein Blick auf eine Berechnung von H. Fröhlich und C. Smith, die wir bereits im Kapitel 1.1. erwähnt hatten: Sie konnten 3.000 Enzymsysteme identifizieren, die in einer Zelle existieren und deren Funktion mit einer Frequenz von 6,25 mal 10^{12} Hz gesteuert wird.[50] Aus diesen Angaben ergeben sich nach einfacher Berechnung zwischen 30.000 und 100.000 Reaktionen pro Sekunde in jeder einzelnen Zelle. Bezogen auf unseren Körper mit 50 Billionen Zellen lassen sich so rund 10^{18} Stoffwechselreaktionen pro Sekunde im Organismus (1.000.000.000.000.000.000) errechnen.

---

[50] Dies hatte Fröhlich auf Grund des Verhältnisses zwischen der Membrandicke von Zellen und der Geschwindigkeit, mit der sich longitudinal polarisierten Wellen in Materie fortpflanzen, berechnet. Bestätigt wurde dies 1975 durch sowjetische Wissenschaftler (Devyatkov, Sevastyanova, Smolyanskaya) und später auch durch die Forschungen am Max-Planck-Institut für Festkörperphysik in Stuttgart in der Arbeitsgruppe unter der Leitung von Professor L. Genzel. In Popp, 1987; Seite 38

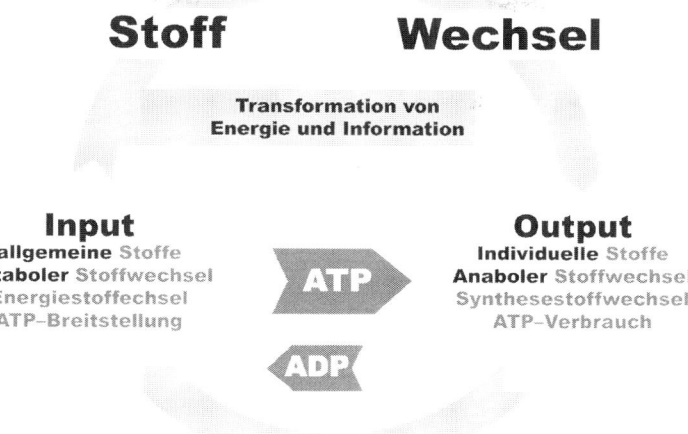

Abb. 8: Transformation von Materie, Energie und Information im katabolen und anabolen Stoffwechsel.

Einigen dieser Stoffwechselreaktionen kommt dabei innerhalb des Netzwerks des Organismus eine Schlüsselrolle zu, da sie sich auf sämtliche Organe und deren Funktionen auswirken. Die den ganzen Körper betreffenden Stoffwechselreaktionen zeigen uns in ihrer Vernetzung und deren Informationsfluss sowie in ihrer Fähigkeit zur Selbstregulation eindrucksvoll den kybernetischen Charakter lebender Systeme auf. Hierzu gehören natürlich auch die Prozesse, die das Mitochondrom betreffen. Die kybernetischen biochemischen Stoffwechselwege, an denen Mitochondrien beteiligt sind, zeigt der Mediziner Dr. Bodo Kuklinski in der folgenden, umfassenden Tabelle:

Stoffwechselwege in den Mitochondrien nach Dr. Bodo Kuklinski[51]

NetzwerkMensch-Stoffwechsel-Mitochondrom

- Pyruvatdehydrogenase-Komplex (Bindeglied zwischen Zuckerabbau und Zitratzyklus)

- Zitratzyklus (Bereitstellung der Substrate für die Energiegewinnung in der Atmungskette aus Kohlenhydraten, Fetten und Aminosäuren/Eiweiß)

- Atmungsketten-Phosphorylierung (mit den Enzymkomplexen für die Verbrennung der Nahrung unter Sauerstoffverbrauch)

- Fettsäurenoxidation (Enzyme für die Beta-Oxidation von Fettsäuren)

- Harnstoffzyklus (Abbau von Aminosäuren der Eiweiße)

---

[51]   Kuklinski, 2007; S.104

- Glutaminsynthese (wichtiges Substrat für die Proteinsynthese, Gehirnfunktion, für die Zellen des Gastrointestinaltraktes und für die Leberzellen)

- Steroidhormonproduktion (teilweise)

- Beginn der Gluconeogenese (Umwandlung von Fett in Zucker bei Kohlenhydratmangel)

- Speicherung überschüssigen Calciums (Mitochondrom ist der größte Speicher für Calcium im Körper)

An diesen zentralen Stoffwechselreaktionen wirken die 27 mitotropen Substanzen mit, die Sie weiter oben bereits kennengelernt haben. Sie sind notwendig, um die Bedingung für ein reibungsloses Funktionieren des Energie- und Informationstransfers innerhalb des Mitochondroms zu gewährleisten. Das Mitochondrom ist ein wichtiger Kreuzungspunkt im Stoffwechsel, ein Superknoten im NetzwerkMensch, weil jede einzelne der mitotropen Substanzen „Superknoten" des Stoffwechsels sind. Einige von ihnen wollen wir zusammen mit ihrer Rolle im Stoffwechselprozess an dieser Stelle stellvertretend genauer betrachten, um die kybernetische Vernetzungen unserer Körperphysiologie und deren Rolle bei auftretenden Beschwerden besser zu verstehen. Dazu gehören das Vitamin D3, das Koenzym Q10 und das Spurenelement Selen.

Beispiele für die Kybernetik der biochemischen Energieversorgung

a) „Vitamin" D3

Das aktivierte D3 des Körpers, das von seiner chemischen Struktur her ein Steroidhormon ist, ist für uns lebensnotwendig. Es ist am Knochenaufbau beteiligt und darüber hinaus auch für das Nervensystem, das Herz-Kreislaufsystem und das Immunsystem unabkömmlich. Eine Vorstufe des D3 (25-OH-D3), die für den Organismus nichtgiftig[52] ist (Prohormon), wird über eine Zwischenstufe zu dem aktiven Hormon umgewandelt, das unter anderem für unser Immunsystem so lebensnotwendig ist: Es aktiviert die Bildung von Abwehrstoffen in allen Bereichen des Körpers und wirkt ausschlaggebend an der Regulierung des Kalzium-Haushaltes mit. Kalzium wiederum ist an allen wichtigen Funktionen der Zellen beteiligt. Diese kybernetische Mehrfachfunktion verwundert nicht, wenn man bedenkt, dass Vitamin-D-Rezeptoren („VDR") in nahezu allen Organen und Geweben zu finden sind. Das macht das D3 zu einem Multitalent, das nicht nur günstig auf das Immunsystem und die Psyche wirkt, sondern auch bei Krebs und Herz-Kreislauf-Erkrankungen wesentliche positive Einflüsse hat. D3 steuert somit in viele Richtungen mit positiven Impulsen und bildet damit einen sehr wichtigen Knotenpunkt im Netzwerk des Stoffwechsels.

Diese herausragende Stellung erklärt sich auch aus der Wirkung des D3 auf unsere Mitochondrien: Die Zellen aller genannten Systeme (Herz-Kreislauf-, Nerven- und Immunsystem) verfügen über Mitochondrien und stehen durch das Kommunikationsnetz des Kör-

---

[52] Dies steht im Gegensatz zu geläufigen Angaben, die vor Vergiftungen durch 25-OH-D3 warnen. Es kann lediglich bei gleichzeitigem Mangel von Vitamin K2 zu einem Überschuss von Kalzium im Blut kommen.

pers miteinander in Beziehung. Die Gesamtheit der Mitochondrien, das Mitochondrom, bildet im Organismus ein weit verzweigtes Netzwerk der Energie und Information. Direkt in den Mitochondrien kommt dem D3 eine der eigentlichen Hauptrollen zu. Denn als „Vitamin" der Steroid-Thyreoid-Hormonrezeptor-Familie gilt es erwiesenermaßen auch als Steroidhormon mit Wirkung auf die Mitochondrien. Aufgrund ihrer Rezeptoren an den Zellkernen aller Systeme des Körpers hat das Vitamin D3 also eine hormonelle Funktion – obwohl es aufgrund seiner Geschichte in der Medizin noch immer vorwiegend als Vitamin bezeichnet wird. Deswegen steht die Bezeichnung „Vitamin" im Falle des D3 hier auch in Anführungsstrichen.

In einer seiner wichtigsten Funktionen reguliert das Vitamin D den Kalziumaustausch zwischen dem größten Speicher für Kalzium im Organismus, dem Mitochondrium, und dem Zellplasma, dem Milieu, in dem das Mitochondrium „schwimmt". Der Kalziumhaushalt und D3 sind dabei untrennbar miteinander verbunden. Etwa 35 Prozent der Energie des Mitochondriums wird für den Transport der Mineralien Kalzium und Natrium verbraucht. Dieser hohe Aufwand erklärt sich durch die wichtige Funktion des Kalziums: Es ist nicht nur für alle Phasen der Zellteilung und Zellleistung und die Arbeit unserer Muskeln unentbehrlich; das Mineral ist darüber hinaus an allen Signalwegen – an dem Informationsfluss – im Körper beteiligt. D3 wird auch als erster, primärer und Kalzium, als zweiter, sekundärer Botenstoff bezeichnet: das D3 ist sozusagen der „Steuermann" von Kalzium. Ein Signal, das Sie alle kennen, kommt dabei vom Sonnenlicht, das seine Botenstoffe D3 und, indirekt durch die D3-Wirkung, Kalzium durch unseren Körper schickt. Die Sonne spendet auf diese Weise unserem Leben auf der Erde ihre Energie. Ein anderes „Symptom-Signal" von Bedeutung des D3 sind Muskelkrämpfe: Sie können sowohl auf den Mangel von Magnesium als auch auf einen Kalziummangel in der Zelle hindeuten. Da D3 dafür sorgt, dass Kalzium in den Organismus gelangt und gleichzeitig ein weiterer Stoff, das Vitamin K2, dafür sorgt, dass Kalzium in die Zelle gelangt, wo es seine positive Wirkungen ausüben kann, können Muskelkrämpfe häufig durch die Gabe von D3 behandelt werden. Vitamin K2 ist für den Calciumhaushalt des Organismus wichtig und gehört zu der Stoffgruppe der Chinone, genau wie Vitamin K1 und Koenzym Q10.

b) Q10

Ein weiteres wichtiges Beispiel unserer 27 mitotropen Substanzen im Energiegewinnungsprozess der Mitochondrien ist das Koenzym Q10. Es ist ein Schlüsselenzym der Funktion der Mitochondrien und hier maßgeblich an der Energieproduktion – an der Produktion des ATP – beteiligt. Typische Symptome eines Koenzym-Q10-Mangels sind eine deutlich verminderte Muskelkraft, eine verminderte Leistung des Gehirns und damit eine Verschlechterung aller geistigen Funktionen wie an dem Fallbeispiel im nächsten Abschnitt im Fenster auf Seite 53 zu sehen ist. Ein Defizit an Q10 von mehr als 25 % führt, zusätzlich zu den bereits vorher auftretenden funktionellen Störungen, zu strukturellen Schäden an den Mitochondrien, verbunden mit der Entwicklung eines chronischen Energiemangels. Zell- und Organschäden können die Folge sein. Doch das Q10 hat noch eine zweite Paraderolle. Als wichtiges Antioxidans von einer beträchtlichen Anzahl von Radikalfängern hält das Enzym die Balance zwischen Radikalen und Radikalfängern aufrecht, indem es Fette, Eiweiße und die Erbinformation der Gene, also der DNS, vor der Schädigung durch Freie Radikale schützt.

Somit reguliert das Q10 die uns bereits bekannte „Radikalszene", von deren Gleichgewicht unter anderem die Stabilität der mitochondrialen Membran abhängt. Es kontrolliert den Zellstoffwechsel und die Funktionsfähigkeit der Membran, zum Beispiel die Nervenleitfähigkeit oder Stofftransporte durch die Zellwand. Damit bestimmt es die Qualität der Membranen maßgeblich mit.

Die „normale Funktion" der Radikale innerhalb des Organismus im Rahmen des Immunsystems ist die Abwehr von Keimen und anderen „äußeren Feinden". Ist das Q10 nicht in ausreichendem Maße vorhanden, das Gleichgewicht der „Radikalszene" also gestört, hat das fatale Folgen. Dann „stehlen" übermäßig vorhandene freie Radikale aufgrund ihrer Bindungsaffinität Elektronen von den Fetten in der Zellmembran und verursachen eine Kettenreaktion, die zur Zellschädigung durch „innere Verrostung" führt (Lipidperoxidation). Im Gegensatz zu anderen Antioxidantien kann das Q10 seine schützende Wirkung wesentlich besser entfalten. Es ist zudem das einzige fettlösliche Antioxidans, das im Körper selbst synthetisiert wird. Es ist durch seine Fettlöslichkeit membrangängig, kommt in allen Membranen der Zelle in unterschiedlicher Verteilung (entsprechend der Funktion) vor und regeneriert wichtige Antioxidantien wie Vitamin E und C. Es ist damit ein echter übergeordneter Stoff im Netzwerk – ein Mehrfachschalter mit sehr vielen funktionellen Verbindungen zu anderen Stoffen im Körper.

Darüber hinaus schützt Q10 im Blut Teile des Cholesterins vor der Entstehung extrem starker freier Radikale (Peroxide). Fatal ist bei erhöhten Cholesterinwerten die Gabe von Cholesterinsenkern: Erhöhtes Cholesterin ist die Folge einer zu geringen Verstoffwechselung. Wir haben es hier mit einem Cholesterinstau zu tun, der auf ein Ungleichgewicht der Radikale hinweist. Das erhöhte Cholesterin zeigt letztlich eine Funktionsstörung von Mitochondrien an. Cholesterinsenker wiederum hemmen nicht nur die Produktion von Cholesterin in der Leber, sondern auch die Q10-Produktion – wo doch Q10 Teile des Cholesterins im Blut vor einer Peroxidation (der Inneren Verrostung) schützt. An der Ursache des gestörten Abbaus ändern diese Mittel rein gar nichts. Oberflächlich betrachtet sinken vielleicht die Cholesterinwerte – hierdurch sinkt aber auch die Q10 Konzentration, so dass unter anderem die Membranen der Mitochondrien nicht mehr ausreichend geschützt werden können. Die Arzneigabe verdeckt die ursächliche Störung und schädigt das lebende System in seiner Regulationsfähigkeit. Die Cholesterinsenker stehen unter den „Mitochondrien-Killern" an erster Stelle. Der Einsatz der Senker zur „Laborkosmetik" ist nicht nur ein therapeutischer Fehlschluss (Senken des Inputs statt Verbesserung des Outputs) und schon deshalb kontraproduktiv, weil das Cholesterin als Grundbaustein für Hormone und Membranen essentiell notwendig ist. Fehlt Cholesterin an der richtigen Stelle, droht der Hormonhaushalt aus dem Gleichgewicht zu geraten. Die Senker wirken negativ in mehrfacher Richtung und sind damit die effektivsten „Terroristen", die man sich vorstellen kann, weil sie, zusätzlich zur Schädigung des Mitochondroms, zu Mangel von Radikalfängern führen und das Gleichgewicht der Radikalszene in negativer Richtung beeinflussen.

Dies ist nur ein, wenn auch relativ dramatisches, Beispiel schädigender Einflüsse eines „allopathischen Medikaments" – alle Vertreter dieser Medikamentengruppe haben mehr oder weniger ähnliche negative Wirkungen. Deshalb sollte bei deren Indikation das „Nutzen-Risiko-Verhältnis" unbedingt abgewogen und ihre Anwendung von strengsten kritischen Gesichtspunkten begleitet werden. Allopathische Medikamente wie zum Beispiel Antibiotika haben natürlich in vielen Fällen ihre Berechtigung, solange sie nicht leichtfertig eingesetzt werden. Wenn möglich sollten Antibiotika jedoch nur nach vorangegangenem Antibiogramm verordnet werden; das heißt erst nach Austestung, ob das ausgewählte Antibiotikum auch in dem individuellen Fall wirksam ist. Denn, wie weiter oben bereits erwähnt, entfaltet der Einsatz allopathischer Medikamente ein ganzes Gemisch höchst unerwünschter (Neben-)Effekte, die zu deren Arzneimittelwirkung gehören: Allopathische Medikamente verbrauchen wichtige Mineralien und Vitamine, wirken toxisch auf die Mitochondrien, schädigen dadurch Organe mit hoher Stoffwechselaktivität und interagieren mit anderen häufig in Kombination eingenommen allopathischen Medikamenten.

c) Selen

Selen gehört zu den Halbmetallen und gilt als unverzichtbares – „essentielles" – Spurenelement; das heißt, dass dieses Spurenelement nicht vom Körper produziert werden kann und wir deshalb auf eine zusätzliche Aufnahme angewiesen sind. Es aktiviert zahlreiche Enzymreaktionen, unter anderem im Schilddrüsenstoffwechsel, im Immunsystem, bei Muskelfunktionen und bei der Entgiftung.

Selenmangel bewirkt eine verminderte Funktion von über 300 selenabhängigen Enzymen, die in nahezu allen Organen vorkommen. Zu wenig Selen kann somit Störungen in den verschiedensten Organsystemen verursachen. So sind zum Beispiel die Enzyme aus der Gruppe der Glutathionperoxidasen, die eine wichtige Rolle in der Bewältigung von oxidativem Stress spielen, selenabhängig. Oxidativer Stress entsteht bei einem Übermaß an reaktiven Sauerstoffverbindungen als die uns mittlerweile bekannten freien Radikale. Bei ausreichendem Selenanteil werden diese Stoffe im Zaum gehalten, so dass sie der zellulären und extrazellulären Struktur nichts anhaben können. Neben der Enzymgruppe der Glutathionperoxidasen sind auch die jodentfernenden Enzyme der Thyroxin-5-Dejodasen vom Selen abhängig, um den Stoffwechsel in den Schilddrüsenhormonen aufrechtzuerhalten.

Wie das Q10 stärkt Selen die Immunabwehr und schützt maßgeblich vor freien Radikalen, indem es als wichtiger Enzymbaustein von Radikalfängern solche Radikale unschädlich macht. Darüber hinaus spielt es insbesondere bei der Entgiftung und Ausleitung eine tragende Rolle, denn es bindet Schwermetalle, die wir unter anderem mit der Nahrung aufnehmen.

Die Vernetzungen des Stoffwechsels

Die Beispiele zeigen, wie komplex das Zusammenspiel im Stoffwechsel ist. Damit wird zugleich deutlich, dass es Sinn macht, auch in der metabolischen Ebene von einem Netzwerk des lebenden Organismus zu sprechen: Das Mitochondrom ist mit seinen Stoffwechselfunktionen in einem weit verzweigten metabolischen Netzwerk eingebunden. Die Wechselwirkungen im kybernetischen Netzwerk des Stoffwechsel lebender Systeme werden in folgendem Diagramm verdeutlicht:

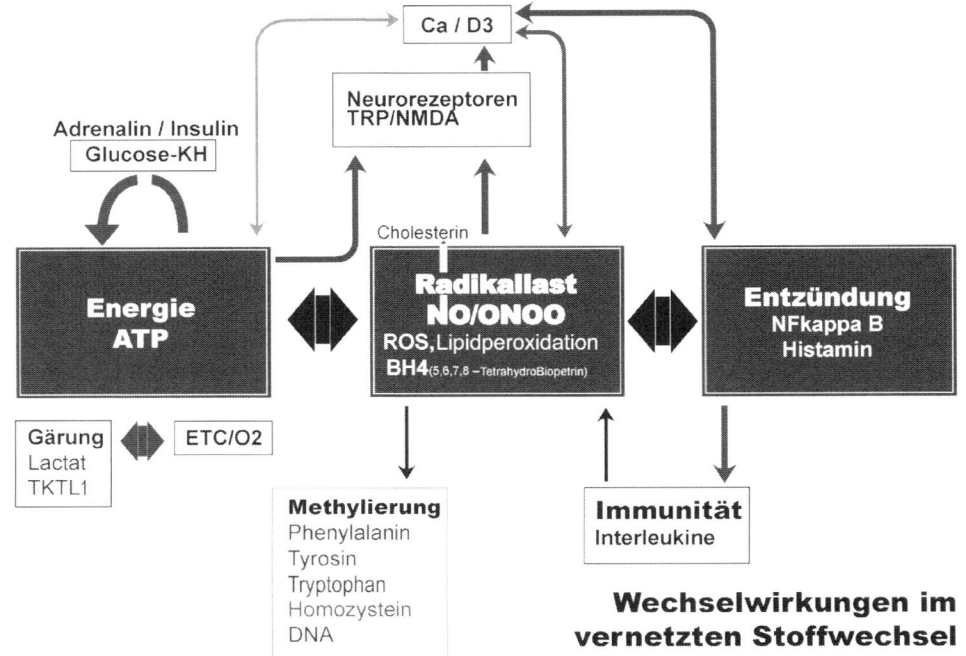

Abb. 9: Das kybernetische Netzwerk des Stoffwechsels lebender Systeme: Im Mittelpunkt steht die Energie-ATP-Produktion, die Radikal- und die Entzündungsszene mit deren Wirkungen auf Neurologie, Immunität, Endokrinologie und auf die DNA.

Diese Abbildung zeigt, dass Wechselwirkungen zwischen der Energieproduktion des Mitochondroms, der Radikallast und der Entzündung im Körper bestehen. Von diesem Netzwerk des Stoffwechsels lassen sich eine Anzahl von Laborparametern, die ich als „Mitochondrienmarker" bei meinen Patienten anwende, ableiten und zuordnen.[53] In diesem Netzwerk des Stoffwechsels sind damit weitreichende therapeutische Impulse möglich, die Auswirkungen bis in die Immunität, die Neurologie, die Psychologie und die DNS haben. Im Mittelpunkt steht die „Radikalszene" mit höherer oder geringerer Radikallast. Sie steht in direkter Wechselwirkung mit dem Geschehen im Mitochondrom und hat Auswirkungen auf die Entzündung und die Immunität im Körper. In der Anwendung am Patienten lässt sich so über die Verminderung der Radikallast eine Verbesserung der Immunität und der mitochondrialen Funktion erreichen. Aber auch die Histaminlast aufgrund diverser Nahrungsmittelunverträglichkeiten lässt sich über die Senkung der Radikallast positiv beeinflussen. Im Netzwerk „Mensch" können somit Justierungen an Stellen zu erheblicher Verbesserung führen, die erst auf einen zweiten – kybernetischen – Blick ersichtlich werden.

Damit wird immer deutlicher, dass es in der Zelle mehr als das einzige Zentrum des Zellkerns mit seinem Erbmaterial gibt. Genau genommen gibt es, wie wir bereits sahen, zwei uns bekannte Zentren: die Zellkerne mit ihrem Genom und das Mitochondrom mit eigenem Genmaterial und dem weit reichenden kybernetischen Netzwerk der Energieversor-

---

[53]   Einzelheiten zum Labor im Anhang

gung. Stellen Sie sich die Zelle einfach als Bauprojekt für ein Haus vor: Mit einem Bauplan allein lässt sich noch kein Haus bauen. Um den Bau des Hauses auch wirklich umzusetzen, bedarf es mehr als nur der Pläne eines Grundrisses, den uns, übertragen auf unseren Organismus, die Informationen der Kern-DNS liefern. Über den Bauplan hinaus brauchen wir nicht nur passendes Baumaterial, müssen Rohre und Stromkabel verlegen und sind auf günstige Baubedingungen wie Jahreszeit und Wetterlage angewiesen; zusätzlich sollte eine gute Bauleitung dafür sorgen, dass die Materialien für den Bau zeitgerecht angeliefert und entstandene Abfälle entsorgt werden. Alle diese Prozesse benötigen Energie und nicht zuletzt einen steuernden und regulierenden Informationsfluss.

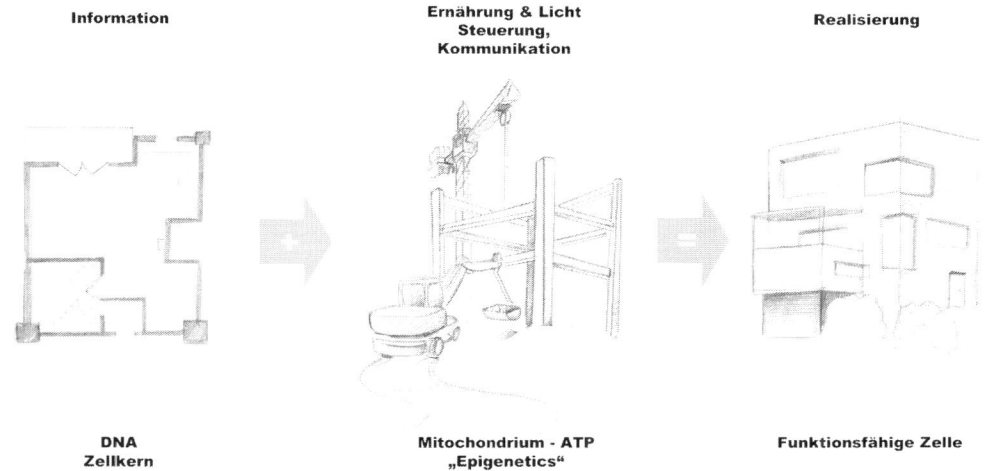

Abb. 10: Materie, Energie und steuernd-regulierender Informationsfluss in den beiden Zentralen der Zelle – Zellkern (Genom) und Mitochondrien (Mitochondrom).

Ähnlich verhält es sich mit den Zellkernen und den Mitochondrien. In den Mitochondrien werden die inneren und äußeren Informationen und die Energie, die wir von außen erhalten, umgewandelt. Sie sind der Ort, an dem die wichtigsten biochemischen Prozesse ganz oder teilweise vonstattengehen und sich kreuzen. Ihre innere Atmung, die wir im Folgeabschnitt besser kennen lernen werden, liefert die Energie und stellt Informationen für die Prozesse des Stoffwechsels bereit; der Zellkern liefert *lediglich* die Informationen des *Bauplans*. Wer liefert die „Bausteine"? Woher diese „Bausteine" kommen ist keine neue Erkenntnis, sondern gehört zum Basiswissen in sämtlichen Standardwerken der Biochemie.[54] Die zentralen Stoffwechselreaktionen dabei sind im Zitratzyklus, von mir auch „Drehscheibe" oder „Karussell des Stoffwechsels" genannt, zusammengefasst. Denn in ihm werden nicht nur Nährstoffe abgebaut, sondern auch Zwischenprodukte für andere Prozesse weiterverwertet und Elektronen und Wasserstoffmoleküle (Protonen) freigesetzt, die in die Bildung von ATP mit einfließt. Alle in der Nahrung enthaltenen Energieträger, also Zucker, Eiweiße und Fette durchlaufen bei der Verstoffwechselung den Zitratzyklus in den Mitochondrien, aus dem auch die Neubildung von Zucker, der Aufbau

---

[54] z.B.: Löffler, 2003 und Alberts, 2002

körpereigener Eiweiße, Cholesterin-, Porphyrin-, Fettsäuerenbiosynthese und die Ein-speisung von Elektronen und Protonen in die Elektronentransportkette für die ATP-Synthese entspringen. All diese Erkenntnisse haben großen Einfluss auf unser diagnosti-sches und therapeutisches Handeln. (Verweis auf die Liste aus dem Buch „HWS-Trauma" von Kuklinski)

Die schon des Öfteren genannte Elektronentransportkette in den Mitochondrien ver-knüpft mit ihrem Elektronenfluss die biochemische mit der biophysikalischen Ebene in lebenden Systemen – ein Phänomen, das uns im Folgenden noch häufiger begegnen wird. Es füllt eine Lücke, wenn es darum geht, die Frage „Was ist Leben?" so vollständig wie möglich nach heutigem Wissensstand zu beantworten.

1.2.5 Die Elektronentransportkette: Brücke zwischen Biochemie und Biophysik

Als der englische Chemiker Peter Mitchell im Jahre 1961 die Theorie aufstellte, dass es der Elektronenfluss sei, der den Transport von Protonen (Wasserstoff-Atomen) aus der Matrix in den inneren Membranraum des Mitochondriums bewirkt, fand er ein weiteres Puzzleteil, um das „Rätsel Leben" zu knacken.[55] Damit wirbelte der Chemiker nicht nur bis dahin geltende Sichtweisen gehörig durcheinander, sondern schlug zudem eine be-deutsame Brücke zwischen Biochemie und Biophysik. Damals hielt man ihn in Kollegen-kreisen für verrückt. 1978, ca. 17 Jahre später, erhielt der Wissenschaftler für seine For-schungen zu den Energieumwandlungen in den Zellen den Nobelpreis. Mitchell stellte dabei auch dar, wie die Zelle den Protonentransport für die Umwandlung von Adenosin-diphosphat (ADP) zum Energieträger Adenosintriphosphat (ATP) nutzt. Heute gilt die „Mitchell-Theorie" als wichtiger Eckpfeiler der modernen Biowissenschaften. Sie führt uns weiter hinein in den Mikrokosmos der Zelle.

Die **chemiosmotische Theorie**, *Mitchell-Theorie*, heute als chemiosmotische Koppe-lung bezeichnet, „ist eine von P. D. Mitchell 1961 aufgestellte Theorie zur Erklärung des Mechanismus der Kopplung von Redoxreaktion und Phosphorylierung in der mito-chondrialen Atmungskette. Parallel zum Elektronentransport in der Atmungskette wird durch die Wirkung der drei Protonenpumpen ein Protonengradient aufgebaut, aus dem ein pH-Gradient zwischen Matrixraum (basisch) und Zwischenmembranraum (sauer) resultiert. Durch die gleichzeitige Ladungsverschiebung entsteht ein Membranpotenzial, bei dem die Innenseite der Membran negativ und die Außenseite positiv geladen ist. Der pH-Gradient und das Membranpotenzial erzeugen die *protonenmotorische Kraft*, in der die freie Energie der Redoxreaktion gespeichert ist. Durch den kontrollierten Rückfluss der Protonen in die Mitochondrienmembran, der durch die membrangebundene ATP-Synthase, eine ATPase, gewährleistet wird, kann die in der protonenmotorischen Kraft gespeicherte Energie der Oxidation für die Synthese von ATP (Adenosintriphosphate) genutzt werden."[56]

---

55   Mitchell, 1961; S.144-148

56   http://www.spektrum.de/lexikon/biologie-kompakt/chemiosmotische-theorie/2283

Mehr dazu später im Abschnitt 1.4.3 Dann werde ich Sie bitten, einmal tief einzuatmen und gemeinsam mit mir auf „Tauchstation" in die Biophysik der Atmungskette zu gehen, um weitere Funktionen des Mitochondroms kennen zu lernen. Um was es mir hier zentral geht ist die Verbindung zwischen biochemischen Prozessen zum Beispiel der oben genannten Liste der biochemischen Vernetzungen von Bodo Kuklinski, und den biophysikalischen Prozessen, die an die mitochondrale Aktivität gekoppelt sind. Die Koppelung, man kann durchaus auch Vernetzung sagen, ist ein wesentlicher Aspekt in lebenden Systemen und begegnet uns wiederholt im NetzwerkMensch.

Das Mitochondrom steht im Mittelpunkt des Energie- und Informationsflusses des Lebens. Hier verbinden sich biophysikalische und biochemische Prozesse. Die Anwendung dieses Wissens dieser Prozesse in der täglichen Arbeit mit den Patienten hat mich zur KörperInformatik geführt. Dabei hat sich ein Modell entwickelt: die Biologische Informatik oder auch „Angewandte KörperInformatik". Sie verbindet die Mitochondriale Medizin, die „Applied Kinesiology" mit dem Muskeltest und meine schulmedizinischen Grundlagen physiologisch. Dieses Modell bestätigt sich für mich über Erfahrungen aus dem Praxisalltag täglich neu: über die kybernetischen Rückmeldungen (Reaktionen und Regulation) des Körpers der Patienten – wie das folgende Fallbeispiel zeigt.

Fallbeispiel Cornelia T. mit Erschöpfungssymptomen und Burnout-Diagnose

Vorgeschichte: Die 64-jährige Cornelia T. hatte vor sechs Jahren eine Burnout-Behandlung angefangen. Die Behandlung umfasste die Verabreichung von Medikamenten gegen Depression sowie eine regelmäßige Gesprächstherapie und dauerte circa ein Jahr. Als sie sich in meiner Praxis vorstellte, klagte die Patientin über Desorientiertheit (sie wusste oft nicht mehr genau, wo sie war), Nervosität, Ohrgeräusche (Tinnitus) und Schwindel sowie Durchschlafstörungen und muskuläre Verspannungen der Halswirbelsäule. Die Beschwerden plagten sie zu diesem Zeitpunkt bereits seit gut einem Vierteljahr.

Befunde: Das ermittelte Energie-Niveau war, wie an der verminderten Muskelkraft erkennbar, deutlich reduziert. Des Weiteren wurden folgende Beeinträchtigungen festgestellt: außer dem durch die deutlich verminderte Muskelkraft beschriebenen Koenzym-Q10-Mangel, ein Mangel an Selen und Vitamin B 12, eine ‚geopathische' (z.B. Elektro-Smog) Störung, die falsche Besiedlung des Darms mit einem Pilz (Schwarzschimmel=Aspergillus Niger) und einem Parasiten, eine Nahrungsmittelunverträglichkeit in Form von Gluten und Narbenstörungen im Bereich des Dammschnitts, der Rachenmandeln, der gezogenen Weisheitszähne sowie des Bauchnabels als Narbe, denn jeder Mensch hat von Geburt an die Narbe des Nabels, die auch eine Störung im Gleichgewicht darstellen kann.

Behandlung: Ich behandelte die Patientin auf verschiedenen Ebenen, sowohl auf der biochemischen als auch auf der biophysikalischen (mittels des elektromagnetischen Feldes des Menschen) und damit über das Mitochondrom. Dazu gehörten Lasertherapie und Chirotherapie sowie die Verordnung von Q10, Selen, Vitamin B12 und D3 sowie eines Milieu-Mittels für den Darm sowie eines Lymphmittels.

Feedback bei der ersten Wiedervorstellung: Nach circa zwei Wochen ging es der Patienten deutlich besser. Bis auf die Schlafstörung und die Muskelverspannungen hatten sich die anderen Symptome gelegt. Nach der weiteren Behandlung waren nach ca. einem halben Jahr auch die Schlafstörungen beseitigt. Bis auf Verspannungen in Bereich der Halswirbelsäule war die Patientin beschwerdefrei und zufrieden.

Wie das Fallbeispiel zeigt, ist das Mitochondrom Schauplatz einer Vielzahl kybernetischer Vernetzungen. Aber auch bei der Beschreibung der Körperfunktionen und deren Bezüge zu Gesundheit und Krankheit begegnen uns komplexe Netzwerke.

1.2.6 Merksätze

- Durch die verzweigten Stoffwechselwege verwaltet das Mitochondrom den Energiehaushalt vernetzter Lebewesen. Es versorgt als kybernetische Schnittstelle alle Schichten des Organismus mit Energie.

- Der Informationsfluss in den Zellen wird über das Mitochondrom gesteuert und geleitet. Somit entspricht das Mitochondrom in seiner Funktion einem Transformator für Energie und Information in Lebewesen.

- Die Gene der Zellen – das Genom von Zellkern und von den Organellen einschließlich der Mitochondrien – müssen als komplexe Netzwerke betrachtet werden; sowohl in der Generation, in der sie Teil eines Organismus sind, als auch, wie die Endosymbiose zeigt, in den vorangegangenen Generationen in Form einer „Kybernetik der Evolution". Das Genom als komplexes Netzwerk ist ein Netzwerk in Netzwerken des NetzwerkMensch, in dem die Regeln der Netzwerkwissenschaft gelten.

1.3 Netzwerkwissenschaft: Von individuellen Daten zu allgemeinen Mustern

Lassen Sie uns die komplexen Netzwerke im NetzwerkMensch nun etwas genauer unter die Lupe nehmen. Um sie besser zu verstehen, möchte ich zunächst einen Blick auf die Natur der KörperInformatik im NetzwerkMensch werfen. Wie Sie sehen werden, stecken dahinter Strukturen und Muster, die Rückschlüsse auf Körperfunktionen und infolgedessen auch auf Gesundheit und Krankheit zulassen. Ein adäquates Instrument, die Vernetzungen unserer Körper zu erkennen und darzustellen, bietet die Netzwerkwissenschaft (*Network Science*).[57] Diese ermöglicht das Erkennen von allgemeinen Mustern, mit denen ein effektiveres Handeln in Diagnostik und Therapie möglich wird, weil wir mit und durch die Anwendung der Netzwerkwissenschaft bessere Voraussagen bezüglich der Regulation und des Verhaltens innerhalb der Organismen machen können. *Körperinformatisch* im NetzwerkMensch zu denken heißt also, in und mit Netzwerken zu denken. Durch die Anwendung der Netzwerkwissenschaften auf die Körperfunktionen werden allgemeine Muster sichtbar, mit denen ein effektiveres Handeln in Diagnostik und Therapie möglich wird.

Aber was bedeutet das?

Woran denken Sie bei Vernetzung zuerst? An ihren E-Mails-Account? An die letzte Videokonferenz per Skype mit Ihren Firmenkollegen in Kanada und Norwegen? An Ihr Smartphone? Oder denken Sie an die aktuellen Urlaubsfotos Ihrer Facebook-Freundin, die sie mit Ihnen und gleichzeitig 672 anderen Usern teilt? An Ihr Online-Banking?

Mir geht es ganz ähnlich wie Ihnen. Ich denke ans Internet, an E-Mails, an soziale Netzwerke wie Facebook und Twitter, die mich mit Fotos und Momentaufnahmen nahezu in Echtzeit auf dem Laufenden halten; ich denke an die Flugzeuge, die auf ihrem Weg durch ein ausgeklügeltes, weltumspannendes, vernetztes Transportsystem ihr Ziel erreichen; ich denke an mein GPS, das auf dem Armaturenbrett meines Wagens klemmt und mir auf die Sekunde genau Route samt Ankunftszeit meines Heimweges berechnet.

Als naturwissenschaftlich ausgebildeter Arzt kommen mir dabei natürlich auch Ultraschall und Lasersensoren, EEG und MRT, aber auch die Mars-Sonde Curiosity in den Sinn. Ich denke aber auch an einzelne Körperzellen und an die Organisation des gesamten Körpers als ein ausgesprochen komplexes Netz von Strukturen zwischen Zellen, Gewebe, Organen, dessen Grundanliegen es ist, Disharmonien durch seine Regulation zu kompensieren.

Ich erwähnte gerade mein Navigationsgerät im Auto. Auch medizinisch-technische Instrumente der Messung wie Röntgen, CT, MRT, EMG oder auch den Muskeltest betrachte ich als Navigatoren, ebenso wie Labortests. Sie zeigen uns etwas an. Geben uns wichtige Hinweise. Was sie uns liefern, sind diagnostische Ergebnisse, die uns schneller zum Ziel

---

[57] The United States National Research Council defines network science as "the study of network representations of physical, biological, and social phenomena leading to predictive models of these phenomena." Committee on Network Science for Future Army Applications (2006). Network Science. National Research Council. ISBN 0309653886

führen können. Doch auch, oder gerade, bei der Benutzung eines Navigationsgerätes ersetzt der Blick auf den Bildschirm nicht den auf die Straße. Es sind schon Autos im Fluss verschwunden, weil das GPS eine Fähre als Straße angab. Auch nimmt es uns nicht die Überlegung ab, ob das gewünschte Ziel in der richtigen Stadt, dem richtigen Bezirk oder der richtigen Region liegt. Hören Sie immer genau auf Ihr Navi? Diese Frage stellte ich kürzlich einer Patientin, woraufhin sie prompt erwiderte: „Nein, das spinnt ja oft!"

1.3.1 Netzwerkwissenschaft der Lebewesen?

Die Informationen all dieser Navigatoren, ob nun via GPS oder EMG, Röntgen, CT, MRT oder Muskeltest, existieren in einer künstlichen, virtuellen Welt und geben uns nur Hinweise, wie wir leichter unsere Ziele erreichen. Aber erst mit der positiven Rückmeldung des Autofahrers, der sein Ziel erreicht hat aber auch durch die Reaktion des behandelten Körpers stellt sich später heraus, ob diese Hinweise auch wirklich stimmen und einen Sinn ergeben. Erst diese Rückmeldung, diese kybernetische Rückkoppelung, ist der Beweis für die Stimmigkeit und Plausibilität von Diagnosen. Genau wie der Fahrer eines Autos und sein Ziel durch seinen Navigator, sind Patient und Therapeut durch Diagnose und Therapie in einem kybernetischen Regelkreis der Rückkopplung miteinander verbunden. Das heißt, einen Beweis für den Sinn unseres therapeutischen Handelns, für die Dinge, die wir als Therapeuten und als Patienten tun, kriegen wir letztendlich nur vom behandelten Körper. Und der ist individuell und benötigt eine individuelle Therapie.

Woran auch immer Sie bei dem Stichwort Vernetzung denken, Tatsache ist, dass Sie und ich nicht nur jeweils aus einem ausgeklügelten Netzwerk aus Zellen bestehen, sondern dass wir darüber hinaus auch Teil der globalen Vernetzung sind. Alles ist miteinander vernetzt. Ganz gleich, wo und wie wir leben, sind wir Bewohner eines globalen Dorfes und „über sechs Ecken" miteinander vernetzt. Das jedenfalls hat der amerikanische Sozialpsychologe Stanley Milgram in den 1960er Jahren mit einem empirisch-soziologischen Experiment belegt, das in der Sozialforschung als „Kleine-Welt-Phänomen" (*small world phenomenon*) bekannt wurde.[58] Mit Hilfe einer Kettenbrief-Technik beauftragte er zufällig ausgewählte Leute in Nebraska, Briefe jeweils an eine ihnen unbekannte Person in Boston zu schicken. Bedingung war, dass die Brief-Starter die Briefe nicht direkt ans Ziel schickten, sondern die Briefe einem Bekannten auf *first-name-basis* übergeben sollten, also jemandem, den sie persönlich kannten. Dieser Zwischenbote sollte dann seinerseits den Brief auf *first-name-basis* weiterleiten, alles unter dem Kriterium, dass es jemand war, „der den Empfänger besser kennen könnte" als man selbst. So wie von Milgram vermutet, benötigten die Briefe im Schnitt sechs solcher Zwischenstationen oder auch „Hops" genannt. Er schlussfolgerte daraus, dass die Verbindung zwischen beliebigen Leuten über sechs Bekanntschaftsverhältnisse hergestellt werden kann oder auch *Six Degrees of Separation*. Er bestätigte damit seine Theorie von sozialer Vernetzung. *It's a small world* – Die Welt ist ein Dorf.[59] Die Beziehungen zwischen den Teilnehmern wuchsen zufällig und trotzdem entstand im Rahmen ihrer Vernetzung eine geordnete Struktur.

---

[58] Buchanan, 2002; S. 15
[59] Buchanan, 2002; S. 16

Interessant für unsere Zwecke daran ist die „Sechs-Ecken-Bekanntschaft", also Milgrams Trennungsgrad-Theorie von den *Six Degrees of Separation* (Sechs Schritte der Trennung). Dass Milgram sich dabei an den Begriff der *Six Degrees of Freedom* (Sechs Freiheitsgrade) anlehnte, soll hier nicht unerwähnt bleiben. Denn kurioserweise beschreibt dieser Begriff aus der Physik ein in sich bewegliches System. Doch das nur am Rande.

1.3.2 Netzwerkarchitekturen: Architektur der Komplexität

Für die Erforschung von komplexen und selbstorganisierten Systemen, auch „Wissenschaft der Komplexität" genannt, wurden Netzwerke und das vernetzte Denken in Form eines universell mathematischen Werkzeugs unentbehrlich; besonders wenn die Datenmengen überdurchschnittlich groß wurden und unübersichtlich anstiegen. Bei diesen überdurchschnittlich großen und unübersichtlichen Datenmengen spielte die steigende Rechenleistung von Computern eine große Rolle. Hier bekamen auch ältere Gesetze neuen Sinn, denn erst mit Hilfe dieser immer größer werdenden Rechenkapazitäten der Computer konnten viele dieser alten Gesetze nachvollzogen und bewiesen werden.[60] Diese sehr interessante Entwicklung führte zu den Erfolgen in der Chaostheorie. Mathematiker, Physiker und Computer-Wissenschaftler haben bei Netzwerken in unserer Welt äußerst ähnliche Strukturen feststellen können. „Die Architektur sozialer Netzwerke scheint fast identisch mit der von Websites zu sein, die über Hypertext-links zum World Wide Web verbunden sind. Jedes dieser Netzwerke teilt wiederum grundlegende strukturelle Eigenschaften mit Nahrungsnetzen in Ökosystemen und mit dem Netz der Geschäftsbeziehungen, das eine Volkswirtschaft ausmacht. Erstaunlicherweise sind auch die Neuronen des menschlichen Gehirns und die Moleküle, die eine lebende Zelle bilden, in der gleichen Weise organisiert."[61] Im Alltag wird bei Arbeiten mit Suchmaschinen, Updates in sozialen Websites, Online Banking, Finanztransaktionen etc. die Netzwerk-Wissenschaft angewandt. In diesen Fällen sind Netzwerke nützliche Instrumente, die Daten zu sortieren und zu organisieren um Menschen, Produkte, Nachrichten etc. miteinander zu verbinden. Das Gleiche geschieht auf den Gebieten von Forschung, Technik, Gesundheit, Terrorbekämpfung, Umwelt und Gesellschaft. Ebenso verlässt sich die Molekularbiologie mehr und mehr auf solche computerisierte Strategien, um die unzähligen Daten, die bei der Forschung produziert werden, zu ordnen. In all diesen Fällen sind Netzwerke ein neues Paradigma, ein Wechsel der grundsätzlichen Sichtweise, geworden, um die versteckte Architektur der Komplexität aufzudecken. Es bietet sich deshalb an, die Netzwerkwissenschaft – auch die Wissenschaft vom Zufall genannt – anzuwenden, um Rückschlüsse von der Vielzahl individueller Körperdaten der Patienten auf allgemeine Muster der Vernetzungen ziehen zu können. Grundsätzlich geht es dabei darum, individuelle "Körperdaten" der Patienten in ein vernetztes System zu übertragen und einzuordnen, um dann besser informiert Patienten helfen zu können. Deshalb schauen wir uns die einzelnen Aspekte der Netzwerkwissenschaft an.

---

[60] über Attraktoren und über weitere mathematische Werkzeuge der Komplexitätsforschung in Carpa, S. 98-126. Mit Hinweis auf Henri Poincare (1854- 1912); Mathematiker.

[61] Buchanan, 2002; S. 18

Lassen Sie uns zunächst zwei Arten von Netzen betrachten, die grundsätzlich unterschiedliche Eigenschaften bezüglich ihrer Stabilität haben: *egalitäre* und *hierarchische* Netze. In egalitären, oder auch geordneten, dezentralen Netzen haben die einzelnen Knoten (zum Beispiel einzelne Zellen oder einzelne Moleküle) in etwa die gleiche Anzahl von Verbindungen zu den Nachbarknoten (den Nachbarzellen oder den Nachbarmolekülen) – sie werden als eine homogene Netzstruktur bezeichnet. Im Gegensatz dazu sind hierarchische Netze durch unterschiedliche Knoten und Verbindungen gekennzeichnet; sie haben eine heterogene Netzstruktur. In hierarchischen, heterogenen Netzen gibt es zwei verschiedene Knotenformen: sehr viele Knoten mit wenigen Verbindungen und einige wenige Knoten mit sehr vielen Verbindungen. Über die wenigen Knoten mit einer großen Zahl von Verbindungen, so genannte Superknoten oder „Hubs", wird der weit größere Anteil an Informationen im hierarchischen Netz vermittelt. Diese „starken" Verbindungen sind sehr stabil und verbinden sich wiederum zu „Clustern" (in sozialen Netzwerken in etwa den Cliquen vergleichbar). Dieses Phänomen ist charakteristisch für Kleine-Welt-Netzwerke. Ein unvernetztes System, dessen Teile nicht miteinander verbunden sind, ist nicht stabil. Das Wachstum des Systems mit erhöhtem Informationsaustausch, also erhöhter Kommunikation, erfordert eine wachsende Vernetzung, durch die dessen Stabilität zunächst ansteigt, bis sie ab einem bestimmten Vernetzungsgrad wieder absinkt. Es sei denn, es bilden sich übergeordnete Strukturen (Cluster), dann bleibt das System auch bei hoher Vernetzung weiter stabil und lebensfähig. „Unabhängig von seinem Vernetzungsgrad ist also ein strukturiertes Netz stabiler als ein unstrukturiertes."[62] Der Biochemiker Frederic Vester erklärt das gleiche Phänomen aus einer anderen Perspektive folgendermaßen: „An lebenden Systemen können wir beobachten, dass Stabilität und Lebensfähigkeit – vor allem, wenn ein solches System größer wird – nicht zu einem blinden mengenmäßigen Wachstum mit chaotischer Weitervernetzung führten, sondern zur Bildung von Teilsystemen mit einer übergeordneten Struktur... Es bildet sich eine verschachtelte Systemhierarchie." Und weiter mit einem Beispiel in einem lebenden System: „Diese beiden Formen der Vernetzung: die chaotische und die mit einer übergeordneten Struktur, finden wir in eindrucksvoller Weise etwa beim Vergleich eines gesunden und eines krebsartigen Darmgewebes durch das Mikroskop. Im einen Fall eine geordnete Vernetzung der einzelnen kryptenartigen Zellen, im anderen Fall, etwa bei einem Dickdarmkarzinom (dessen Zellen mindestens ebenso lebendig sind, ja noch weit schneller wachsen), dagegen eine völlige Zerstörung der Schleimhautstruktur, in der die einzelnen Zellen sich ungeachtet des Gesamtsystems nur um ihre eigene Vermehrung kümmern."[63] Die Vernetzungen im Netzwerk sind vom Informationsaustausch abhängig, der Kommunikation; durch die damit verbundenen Veränderungen der Stabilität dieser Netzwerke und durch den Auf- und Abbau von Clustern, wachsen und verändern sich Netzwerke ständig. Sie folgen damit einer durch die Größen- und Informationszunahme bedingten Dynamik, steigern dabei ihre Heterogenität und bilden Hierarchien aus.

Es gibt vernetzte Systeme, die ohne äußere Kontrolle oder einen Bauplan, einem so genannten *blueprint*, wachsen und dabei in der Lage sind, eine innere Ordnung zu entwi-

---

62   Goldsmith, 1978; S. 305 / Vester, 1988; S. 41
63   Vester, 1988; S. 40-41

ckeln: Ökosysteme, soziale Gruppen, etc. Das Internet zum Beispiel, das mit einer enormen Schnelligkeit wuchs, ist durch höchst unterschiedliche und voneinander unabhängige Faktoren und Menschen entstanden. Die Ordnung und Organisation innerhalb solcher Systeme sind das Ergebnis von lokalen Mechanismen oder Tendenzen, die sich innerhalb der jeweiligen Systeme durch tausende von Wechselwirkungen entwickelt haben. Diese Systeme entwickeln dabei unter dem Begriff der Selbstorganisation eine kohärente und effiziente Funktion.

Bei Untersuchungen des Internets, eines Netzes also mit unkontrolliertem, vom Zufall gesteuerten Wachstum, fanden die Brüder Faloutsos, drei Computerwissenschaftler aus den USA, heraus, dass es sich beim Internet weder um ein zufällig wachsendes noch um ein organisatorisch geordnetes, homogenes Netzwerk handelt. „Es scheint eher ein weiteres Small World-Netzwerk zu sein, dass sich selbst so organisiert hat, dass Informationen über nur eine Handvoll Zwischenstationen von A nach B gelangen können."[64]

Können wir nun von der Netzwerkwissenschaft auf unser KörperInformatik-Modell schließen? Auf den ersten Blick erscheint unser Körper als zufälliger, ungeordneter Verbund, aber tatsächlich besteht er aus einem sich selbst organisierenden, vernetzten System mit einer verborgenen Architektur der Komplexität. Im Zell-Netzwerk unseres Körpers kommt mit großer Wahrscheinlichkeit das Kleine-Welt-Phänomen zum Tragen. Auch Barabasi und seine Kollegen vermuteten dies und haben die bemerkenswerte Ähnlichkeit eines biochemischen Netzwerkes mit dem Internet und dem Web diskutiert.

1.3.3 Small World und vernetzte Superknoten der Organismen

Im Jahr 1999 untersuchten der amerikanische Physiker Barabasi und sein Team, zusammen mit Biologen von der Chicagoer Northwestern University bei 43 verschiedenen Organismen die biochemischen Reaktionen, die für den Metabolismus, also die Energieaufnahme und Energieverarbeitung der Zelle, grundlegend sind. Zwei an diesem metabolischen Netzwerk beteiligte Moleküle wurden dann von den Wissenschaftlern als „verbunden" definiert, wenn beide an der gleichen chemischen Reaktion beteiligt waren. „Die Forscher fanden in jedem der Lebewesen die gleiche Struktur: eine Small World .... Einige wenige Moleküle spielen die Rolle von hoch vernetzten Superknoten und nehmen an weit mehr Reaktionen Teil als die meisten anderen. Adenosin-Triphosphat(ATP) stellt ein solches Supermolekül dar."[65] Dies führt dazu, dass kleinste Veränderungen an einem Knoten dieses Netzwerkes alle anderen Knoten innerhalb des Netzes beeinflussen. Die Stärke der Beeinflussung hängt dabei davon ab, wie viele Verbindungen von der Stelle des veränderten Knotens in das Netzwerk einwirken.

Der Zellbiologe Bruce Lipton verweist dabei auf die komplexen Informationsflüsse, die mittlerweile in neuesten Untersuchungen zu Interaktionen zwischen Proteinen nachgewiesen wurden, auch Interactome genannt.[66] Demnach können „biologische Fehlfunktio-

---

[64] Buchanan, 2002; S. 97

[65] Buchanan, 2002; ; S. 157

[66] Lipton, 2009; S. 102 und ‚A map of human protein interactions derived from co-expression of human mRNAs and their orthologs' in: Molecular Systems Biology 4; Article number 180; doi:10.1038/msb.2008.19

nen [...] von einer fehlerhaften Kommunikation an irgendeiner Stelle in diesen Verbindungen herrühren." Wenn man die Parameter eines der Proteine dieser komplexen Zusammenhänge ändere, so Lipton weiter, „ändern sich unausweichlich die Parameter aller
anderen Proteine des Netzwerks."(siehe Titelbild mit Proteinnetzwerk) Das bedeutet,
dass auch geringe Veränderungen an „wichtigen" Knoten des Stoffwechselnetzwerkes
große gesundheitliche Auswirkungen haben. Bei genauerer Untersuchung ergibt sich ein
weiterer, oben bereits erwähnter, Aspekt.

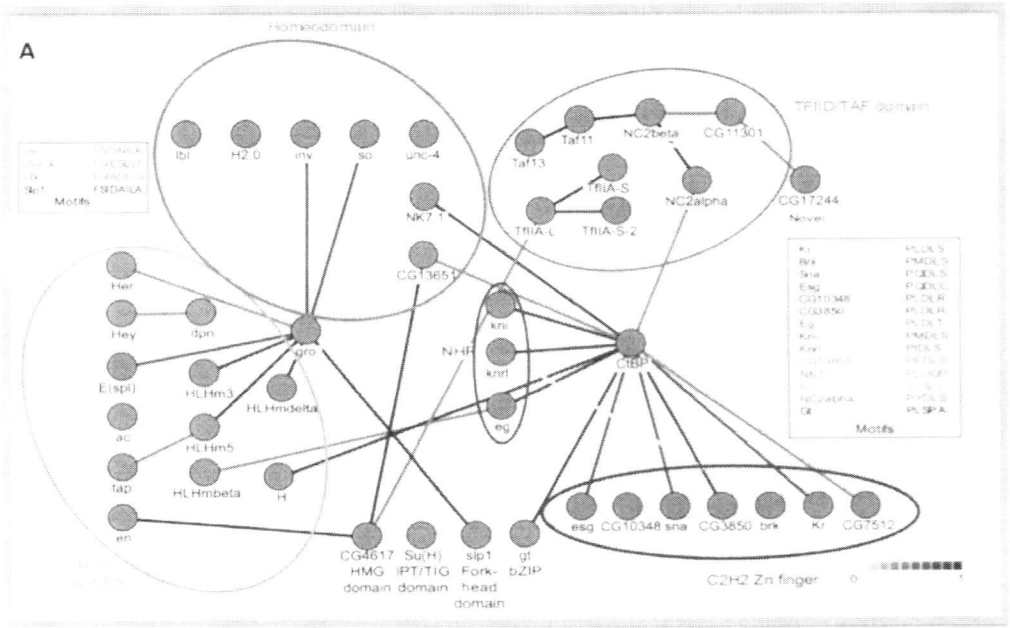

Abb. 11: Vernetzter Stoffwechsel am Beispiel zweier Transkriptions-Regulations-Gen-Kreisläufe
durch Ko-Repressor-Proteine CtBP (c-terminal bindingprotein) and Gro (groucho). (Nachdruck mit
freundlicher Genehmigung von Science, 302: 1727-1736. © 2003 AAAS.)

So sind zum Beispiel zwei Moleküle an einigen 100 verschiedenen chemischen Reaktionen beteiligt, während andere Moleküle nur an ein bis zwei Reaktionen Anteil haben.
Dabei stellten die Physiker Folgendes fest: „Bei jedem der untersuchten Organismen folgt
die Verteilung der Moleküle bezüglich der Zahl der chemischen Reaktionen, an denen sie
beteiligt sind, einem (mathematischen) Potenzgesetz. Auch der Metabolismus einer Zelle
arbeitet mit Superknoten... Das biochemische Netzwerk des Zellmetabolismus stellt daher eine Small World dar, desen Durchmesser bei fast allen der 43 Organismen gleich
ist."[67]

Die Wahrscheinlichkeitsrechnung oder Statistik beschäftigt sich mit der Frage, wie häufig
oder wie selten bestimmte Ereignisse eintreten und benutzt dazu unterschiedlichste
Werkzeuge. Untersucht man die Häufigkeit von Menschen bestimmter Größe oder mit
definierten Laborwerten, werden sich die Ergebnisse nach einer Normalverteilung – der

---

[67] Buchanan, 2002; S. 103

Gauss'schen Kurve, der Gauss'schen Normalverteilung – darstellen. Fragt man nach der Lebensdauer von Geräten oder der Überlebenszeit von Menschen mit Lebensversicherungen, stellen sich die Ergebnisse der Wahrscheinlichkeit in einer Exponentialverteilung dar. Für komplexe, chaotisch wirkende Netzwerke sind die Ergebnisse, zum Beispiel Verteilung der Knoten des Netzes mit vielen Verbindungen im Verhältnis zu denen mit wenig Verbindungen, durch das Potenzgesetz und einer logarithmischen Normalverteilung verknüpft. Die Brüder Faloutsos fanden mit ihren Untersuchungen zum Internet heraus, dass auch hinter dem Chaos des Internets, des Kommunikationsmittels also, das Computer weltweit zwecks Austausches von Text-, Bild-, Musik- und Videodateien miteinander verknüpft, ein einfaches mathematisches Potenzgesetz steckt. Sie ordneten und sortierten die einzelnen Knoten nach der Anzahl ihrer Verbindungen. Die Ergebnisse stellten sie dann bildlich in einem Funktionsgraphen dar: auf der Y-Achse wurde logarithmisch die Anzahl der Verbindungen einzelner Knoten und auf der X-Achse wurde logarithmisch die Anzahl der Knoten mit gleicher Verbindungshäufigkeit aufgetragen, so dass abzulesen war, wie viele Knoten mit mehr Verbindungen und wie viele Knoten mit weniger Verbindungen in dem Netzwerk vorhanden sind. Bei der Verteilung der Internetknoten bezüglich der Anzahl der von ihnen abgehenden Verbindungen ergab sich in dieser Darstellung gemäß dem Potenzgesetz eine Gerade. Genau dies hatten auch die Untersuchungen der Moleküle des metabolischen Netzwerks bei dem Barabasi-Experiment ergeben. Die Brüder Faloutsos fanden überdies heraus, dass Knoten des Internets mit der doppelten Anzahl von Verbindungen weitaus seltener vorkommen. Genau genommen gibt es fünfmal häufiger Knoten mit weniger Verbindungen als Knoten mit der doppelten Anzahl an Verbindungen. Finden wir zum Beispiel 200 Knoten mit 10 Verbindungen, können wir entsprechend dem Potenzgesetz davon ausgehen, dass es lediglich 40 Knoten mit 20 Verbindungen gibt.

1.3.4 Netzwerke der Natur

Das gleiche Potenzgesetz – das gleiche Verteilungsmuster – begegnet uns auch in der Natur. Es verbirgt sich beispielsweise hinter dem komplexen Bild großer Flusssysteme wie des Amazonas, des Mississippi, des Nil oder der Wolga. Für jeden Flussabschnitt kann das gesamte Einzugsgebiet, das flussaufwärts der jeweiligen Flussmündung entwässert wird, graphisch dargestellt werden. Wenn Sie sich ansehen, wie viele Flussabschnitte jeweils ein gleich großes Einzugsgebiet haben, und dann schauen, wie sich die einzelnen Flussabschnitte mit gleich großen Einzugsgebieten verteilen, werden Sie feststellen, dass sich wiederum, bei doppelt logarithmischer Darstellung wie bei der statistischen Berechnung des Internets, eine Gerade nach dem Potenzgesetz ergibt. Das Potenzgesetz deutet auf eine tiefer liegende, verborgene Organisationstendenz hinter der scheinbaren Unordnung all dieser Netze hin. Wenn Flussnetze wirklich „nur" das Resultat einer langen Reihe historischer Zufälle seien, bei denen das Wasser einmal hier, einmal dort Rinnen gegraben habe, und es keinen übergeordneten Plan gäbe, könnte auch kein Potenzgesetz existieren. „Dieses Gesetz deutet auf eine tiefere Wahrheit jenseits der oberflächlichen Details hin, auf ein universellen Prozess, der seine Hand im Spiel hat und dazu führt, dass alle Flussnetze – statistisch gesehen – gleich ausfallen."[68]

Eine weitere Beobachtung mit universeller Bedeutung ist, dass sich, bei Betrachtung eines Flusses von weit oben, die einzelnen Zuflüsse eines Flusses und das Fließmuster des gesamten Flusses ähneln. Das zieht weitere Überlegungen nach sich, die auch für unser Thema nicht ganz unwesentlich sind. „Die Gültigkeit des Potenzgesetzes bedeutet auch, dass ein kleiner Ausschnitt aus dem Flussnetz wie das Netz als Ganzes aussieht ... Diese Eigenschaft, die eine verborgene Einfachheit der Struktur des Lebens ausdrückt, nennt man „Selbstähnlichkeit". Diese selbstähnlichen Strukturen, bei denen die Muster der Gesamtstruktur den Mustern ihrer Teile ähneln, werden auch „Fraktale" genannt. Auch die Fraktale folgen einer exakten mathematischen Logik, die durch die „fraktale Mathematik" ausführlich mit Formeln und Berechnungen belegt ist. „Alle Flussnetze zeigen Selbstähnlichkeit. Geschichte und Zufall sind mit Ordnung und Gesetz vereinbar."[69] Hier ist ein kleiner Hinweis erlaubt, denn auch hier scheint sich das Potenzgesetz niederzuschlagen. Bei dem Thema der Bits und dem Beispiel mit dem Alphabet, also der Informationsweitergabe mittels der Sprache, wird dies ausführlicher angesprochen: Je seltener ein Buchstabe vorkommt, desto mehr Information besitzt er; oder ein häufig gebrauchter Buchstabe hat weniger Informationsgehalt.

Die Entstehung eines Flusses scheint von vielen Parametern abhängig: Von den Bedingungen an der Quelle, von dem Einfluss der Erosionsgeschwindigkeit der Böden im Flussverlauf und zum Beispiel von der ungleichmäßigen Verteilung des Regens über große Gebiete. Bis ein Fluss seine Mündung erreicht hat, erzählt er eine vielfältige, individuelle Geschichte; und trotzdem finden wir nicht nur bei den existierenden Flüssen der Erde dieses Potenzgesetz. In einem Computermodell wurden Hunderte und Tausende von Flussnetzen erzeugt.[70] „Bei jedem Lauf des Modells erzeugt der Computer ein neues, anders verlaufendes Flussnetz. Unter 100 Modellnetzen gleicht keines dem anderen im Detail. Zufall und historische Kontingenz[71] (ANM. des Autors: historischer Verlauf) spielen hierbei eine große Rolle. Trotz dieser Unterschiede gehorchen alle entstehenden Netze einem Potenzgesetz, was auf eine Eigenschaft hindeutet, über die alle Flussnetze verfügen."[72] Diese Eigenschaften sind nicht nur die Selbstähnlichkeit und Fraktale, sondern auch die Selbstorganisation.

Auch unser Körper ist aus fraktalen, selbstständigen und selbstorganisierten Mustern aufgebaut: das fraktale Verzweigungsmuster der Bronchien wiederholt sich in der Lunge in den kleineren Bronchiolen; ebenso ist unser Nervensystem in sich wiederholenden, selbstähnlichen Mustern aufgebaut, genauso wie das Blutgefäßsystem. In unserem Körper gibt es also scheinbar zufällige, aber in der Tat nach einem Gesetz „selbst organisie-

---

[68] Buchanan, 2002; S. 117

[69] Buchanan, 2002, S. 120

[70] Ignacio Rodriguez-Iturbe u. Andrea Rinaldo; 1997 gefunden in Buchanan, 2002; S. 118

[71] Kontingenz (von lat. contingere „(sich) berühren, (zeitlich unvorhergesehen / zusammenfallen") bezeichnet einerseits das gemeinsame Auftreten zweier Ereignisse, andererseits aber auch einen Status der Ungewissheit und Offenheit möglicher künftiger Entwicklungen.http://de.wikipedia.org/wiki/Kontingenz

[72] Buchanan, 2002; S. 117-120

rend" entstandene, gewachsene, wiederholende, geordnete, selbstähnliche, fraktale Strukturen mit dem Muster, das dem mathematischen Potenzgesetz folgt.

Es gibt viele Beispiele dafür, wie in der Medizin bereits mit Fraktalen gearbeitet wird. Beispiele dafür sind die Fußreflexzonen, Ohrakupunktur und ECIWO (Abkürzung für eine spezielle Akupunkturmethode: *Embryo Contains the Information of the Whole Organism*).[73] Diese Therapien arbeiten erfolgreich mit der Annahme, dass die einzelnen Punkte mit selbstähnlichen Strukturen des Körpers vernetzt sind. Das also der Punkt im Ohr bei der Ohrakupunktur zum Beispiel aufgrund der fraktalen Korrespondenz mit einem anderen Punkt des Körpers funktional in Verbindung steht. Grundlage ist eine Vernetzung zwischen unterschiedlichen Schichten eines Systems von Organen, einem Organismus, im Sinne von Spiegelungen gleicher Vorgänge. Ein anderes gutes Beispiel für funktionale Verbindungen und damit für die Vernetzungen im Organismus ist das System der Funktionskreise. Hier gibt es zunächst Korrelationen zwischen Zähnen und Organen, wie aus der Abbildung ersichtlich ist. Den Organen können, wie aus der TCM bekannt, wiederum Akupunkturmeridiane zugeordnet werden. Hier kamen ca. 1970 durch Goodhardt die zugeordneten Muskeln mit deren Aktivierungspunkten und Stoffen (Mineralien und Vitamine) hinzu. Hierzu ein Ausschnitt aus einer Tabelle, die in meiner Praxis jeden Tag angewandt wird.

---

[73] Scheweling, 2008

Zahn   -   21

Sinnesorgan -   Auge / Ohr

**Muskel   -   Trapezius Pars
Descendens**

**Nährstoffe   -   Vit. A, B, F
Riboflavin
Kalzium**

Organ   -   Niere

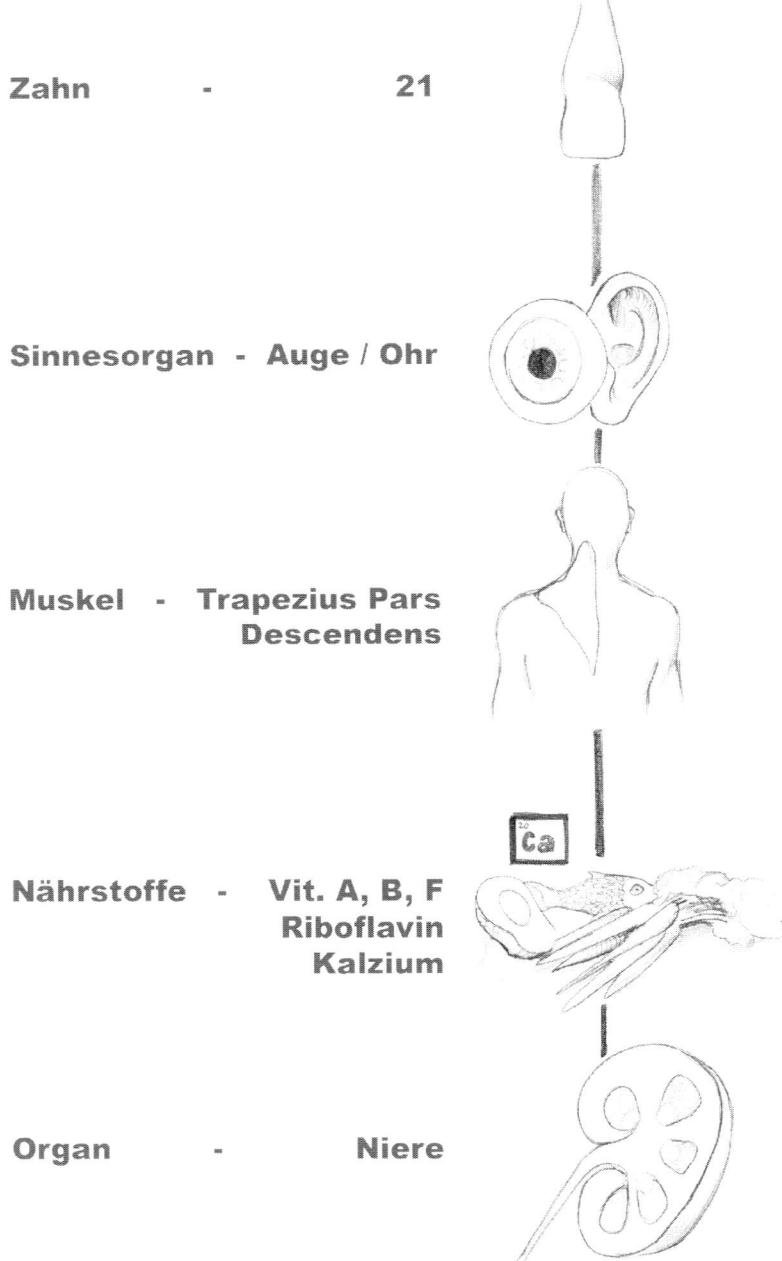

Abb. 12 A: Zahnkette: Korrelation Zahn-Sinnesorgan-Muskel-Nährstoff-Organ

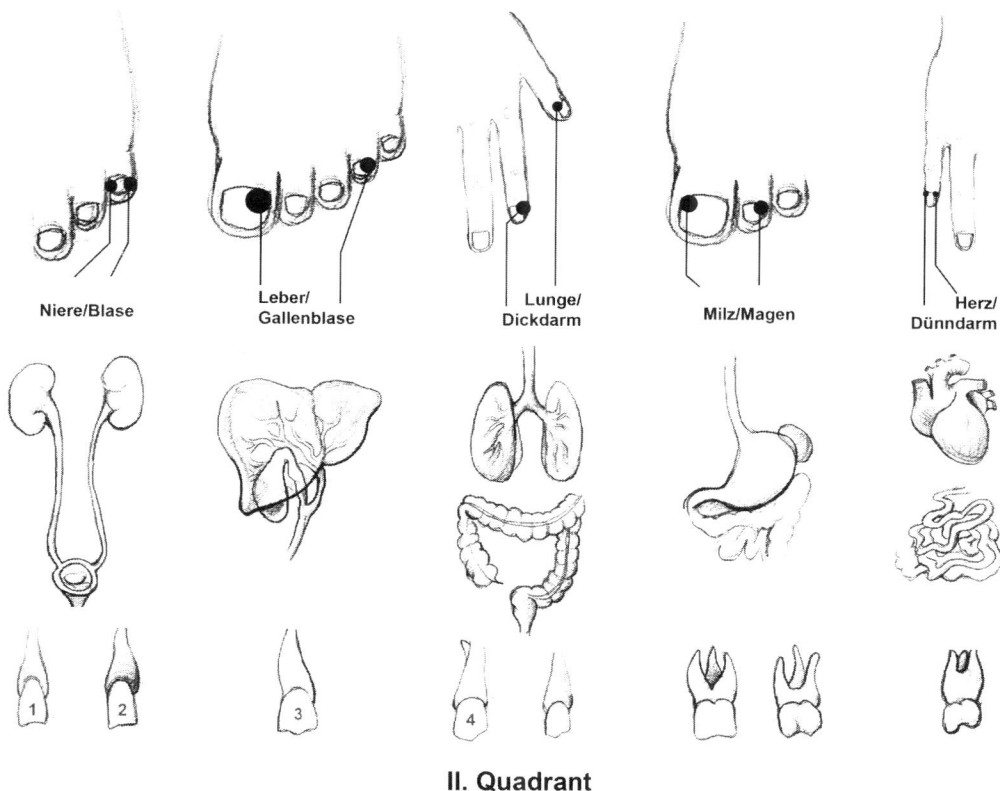

II. Quadrant

Abb. 12 B: Funktionskreise des Menschen mit Meridianendpunkten und deren Korrelation zu Organ-Zahn.

Zusammenfassend können wir Folgendes festhalten

Die Vernetzungen unserer Körper sollten mit Hilfe eines adäquaten, vernetzten Denkens betrachtet werden. Dafür bietet die Netzwerkwissenschaft (*Network Science*) die entsprechenden Werkzeuge. Die Anwendung der Erkenntnisse der Netzwerkwissenschaften ermöglicht das Darstellen von allgemeinen Mustern, mit denen ein effektiveres Handeln in Diagnostik und Therapie möglich wird. Potenzgesetz und Fraktale sind die mathematischen Grundlagen für dieses Vorgehen. Ein gutes Beispiel für funktionale Verbindungen und damit für die Vernetzungen im Organismus, mit denen oft gearbeitet wird, ist das System der Funktionskreise.

Um das Rätsel „Was ist eigentlich Leben?" zufrieden stellend zu lösen, reicht der bisher dargestellte erweiterte Ansatz noch nicht aus. Genetik, Biochemie des Stoffwechsels, Kybernetik und Netzwerkwissenschaften zusammen liefern keine ausreichende Erklärung für das Phänomen Leben. Was fehlt? Das ist hier die entscheidende Frage, die es zu beantworten gilt. Zusätzliche Antworten darauf liefert uns die moderne Physik, der bei dem Modell vom NetzwerkMensch, wie Sie sehen werden, eine weitere Schlüsselfunktion zukommt. Einen ersten Einblick darin lieferten uns bereits die Mitochondrien, denn als übergeordnete kybernetische Schnittstelle, als die Super-Drehkreuze schlechthin, verwalten sie nicht nur die Geschichte von Endosymbiose (Kybernetik und Netzwerkwissenschaften), Evolution und Vererbung (Genetik), sondern auch den Fluss des Stoffwechsels (Biochemie) sowie den Fluss von Energie und Information (Biophysik). Das Mitochondrom ist somit an allen Schichten des Lebens beteiligt. Schauen wir deshalb noch einmal zur Endosymbiontentheorie der Mitochondrien von Lynn Margulis zurück. Mit ihren Erkenntnissen berücksichtigt L. Margulis zweifellos nicht nur den kybernetischen Aspekt sondern auch Aspekte der Netzwerkwissenschaften. Bei dem Austausch von Genmaterial zwischen den verschiedenen Spezies (Eukaryoten, Bakterien, Viren etc.) im Verlauf der Evolution werden Informationen ausgetauscht. Dieser kybernetische Austausch ist der kreative Moment der Evolution: Durch das positive Feedback in den Genomen wird Neues kreiert. Dadurch wird die in Lebewesen enthaltene Information addiert und multipliziert – selbstorganisiert und selbstregulierend weiterentwickelt. Denn die Evolution kennt keine Absicht und wird nicht von Außen gesteuert. Die Erkenntnis von der „Kybernetik der Evolution" führt uns direkt zum Begriff der Information und zur Biophysik.

1.4 Information: Das Leben im Licht einer „neuen" Physik

In diesem Abschnitt wollen wir der Lösung des Rätsels um die Frage „Was ist Leben?" noch näher kommen. Kybernetik, Genetik, Biochemie und Netzwerkwissenschaften haben uns dabei bereits gute Dienste geleistet. Wir können auch von einer genetischen, biochemischen und einer kybernetischen Sichtweise sprechen, mit der jeweils unterschiedliche Aspekte des Lebens zu be-greifen sind, ganz so als würden wir beim Wechsel der Sichtweise die Brille wechseln, durch die wir die Realität betrachten. Allen Sichtweisen ist gemeinsam, dass sie letztlich Modelle der Wirklichkeit sind. In den vorherigen Abschnitten konnten wir durch die kybernetische Brille sowohl den genetischen Aspekt als auch den biochemischen Aspekt deutlich erweitern; das heißt, dass die kybernetische „Lesebrille" mit der Netzwerksicht eine alternative, übergeordnete Perspektive ermöglicht. Der nächste wichtige Aspekt, der uns fehlt, ist die Annäherung an die Physik, die einer solchen alternativen Sicht zugrunde liegt: die Quantenphysik.

Ich werde den nächsten Abschnitt damit beginnen, Ihnen die Probleme darzustellen, die wir normalerweise bei der Auseinandersetzung mit der Quantenphysik und dem Nichtmateriellen haben. Es folgen ein Blick in die Geschichte der klassischen Physik und der Übergang zur Quantenphysik. Wir wenden uns dann zu den für das ganzheitliche Modell relevanten wesentlichen Quanten-Aspekten. Auf diesem Weg vergleichen wir die Quantelung in der Musik (temperierte Stimmung) mit der Quantelung der Energie von Max Planck in der Physik, betrachten Dinge wie Resonanzen und Endlosschleifen sowie das Wechselspiel zwischen Wissenschaft, Technik und Wirtschaft. Über Betrachtungen zu unserer Wahrnehmung wenden wir uns Schritt für Schritt einigen grundlegenden quantenphysikalischen Phänomenen in Lebewesen zu, die in der Technik bereits Anwendung finden. In Lebewesen begegnen uns, wie sich immer deutlicher herausstellen wird, Dynamik, Schichtenmodelle und dissipative Strukturen. Diese Ausführungen münden schließlich in dem Begriff der Information und in einer Definition des Lebens als Informationsprozess. Dieses Verständnis baut auf die in den Blick gekommene Rolle von Informationsverarbeitung in Lebewesen als eine der grundlegenden und bisher zu wenig beachteten Eigenschaft der Organismen auf. Von hier aus führt uns der Weg zu den Grundlagen einer ganzheitlichen Sicht auf das Leben zum „Descartes Update" des nächsten Kapitels und zu dem Bild eines quantischen Bordcomputers im Menschen, das im folgenden Kapitel erläutert wird. Ein Modell, das sich in der Praxis bewährt, wissenschaftlich belegt werden kann und das Modell der MenschMaschine ablösen sollte.

1.4.1 Leben: Quantenphysik light

Es gibt gute Gründe, die Quantenphysik (einschließlich Quantenmechanik, Quantenelektrodynamik und Quantentheorie) lieber links liegen zu lassen. Zu herausfordernd ist sie für unsere gewohnte Wahrnehmung, zu infragestellend für unsere Vorstellung von der dinglichen Beschaffenheit der materiellen Welt. Sind wir es doch gewohnt, diese materielle Welt so detailliert wie möglich zu untersuchen und in ihre Einzelteile zu zerlegen. Denn die Materie zu begreifen, zu greifen, gibt uns objektives Wissen und Sicherheit. Bei der Quantenphysik und dem Nichtmateriellen hingegen bewegen wir uns auf unsicherem

Terrain, etwa so wie auf einer Wolke. Nun gehen Sie mal auf einer Wolke spazieren! Erinnern Sie sich noch an den Blick aus dem Fenster während Ihres letzten Flugs? Wie das Flugzeug durch die Wolken flog? Je näher wir dem winzigen Atomkern kommen, umso mehr entzieht er sich uns. Je greifbarer uns die Elektronen erscheinen, umso verschwommener erscheint die Wolke, in die sie sich hüllen. Kaum haben wir ihre Kräfte mit ausgefeilten Messmethoden aufgespürt, tanzen sie uns davon. Was wir sehen, ist da und dann doch nicht da. Diese Erfahrung machen die Physiker, je weiter sie in das Mikrouniversum der Atome eintauchen. Was wir jedoch spüren, darstellen und nutzen können, ist nicht ein gegenständlicher Kern, sondern ein Feld, das elektromagnetische Feld.

Newtons Verdienst und die klassische Physik bleiben unumstritten. Newton war es, der die Formeln von Kepler und Galilei weiter entwickelte. Nach diesen Formeln lassen sich die Bewegungen und Positionen und demnach auch die Konstellationen der Planeten im Prinzip bis in alle Ewigkeit vorausberechnen. So konnten Newton und seine Zeitgenossen beispielsweise prognostizieren, dass 250 Jahre später, am 29. Mai 1919, die Sonne in den Tropen am späten Vormittag für ein paar Minuten hinter dem Mond verschwinden würde. Diese exakte Voraussage der kosmischen Abläufe traf tatsächlich ein. Newton war mit seinen bahnbrechenden, wissenschaftlichen Verdiensten auch für Albert Einstein ohne Zweifel einer der ganz Großen der Physik; seine Verehrung für den Begründer der klassischen Physik regte Einstein zu folgendem Vers an:

Seht die Sterne, die da lehren,

Wie man soll den Meister ehren,

Jeder folgt nach Newtons Plan

Ewig schweigend seiner Bahn!

Die letzte Zeile des Gedichts mutet gleichsam visionär an, denn immerhin ermöglichten Newtons Regeln der Gravitation schließlich auch die Entwicklung der Raumfahrt, wie wir sie heute kennen. Dennoch mag Einstein damals womöglich bereits geahnt haben, dass Newtons Mechanik einen Spezialfall behandelt und das Universum sehr viel raffinierter aufgebaut ist, als die Physikergenerationen nach dem Wegbereiter der klassischen Physik noch annehmen durften. 263 Jahre nach Galileis und 178 Jahre nach Newtons Tod aktualisierte Einstein nicht nur Galileis Relativitätsprinzip in seiner speziellen Relativitätstheorie. Bis dahin war deutlich geworden, dass die Vorstellung von einer absoluten Zeit, die im Gleichtakt einer Art göttlichen Uhr vergeht und für das gesamte Universum gilt, zwar unserer Alltagsvorstellung und -erfahrung entspricht, aber mitnichten der Wirklichkeit. Jedenfalls nicht der Wirklichkeit, wie sie seit Einstein verstanden wird. Die von Newton angewandte Rechenweise bleibt in der klassischen Mechanik zwar vollkommen ausreichend, den damals unvorstellbar schnelleren Bewegungen von Licht und Elektronen läuft sie aber definitiv zuwider. Die Licht- bzw. Elektronengeschwindigkeit und die aus ihr entspringende Quantenphysik und Quantenmechanik stellt – wie sich im Laufe des wissenschaftlichen Fortschrittes herausstellte – unsere Alltagsüberzeugungen mit unserer linearen Kausalität gehörig auf den Kopf.

Ich lade Sie nun ein, Ihre mögliche Scheu vor der Quantenphysik abzulegen. Denn um zu wissen, wie wir laufen, brauchen wir nicht Orthopädie zu studieren. Auch ein Vogel braucht schließlich kein Aerodynamik-Studium, um zu fliegen; auch ohne Studium ist ein Vogel ein ausgewiesener Aerodynamik-Experte. Daher werden wir einen Kunstgriff einsetzen: Wir wenden die Quantenphysik an, ohne sie bis zu ihren komplexen Tiefen vollständig zu erforschen. Wir überfliegen sie, ohne uns lange an ihren einzelnen Stationen aufzuhalten. Wir tragen die Puzzlestücke zusammen, die wir brauchen, um das Bild „Leben" zu erkennen, ohne uns durch fehlende Teile irritieren zu lassen. Es reicht uns, die Elektronenaktivität zu spüren und sie in dem für uns relevanten Bereich zu erfahren. Denn auf die Elektronen kommt es an, wenn es um die Definition von Leben geht. In der Natur finden sich viele Beispiele quantenphysikalischer Phänomene. Genauso fasste der Biochemiker Albert von Szent-György seine Erkenntnis von Leben zusammen: „Leben ist nur ein Elektron auf der Suche nach einem Ruheplatz."[74]

Wir wenden uns also den wesentlichen Quanten-Aspekten zu, die für das ganzheitliche Konzept des Lebens relevant sind. Prominente Quantenphysiker wie Max Planck, Albert Einstein und Niels Bohr werden uns dabei ebenso begleiten wie Nikolaus Kopernikus, Galileo Galilei und Isaac Newton als Wegbereiter der klassischen Physik. Unser Ziel ist es, uns das Modell der KörperInformatik im NetzwerkMensch in seiner Ganzheit zu erschließen. Mit Unterstützung der Physik-Granden wenden wir die Konsequenzen der Quantenphysik für lebende Systeme an. Naturwissenschaften und Technik machen sie sich bereits seit Jahrzehnten zunutze. Nun ist es an der Zeit, ihre Errungenschaften auch in die medizinische Diagnostik und Therapie einfließen zu lassen und so neue Perspektiven in der Medizin anzuregen.

Während sich die klassische Physik mit der Materie beschäftigt, ist die Quantenphysik das verbindende Element zwischen Biologie und Physik, die Brücke zwischen materiellen und nichtmateriellen Teilen des lebendigen Organismus. Genau dort liegt der Schlüssel für das Verständnis lebender Systeme: im Wechsel zwischen Materiellem und Nichtmateriellem. Deshalb nennt auch Thomas Görnitz die Quantenphysik „eine Physik der Beziehungen".

„Die Quantenphysik charakterisiere ich als eine **Physik** der Beziehungen, **der Beziehungen zwischen Individuen und innerhalb von Ganzheiten**. Die Quantentheorie steht somit den Erfahrungen unseres alltäglichen Lebens mit seinen Beziehungen und Ambivalenzen um vieles näher als die klassische Physik; sie ist daher keineswegs so fremdartig, wie es oft dargestellt wird."

Die Quantenphysik befasse sich mit dem Unteilbaren. **Unteilbarkeit** sei der Sinn des griechischen Wortes Atom und des lateinischen Begriffes Individuum. Ein Individuum könne nicht einmal gedanklich in Teile zerlegt werden, ohne dass dies schwerwiegende Auswirkungen hätte. Bei den Erfahrungen unseres alltäglichen Lebens „mit seinen Beziehungen und Ambivalenzen" sei die Unteilbarkeit des lebenden Organismus – eines „Individuums" – selbstverständlich, zerschneiden würde es nicht nur verändern, sondern in seinem Wesen zerstören. „Wir erfahren uns immer als eine Ganzheit. Erst, wenn Funkti-

---

74 Szent-Györgyi, 1989; pp. 988-990

onsstörungen auftreten, nehmen wir einzelne Abschnitte unserer Ganzheit als abgespaltene von uns abgetrennte Teile wahr, wie zum Beispiel bei der Verletzung eines Körperteils. An einem zerschnittenen Frosch kann ich sehr wohl dessen Organe studieren, aber das Wesentliche, dieses lebendig gewesene Individuum, ist nicht mehr vorhanden."[75]

Anders als die klassische Physik schenkt die Quantenphysik also, wie von Görnitz beschrieben, dem Beziehungsgefüge der Natur Beachtung. Damit löst die Ambivalenz von „sowohl als auch" die Entscheidung zwischen „entweder – oder" ab und eröffnet so einen Raum, in dem sich die komplexen Vorgänge in der Natur angemessener beschreiben lassen als mit klassischer Physik allein (Mechanik, Thermodynamik und Elektromagnetismus). Dies trifft vor allem für die organisatorischen, regulatorischen und vernetzten Eigenschaften zu, die biologische Systeme kennzeichnen. Dabei geht es nicht nur darum, dass es biologische Systeme gibt, die wir als offene kybernetische Systeme erkennen, sondern dass mit der Quantenphysik offene kybernetische Systeme überhaupt erst in den Blick unseres Interesses rücken. Für unser zu entwickelndes Modell der angewandten KörperInformatik ist deshalb die Quantenphysik überaus hilfreich. Hierbei reicht es aus, für dieses Vorhaben relevante Aspekte der Quantenphysik zu berücksichtigen, uns ihrer Auswirkungen bewusst zu werden und uns mit ihr adäquat auseinandersetzen. Ein Diplom in Quantenphysik brauchen wir – wie gesagt – nicht zu haben.

„Es gab eine Zeit", schrieb 1967 der Nobelpreisträger Richard Feynman, einer der großen Quantenphysiker des 20. Jahrhunderts, „als Zeitungen sagten, nur zwölf Menschen verstünden die Relativitätstheorie. Ich glaube nicht, dass es jemals eine solche Zeit gab. Auf der anderen Seite denke ich, es ist sicher zu sagen, niemand versteht Quantenmechanik."[76] In unserer Skepsis gegenüber der Quantenphysik stehen wir also nicht allein da. Das Prinzip von Zufall und Wahrscheinlichkeit als elementarer Bestandteil der Quantenphysik widerspricht eben dem menschlichen Bedürfnis nach festen Regeln und deren Verlässlichkeit. Selbst große Physiker wie Einstein, Planck und der oben zitierte Richard Feynmann haben sich schwer damit getan, den Wandel zu ihren neuen Schlussfolgerungen vollständig bis zu deren letzten Konsequenzen nachzuvollziehen. Denn so wie wir, waren auch die großen Physiker im Leben der dinglichen Realität, der Materie und den Fundamenten der klassischen Physik verhaftet. Einsteins berühmte Sätze bei der Betrachtung der eigenen Erkenntnisse, drückt diese Haltung sehr deutlich aus: „Gott würfelt nicht" oder „Alle meine Versuche, die theoretischen Grundlagen der Physik dieser neuen Art von Wissen anzupassen, haben völlig versagt. Es war, als ob mir der Boden unter den Füßen weggezogen würde, mit keinem festen Fundament irgendwo in Sicht, auf dem man hätte bauen können."[77]

Dennoch haben ihre theoretischen Arbeiten nicht nur bahnbrechende Erkenntnisse von Nobelpreiswert geliefert, sondern auch die Grundlage für unsere heutige Computer- und Mobilfunktechnologie geschaffen. Hätte Max Planck gewusst, dass seine im Jahre 1900

---

[75] Görnitz, 2008; S. 14

[76] Original engl.: „[...] I think I can safely say nobody understands Quantummechanics" – The Character of Physical Law. MIT Press, 1967, Kapitel 6, zitiert nach Anthony J. G. Hey et. al.: The new Quantum Universe. Cambridge University Press, 2003; S. 335

[77] http://www.menetekel.de/seminare/nwerkenntnisse/nwerkenntnisse2.htm

formulierte Erkenntnis, dass Materie elektromagnetische Strahlungsenergie nur in bestimmten Portionen, den so genannten Quanten, aussendet und empfangen kann, nur 80 Jahre später nicht nur die ersten CD-Spieler hervorbringen, sondern auch in der Rüstungsindustrie Anwendung finden würde, hätte er sich vielleicht doch der professionellen Musiker-Laufbahn zugewandt, zu der ihm ein Freund der Familie in seiner Jugend geraten hatte.

Vielleicht ist es kein Zufall, dass Max Planck neben seiner einzigartigen Begabung für Physik über eine ebenso außergewöhnliche Musikalität verfügte – samt absolutem Gehör. Denn reduziert auf das kleinste Teil (Quantum) besteht alles Leben aus Schwingungen. Der ungeheure Aufschwung der abendländischen Musik, der zu den größten Phänomenen in der Geschichte des menschlichen Geistes zählt, war im 17. Jahrhundert erst nach Einführung der „gleichschwebenden Temperatur", der temperierten Stimmung möglich.[78] Die Grundidee der temperierten Stimmung liegt in der Teilung des Tonraumes in exakt gleiche Abstände – einer Quantelung des Tonraums. Erst durch die temperierte Stimmung wurde das Wunder des Wechsels der Tonart innerhalb einer Melodie (Modulation) möglich. Erst durch sie können auch Melodien reibungslos in verschiedene Tonarten übersetzt (transponiert) werden.

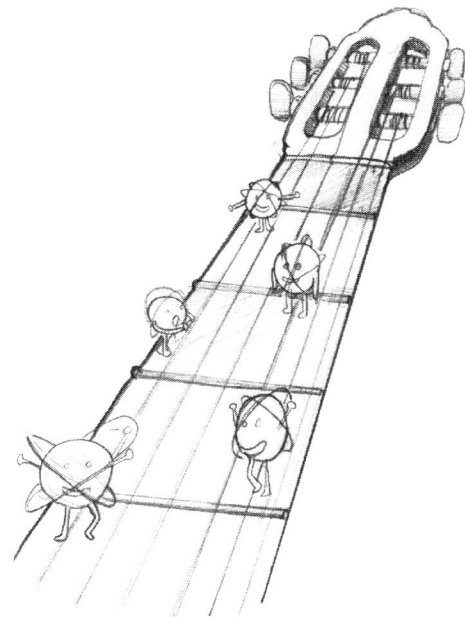

Abb.13: Tanzende Quanten – jeder Halbton ein Quantensprung. Gequantelte Schwingungen von Tönen, von Licht, von Materie.

Diese Idee entspreche der Quantenmechanik Max Plancks, wonach „Wirkungen nur im Vielfachen einer kleinsten, nicht mehr zu teilenden Einheit aufgelöst werden können. Der „Quantenmechanik" des Mikrokosmos entspricht also die „Quantenharmonik" der gleich-

---

[78] Nach 1700 hat sich die temperierte Stimmung durchgesetzt, bei der die Oktave in exakt 12 gleich große Halbtonschritte aufgeteilt wird. www.musiklehre.at

schwebenden Temperatur. ,Der Tonraum ist in Wirklichkeit ein Atomraum' Überall im Universum gibt es die Möglichkeit der Transpositionen."[79]

Neben seinen Forschungen zur Quantenphysik widmete sich Max Planck Zeit seines Lebens auch weiterhin der Musik. Seine intensive Beschäftigung mit akustischen Fragen beispielsweise fasste er in einem 1883 veröffentlichten Aufsatz über „Die natürliche Stimmung in der modernen Vokalmusik" so zusammen: „Aus den diskreten Eigenwerten der Energie ergeben sich nach dem Quantenpostulat bestimmte diskrete Eigenwerte der Schwingungsperiode, ebenso wie bei einer gespannten, an den Enden festgeklemmten Saite, nur dass bei der letzteren die Quantisierung durch einen äußeren Umstand, nämlich durch die Länge der Saite, hier dagegen durch das in der Differentialgleichung selber enthaltene Wirkungsquantum befriedigt wird."[80] Welche Auswirkungen hat diese Feststellung auf die Musik? Der Vergleich der Quantelung der Tonschwingung an einer gespannten, an den Enden festgeklemmten Saite, wie zum Beispiel einer Gitarrenseite, bei der die Stege am Bund sichtbar sind, mit der Quantelung der nicht sichtbaren Energie bietet eine gute Möglichkeit, um die Quantelung und die Quanten einfacher zu verstehen. Ein anderes Beispiel ist die Grundeinheit der Energie, die Bereitstellung der Energie auf zellulärer Ebene, in der Form von ATP (siehe vorheriger Abschnitt 1.2), die auch als gequantelte Energie angesehen werden kann.

Angewandt auf unser Modell der KörperInformatik hat diese wegweisende Planck'sche Erkenntnis zur Folge, dass zwei oder mehr Sender und Empfänger miteinander in Resonanz gehen. Resonanz ist in Physik und Technik das verstärkte Mitschwingen eines schwingungsfähigen Systems. Über die Resonanz gehen die Sender miteinander eine Beziehung ein. Genau dieses Bild können wir nun auf unsere Zellen übertragen. Wir können sogar soweit gehen zu sagen, dass dieser Resonanz, diesem Schwingungsraum, diesem In-Beziehung-Treten eine „Tendenz zur Harmonie" innewohnt.[81] Wir können zum Beispiel ein harmonisch musizierendes Orchester mit dem Orchester der Zellen im Organismus (harmonisch versus disharmonisch) vergleichen. Dabei kann es eine Symphonie von Beethoven sein, die unsere Zellen in Schwingung versetzt, das Zwitschern einer Nachtigall oder auch die lautstarke Zurechtweisung unseres Chefs. Daneben empfangen unsere Zellen auch unhörbare Frequenzen, mit denen sie in Resonanz gehen. Dass wir sie nicht als solche wahrnehmen, bedeutet nicht, dass sie nicht da sind und schwingen, sei es ein frischer Salat mit Olivenöl, eine Fertigpizza oder das freundliche Lächeln der Kassiererin im Supermarkt. Je nachdem, wie die Schwingung auf uns wirkt und welche Art von Information dabei übertragen wird, nehmen unsere Zellen sie wahr. Diese Wahrnehmung erfahren wir als Reaktion: körperlich, geistig und seelisch. Denn wie wir bereits festgestellt haben, sind alle Ebenen in unserem Organismus miteinander vernetzt.

Vernetzungen in unserem Organismus haben wir zwar bisher nur auf der Ebene des Stoffwechsels erläutert. Aber stellen Sie sich bitte folgendes vor: Übertragen Sie dieses Bild von Schwingungen und Harmonie aus der Musikwissenschaft und vom harmonisch musizierenden Orchester auf unseren Körper und sein elektromagnetisches Feld. Nun

---

[79]   Berendt, 2012; S. 186-187
[80]   Berendt, 2012; S. 186
[81]   Berendt, 2012; S. 187

stellen Sie sich vor, dass unsere Zellen von allen möglichen Frequenzen des elektromagnetischen Feldes auf spezifische Weise in Schwung gebracht werden. Dies zeigt, dass einige Phänomene unserer Körper dafür sprechen, unsere Körper als quantenphysikalische Körper zu sehen und dies seine Berechtigung hat. Schließlich bezieht sich die Quantenphysik auf die Beschaffenheit der Welt, zu der unser Körper gehört. Ein wichtiger Grund anzunehmen, dass es auch bei unserer „Körpermaterie" um Schwingungen geht, denn die Quantenphysik bezieht sich nun einmal auf Materie, zu der auch unser Körper gehört.

Die empfangenen Wahrnehmungen sind Schwingungen des Spektrums des elektromagnetischen Feldes. Sie steuern unsere Zellen zum Beispiel über die in den Membranen integrierten Eiweißmoleküle und über die Eiweiße der DNS-Hülle. Auf der Ebene der Sinnesorgane leiten wir ebenfalls Schwingungen weiter zum Gehirn. Dort werden die Signale schließlich entschlüsselt, miteinander verknüpft und abgespeichert. Entscheidend für das Verstehen der KörperInformatik ist hier die quantenphysikalische Basis, auf der dieser Informationsaustausch im Organismus und in Beziehung mit der Umwelt beruht.

1.4.1.1 Der Weg der klassischen Physik von Galilei zu Einstein

Doch zwischen Max Plancks Erkenntnis und deren Anwendung liegt ein weiter Weg, ebenso wie zwischen den ersten naturwissenschaftlichen Errungenschaften und den Pionieren der Quantenphysik. Da wäre zum Beispiel Galileis Relativitätsprinzip. Ja, Sie haben richtig gelesen. Die Geschichte des Relativitätsprinzips begann nicht erst mit Einstein, sondern bereits im 17. Jahrhundert mit Galileo Galilei, indem er experimentell bewies, dass natürliche Bewegungen von Körpern gleichförmig und geradlinig verlaufen, solange keine Kräfte auf sie einwirken. Galilei gilt seitdem als Begründer der modernen experimentbasierten Naturwissenschaft. Seine Erkenntnisse bejahten nicht nur Nikolaus Kopernikus mathematischen Beweis, dass sich die Erde – wider die damalig gegenteilige Meinung – um die Sonne drehe, sowie Johannes Keplers mathematisch berechnete Gesetze der Planetenbewegungen. Das Novum aber war, dass seine Erkenntnisse gleichermaßen auf Beobachtungen mit dem Teleskop und anderen systematischen Versuchsreihen fußten – Methoden und Verfahren also, die den Weg zu den Grundsteinen der späteren Experimentalphysik legten.

Damit ebnete Galilei den Weg für Isaac Newtons Forschung und die klassische Mechanik. Seine fundamentale Einsicht in das Verhältnis zwischen Kraft und Bewegung war zugleich eine Kampfansage an das geozentrische aristotelische Weltbild, mit dem die katholische Kirche jahrhundertelang ihre Macht untermauert hatte. Ein Nebenaspekt dieser philosophisch umwälzenden Einsicht ist die für uns bezüglich der Quantenphysik bedeutsame Tatsache, dass seit Galilei Gesetze und Erscheinungen der Natur nicht nur mathematisch hergeleitet, sondern auch experimentell bewiesen und dargestellt wurden. Das gilt auch gerade für die Bausteine unserer Welt: Atome. Wir können ein Atom-Modell nachbauen und atomare Beziehungen mit diesem Modell darstellen. Doch wie wir die komplexen Erscheinungen der Natur erfassen, wie wir die Frage „Was ist Leben?" beantworten, ist eine andere Geschichte. Genau darum, diese Geschichte (neu) zu erzählen ging es Philosophen, Theologen und Wissenschaftlern mindestens ebenso sehr wie um mathematische Formeln und ihre Anwendung. Dass sie dabei auf technische Hilfsmittel und mit ihnen neu gewonnenen Ergebnissen stießen, die ihnen bei der Klärung dieser Frage zur Seite stehen sollten, schien die Beantwortung dieser Frage zunächst ungemein zu erleichtern.

„Wie selten zuvor zeigt sich mit den neuen Errungenschaften ein Prinzip des wissenschaftlichen Fortschritts: neue Werkzeuge (wie Galileis Teleskop, Anm. d. Verf.) ermöglichen neue Erkenntnisse, die wiederum die Grundlage für neuartige Werkzeuge bilden. Die Wissenschaft profitiert von der Technik und vom Alltagswissen. Die Technik ihrerseits wendet die wissenschaftlichen Prinzipien an, wobei bis Ende des 18. Jahrhunderts die Wissenschaft weit mehr von der Industrie profitiert als umgekehrt.“[82] Technik- und Wissenschaftsentwicklungen sind so gesehen in einem Kreisprozess verbunden und bilden eine Endlosschleife – eine gegenseitige Beeinflussung neuer Erkenntnisse durch neue Werkzeuge, die zu neuen Techniken führen und dann wiederum in neue Erkenntnisse umschlagen. Diesen Prozess der Entwicklung und Veränderung, finden wir sowohl in der Mathematik, den Bildenden Künsten und der Musik wieder.[83] Haben wir es hier möglicherweise bereits mit einem Naturgesetz hinter den Kulissen zu tun, nach dem wir suchen, um unsere Ausgangsfrage adäquat zu beantworten, mit einem Muster hinter den Details? Sollten Kreisprozesse und Endlosschleifen, wie zum Beispiel die kybernetischen Formen der Rückkopplungen, zu den Gesetzmäßigkeiten der Natur zählen, würde dies die von vielen Seiten propagierte Berechenbarkeit der Welt und der Zukunft in Frage stellen – es führt weiter als Newtons Formeln und die klassische physikalische Darstellung festgestellt haben. Dieses Naturgesetz der Kreisprozesse und Endlosschleifen würde eine Offenheit und ein Zulassen von Abstraktion und von nichtmateriellen Dingen bedeuten: Endlosschleifen, die wissenschaftlich nachweisbar und darstellbar sind.

Wir können so die wissenschaftliche Entwicklungen im gegenseitigen *endlosschleifenden* Einwirken von Instrument, Erkenntnis, Technik, Instrument, Erkenntnis usw. darstellen. Die wissenschaftliche Entwicklung ist also ein auf sich selbst einwirkendes, sich selbst regulierendes System. Demnach kann es aber auch nicht zu einem Endergebnis kommen! Dies bedeutet aber auch, dass die wissenschaftliche Erkenntnis dieses Kreislaufes die wissenschaftliche Erkenntnis im Sinne der traditionellen und kausalen Suche nach einer Endwahrheit aushebelt.

Als Wegbereiter der modernen Quantenphysik konnte Einstein nicht nur auf das inspirierende technikorientierte Umfeld seines Elternhauses zurückgreifen, sondern auch auf Entdeckungen vereinzelter Wissenschaftler, die an den Randgebieten der klassischen Physik forschten. Bereits im Jahr 1676 hatte der dänische Astronom Ole Rømer in Kopenhagen zum ersten Mal die Geschwindigkeit des Lichts berechnet. Mit seinem Ergebnis, 210.000 Kilometern in der Sekunde, kam er für die damalige Zeit dem tatsächlichen Wert von 299.792 Kilometern pro Sekunde erstaunlich nah. Der nächste Meilenstein im Vorläufer der Quantenphysik ließ hingegen knapp 150 Jahre auf sich warten. Doch dann gab es kein Halten mehr.

Im Jahre 1820 beobachtete ein Landsmann Rømers, der Physiker Hans Christian Ørsted von der Universität Kopenhagen, während einer Vorlesung die Ablenkung einer Kom-

---

[82]   Neffe, 2008; S. 65
[83]   Reichlich Beispiele hierzu in GEB / GödelEscherBach

passnadel durch einen stromdurchflossenen Draht und entdeckte so die magnetische Wirkung des elektrischen Stroms (die Induktion). Seine weiteren Experimente bestätigten den Zusammenhang zwischen Elektrizität und Magnetismus, den 18 Jahre zuvor bereits der Italiener Gian Domenico Romagnosi aufgedeckt hatte. Während dessen spektakuläre Entdeckung zu jener Zeit keine Beachtung fand und wieder in Vergessenheit geriet, hatte der Däne mehr Glück. „Ørsted erkannte sofort die Tragweite der Verknüpfung beider Phänomene und löste mit der Veröffentlichung seiner Erkenntnisse die Entwicklung der Elektrizitätslehre und Elektrotechnik aus."[84] Einstein sollte diese Entdeckung später mit den Worten kommentieren: „Mit dem Feld betritt eine völlig neue Denkfigur das Theater der Naturforschung."[85]

Elektromagnetismus kann man nicht sehen und dennoch ist seine Wirkkraft, die Wirkung des Feldes, indirekt darstellbar – beispielsweise wie eben bei Hans Christian Ørsted mit Hilfe eines Kompasses in direkter Nähe eines angeschalteten elektrischen Drahtes. Lassen wir einen Gegenstand fallen, so können wir die Gravitationskraft durch den Fall des Gegenstandes erfahren – ohne dass wir die Kraft selbst direkt „sehen". Das Gleiche gilt für den Magnetismus; denken Sie an Eisenspäne, die wie durch Zauberhand zum Magneten gezogen werden. Die KörperInformatik des Menschen, bei der es letztlich um das elektromagnetische Feld des Körpers geht, reiht sich in diese Beispiele ein. Auch dieses Feld und seine Veränderungen sind nur indirekt darstellbar.

1.4.1.2 Botschaften auf dem Wege zur neuen Physik

Der nächste Meilenstein bei der Grenzerweiterung der klassischen Physik war die Aufdeckung der Zusammenhänge zwischen Optik, Elektrizität und Magnetismus durch den schottischen Physiker James Clerk Maxwell im Jahre 1860. Es handelt sich hierbei „[...] um ein System von nie gesehener Kompliziertheit in der Physik – seine Feldgleichungen."[86] Im Jahre 1861 veröffentlichte Maxwell die erste Farbfotografie als Nachweis für die Theorie der additiven Farbmischung des Lichts. Seine Erforschung des Elektromagnetismus, und hier insbesondere die Erkenntnis, dass Licht aus elektromagnetischen Wellen besteht, würdigte Einstein als Brücke zwischen Mathematik und Physik, zwischen der Physik des 19. Jahrhunderts zur Physik des 20. Jahrhunderts mit den Worten, sein Werk sei „[...] das Tiefste und Fruchtbarste, das die Physik seit Newton entdeckt [...]"[87] habe. Diese Erkenntnis wurde von Heinrich Hertz im Jahr 1888 nachgewiesen: die Natur des Lichts als elektromagnetische Welle; also die Erkenntnis, dass Licht zum elektromagnetischen Feld, zum elektromagnetischen Spektrum gehört, inklusive aller bunten Farben und deren Frequenzspektren. Die Phänomene des elektromagnetischen Feldes wurden durch die Maxwellgleichungen mit mathematischen Formeln exakt nachgewiesen und berechnet. Hier eröffnete sich eine Beschreibung der Natur, mit der die Grenzen der Newtonschen Mechanik überschritten und aufgebrochen wurden.

Nur wenige Jahre später, im Jahr 1879, entwickelte Thomas Edison mit der Kohlefadenglühlampe eine Technik der Umwandlung der Elektrizität in Licht, was sowohl die gesell-

---

84 Aus Wikipedia
85 Neffe, 2008; S. 77
86 Neffe, 2008; S. 78
87 Hosemann, 2014; S. 76

schaftliche Öffentlichkeit als auch die Industrie als Sensation feierte. So ließ der bayerische König Ludwig II. die Internationale elektrotechnische Ausstellung im Münchener Glaspalast bereits drei Jahre später im Jahre 1882 mit den Worten eröffnen: „Mehr Licht!" Mit dem effektvollen Auftakt am Abend, erstmals bei künstlicher Beleuchtung, sollte den Gästen der Wahlspruch sinnlich erfahrbar gemacht werden. Unter den Ausstellern befand sich auch die Familie Einstein. Die Einsteins, Inhaber der elektrotechnischen Firma Einstein & Cie. führten „[...] dynamo-elektrische Lichtmaschinen vor, angetrieben von 22 lokomobilen Dampfmaschinen im nahen Botanischen Garten, neuartige Telefone, sowie zwei Telefonzentralen und acht Mikrofone zur Musikübermittlung. Sie übertrugen ein Konzert direkt in eigens konstruierte, von Außengeräuschen abgeschirmte Telefonhäuschen auf dem Ausstellungsgelände. In den Zellen leuchten, von Einstein & Cie. installierte Glühlampen…"[88]

Die Familie Einstein gehörte zu den Ersten, die im Jahre 1884 ihren eigenen Telefonanschluss bekamen, der sie fortan unter der Rufnummer 722 erreichbar machte – ein Ereignis, das die Stadtchronik noch eigens erwähnte. Immerhin spielten Entfernungen bei dieser Art der drahtlosen Kommunikation über das elektromagnetische Feld von nun an keine Rolle mehr! Der Elektromagnetismus ermöglichte also eine zeitlich sehr nahe Kommunikation über große Entfernungen. Das Telefonieren als eine wichtige Anwendung des Elektromagnetismus ist heute, fast 150 Jahre später, aus unserem Alltag nicht wegzudenken. Erwähnenswert ist in diesem Zusammenhang auch, dass zwischen der ersten Massenproduktion von Glühlampen – die Glühlampen wandeln Elektrizität in Licht – im Jahre 1891 und der Entdeckung der Radioaktivität im Jahre 1897 nur sechs Jahre lagen. Während Fabriken in Deutschland jährlich schon rund 2,3 Millionen Glühlampen herstellten, tüftelte in Paris das Ehepaar Curie an Uranstrahlen und Radioaktivität. In London beschrieb der Brite Joseph John Thompson die winzigen negativ geladenen Teilchen erstmals als Elektronen, die der Franzose Jean-Baptiste Perrin zwei Jahre zuvor als Partikel des Kathodenstrahls nachgewiesen hatte. Etwa zeitgleich erforschte in Würzburg der deutsche Physiker Wilhelm Conrad Röntgen die 1895 von ihm entdeckten und nach ihm benannten Röntgenstrahlen.

Röntgen bewies, dass es energiereiche Strahlen gibt, die sogar feste Substanzen durchdringen konnten – eine Entdeckung, für die er im Jahre 1901 den ersten Nobelpreis der Geschichte bekam und die 1905 mit der Relativitätstheorie und dem Photoelektrischen Effekt in Einsteins wegweisenden Grundlagen für eine atomistische Theorie der Materie mündete. Die gesamte Entwicklung von Physik, Chemie und Technik des neunzehnten Jahrhunderts hatte zu dieser Entwicklung geführt. Damit war der Quantensprung getan und das Quantenzeitalter durch Physiker wie Einstein, Planck, Heisenberg, Bohr und Schrödinger eingeläutet. Die Entdeckung elektromagnetischer Strahlen durch Heinrich Hertz im Jahre 1887 sowie der Beschreibung des Welle-Teilchen-Dualismus rund 25 Jahre später als „Materiewellen" und der Anwendungen der Quantenphysik in neuen Geräten/Apparaten waren die Kennzeichen des neuen Zeitalters. Eine andere, erweiterte Sicht auf die Natur und das Leben eröffnete sich – bis hin zu der logischen Schlussfolgerung des amerikanischen Physikers und Informatikers Neil A. Gershenfeld: „Wenn man natürliche

---

[88]   Neffe, 2008; S. 47

Mechanismen benutzen kann, um Quantencomputer zu bauen, bedeutet das nichts anderes, als dass die Natur selbst eine Art Computer ist".[89]

Was genau war nun anders? Inwiefern berühren die von uns angeschnittenen Entwicklungen und deren neue Erkenntnisse unsere Ausgangsfrage? Bis hierher handelte es sich immer noch um klassische Physik. Um die Grenzen ihrer Teilgebiete zu erweitern und zu verbinden bedurfte es eines Physikers wie Einstein:

Botengänge im Wahrheitsamt

„Nach allem, was wir wissen, geht Einstein von Anfang an vor wie der Mitarbeiter einer großen Gerichtsbehörde – etwa wie ein aufmerksamer Volontär, der sich in allen Abteilungen gleichermaßen auskennt, ohne in irgendeiner etwas zu sagen zu haben. Während die einen Drogen- und andere Verkehrsdelikte, dritte Wirtschafts- und wieder andere Gewaltverbrechen untersuchen, erkennt er als Einziger, dass die Fälle aller seiner wahrheitssuchenden Kollegen zusammenhängen." In der klassischen Physik heißen die Abteilungen Mechanik, Wärmelehre und Elektromagnetismus. Jede versuche, die Wirklichkeit jeweils mit ihren eigenen Methoden und Theorien am besten zu beschreiben. Mehr als 200 Jahre lang beherrscht die Mechanik, wie Isaac Newton sie formuliert hat, fast unangefochten das Geschehen. Seine Gesetze für Kräfte und Bewegungen können lange Zeit den Anspruch alleiniger Gültigkeit bis in alle Ewigkeit erheben. Doch im 19. Jahrhundert beginne ihre Deutungshoheit zu bröckeln. Zum einen bekomme das mechanistische Weltbild Konkurrenz durch die Wärmelehre. Die Vertreter dieser Abteilung mit dem Namen Thermodynamik glaubten, alles mit Begriffen wie dem der Energie erklären zu können. Zum anderen beanspruche auch die Abteilung Elektrodynamik zunehmend Mitspracherecht. Sie wolle das physikalische Weltgeschehen mit der Theorie des Elektromagnetismus und den darin vorkommenden Feldern deuten. „In der Behörde, die nur der Volontär Einstein durch seine Botengänge vollständig kennt, herrscht um die Jahrhundertwende ein babylonisches Durcheinander der Daten und Deutungen." Nicht Mangel, eher Überfluss an Ergebnissen, die nicht recht zusammenpassen wollten, prägten das Bild. Wie kein anderer Mitarbeiter im Wahrheitsamt habe der junge Bote vor lauter Wald noch die Bäume gesehen. „Einstein erkennt, dass die Fälle besser zu bearbeiten wären, gingen die Kollegen gemeinsam vor. Genau das macht seinen späteren Triumph aus: Statt sich mit den Abteilungen anzulegen, die wie Fürstentümer geführt ihre Teilweltbilder verteidigen, kümmert er sich um die weniger befestigten Grenzbezirke." [90]

---

[89] Röthlein, 2004; S. 166
[90] Neffe 2008; S. 147-148

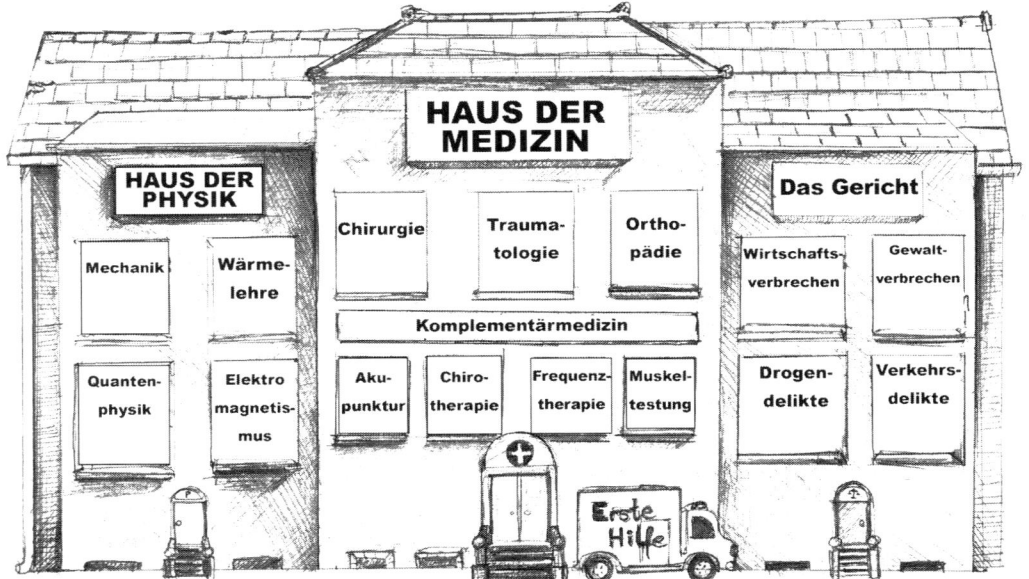

Abb. 14: Behörden der Physik um 1900 und der Medizin heute: Botengänge in Behörden führen zu einer besseren Kenntnis von Zusammenhängen sowohl in der Physik als auch in der Medizin. Dies führte um 1900 zur Entwicklung einer theoretischen Physik. Heute ist die Entwicklung einer theoretischen Biologie notwendig, um die Grundlagen der Physiologie und der Medizin zu erweitern und eine zukunftstaugliche Veränderung zu bewirken.

1.4.1.3 Die Quantenphysik in uns

Wie um 1900 in der Physik, stehen wir heute in der Medizin und den Heilkünsten in einer ähnlichen Situation. Wir sollten von Anfang an genau wie Einstein vorgehen. – Wie in einer großen Behörde gibt es in der Medizin und in der Biologie nicht nur unberücksichtigte Gebiete der Wissenschaft sondern auch Zusammenhänge, die es aufzuzeigen gilt und die ein deutliches Mehr an Information und Möglichkeiten bieten. Das Problem ist ja nicht unbedingt, dass zu wenig Daten und Informationen vorhanden sind. Es geht darum, in dem babylonischen Durcheinander von Daten und Deutungen andere Zusammenhänge und Gemeinsamkeiten zu erkennen. Nicht nur auf die Bäume sollten wir achten und dabei den Wald unberücksichtigt lassen. Genau das könnte unseren späteren Erfolg ausmachen: wir sollten uns um die weniger befestigten Grenzbezirke kümmern. Namentlich um die Kybernetik, die Netzwerke, die Biophysik und die Informationsverarbeitung der Lebewesen, speziell des Menschen.

Zusätzlich gilt es auch „Unschärfen" zu erkennen, die durch ein relativ starkes Marketing aufgetreten sind; gemeint sind wirtschaftliche Interessen, die das Handeln der Therapeuten beeinflussen. Auch hier sollte, um den Wald und die Bäume besser zu erkennen eine Zusammenarbeit, eine Verbindung, ein gemeinsames Vorgehen stattfinden. Wir sollten den Überfluss an Daten durch Mustererkennung vermindern, um besser in der Lage zu sein, die Funktionen von Lebewesen zu (be-)greifen und uns dadurch verbesserte Möglichkeit zu geben, Menschen zu helfen. Dies wird vor allem dadurch gelingen, dass wir das Vorgehen mittels einer alles in isolierte Einzelteile zerlegenden Wissenschaft durch eine

Wissenschaft der ganzheitlichen Sichtweise ergänzen, die uns nicht nur durch die ganzheitliche Quantenphysik, sondern auch durch die Kybernetik und die Netzwerkwissenschaft ermöglicht wird.

Aber wenden wir zunächst unseren Blick wieder zurück zur Physik. Die Physiker der neuen Quantenphysik plädierten dafür, beide Physikbereiche zur Beschreibung der lebendigen Wirklichkeit heranzuziehen: die klassische Physik und die Quantenphysik im Wechsel. Während die klassische Physik additiv monokausal vorgeht, arbeitet die Quantenphysik multiplikativ vernetzt, wobei sie den Beziehungen der Teilchen untereinander Rechnung trägt. „Das ist die eigentliche Botschaft der neuen Physik: Der Kosmos sind wir. Und es ist seltsam verwirrend, dass diese Botschaft schon länger als ein halbes Jahrhundert ertönt und gleichwohl immer nur von den Fach-Physikern vernommen wird." Die anderen würden sie wie ein Exotikum betrachten. Wie eine Kunde von fernen Sternen. Dabei müsste sie doch unser ganzes modernes Wissenschaftsdenken längst völlig revolutioniert haben. Erst dann wäre dieses Wissenschaftsdenken wirklich wieder modern. Solange es die Botschaft der neuen Physik nicht verstanden hat, ist es antiquiert. „Ein vormodernes Denken. Ein Denken des 19. Jahrhunderts. Zum Beispiel die Schulmedizin: Ohne die Berücksichtigung der Unschärferelation wird sie selbst: „Unschärfe-Medizin"![91]

Dabei liegen die quantenphysikalischen Vorgänge im lebendigen Organismus klar auf der Hand. Nehmen Sie allein das Mitochondrom. Als Schauplatz zentraler Stoffwechselreaktionen, als übergeordnete kybernetische Schnittstelle, als „Super-Drehkreuz" der Zellen par excellence hat es uns einen ersten Eindruck davon gegeben, wie tief die verschiedenen Organismus-Schichten (strukturelle, biochemische, elektromagnetische Schicht) miteinander verwoben sind. Das Ineinandergreifen und die gegenseitige Einflussnahme der Einzelabläufe vollziehen sich dabei in oft unvorstellbarer Geschwindigkeit – mit Lichtgeschwindigkeit. Dabei geschieht etwas, das Auswirkungen auf sämtliche Lebensprozesse hat: die Übertragung von Energie und Information. Genau das bringt uns bei der Beantwortung unserer Ausgangsfrage weiter. Denn so viel ist bereits jetzt klar geworden: Leben ist (auch) Information – ohne die Übertragung von Information würden organische Systeme nicht lebensfähig sein. Die Übertragung von Information ist somit eine notwendige Bedingung für Leben. Daher wollen wir uns der konkreten Informationsübertragung in den Zellen noch einmal zuwenden.

Energie und Information werden, wie Sie im Kapitel 1.2. (im Mitochondromkapitel) gesehen haben, im Inneren der Atmungskette umgewandelt. Als Medium für diese Art der Kommunikation kann der Elektronentransport angesehen werden, der mit höchster Beschleunigung (Faktor 10^{17}) stattfindet. Wenn Energie übertragen und Information weitergegeben wird, fragen wir uns unweigerlich: Wie läuft das genau ab? Dass den Elektronen dabei eine Schlüsselrolle zukommt, hat uns das Mitochondrom gezeigt. Aber wie sieht das konkret aus?

Stellen Sie sich einfach vor, wie Sie das Radio oder den Fernseher einschalten, Ihr Knie röntgen lassen oder Ihren Computer hochfahren. Diese alltäglichen Handgriffe bringen uns mit folgendem Phänomen in Berührung: Bewegte Materie kann Felder erzeugen – auch dann, wenn sie für unsere Augen unsichtbar sind: „Das Spektrum des elektromagne-

---

91   Behrendt, 2012; S. 174

tischen Feldes (Frequenzen und Schwingungen) reicht weit über das hinaus, was wir sehen (Licht und Farben): Radioaktivität, Röntgen-, Infrarot-, Laser-, Radiostrahlung und Mikrowelle. Die meisten dieser Wellen können wir mit unseren Sinnesorganen nicht wahrnehmen; trotzdem existieren sie."[92]

Andere Lebewesen hingegen können für uns nicht wahrnehmbare Bereiche des elektromagnetischen Feldes sehr wohl wahrnehmen, wie der Biologe Ernst Mayr erforscht hat: „Moderne Wissenschaftler sind sich vollkommen darüber im Klaren, dass es viele Möglichkeiten gibt, die ‚reale Welt' wahrzunehmen, und dass unsere menschlichen Sinne nur einen begrenzten Ausschnitt der Merkmale dieser Welt vermitteln (...) Heute wissen wir, dass wir Menschen von einem breiten Spektrum elektromagnetischer Wellen nur den schmalen Ausschnitt zwischen den Farben Rot und Violett sehen können. Wir wissen von den Infrarotstrahlen, die als Wärme wahrnehmbar sind, und von ultravioletten Strahlen. Wir wissen, dass manche Blüten eine ultraviolette Färbung haben, die von Bienen und anderen Insekten, nicht aber von uns wahrgenommen wird. Andere Tiere können magnetische Informationen wahrnehmen und sich danach richten oder Töne hören, die höher oder tiefer sind als die für Menschen wahrnehmbaren. Wir wissen, dass die Welt der Gerüche unermesslich ist und vieles davon anderen Säugetieren, ganz bestimmt aber Insekten zugänglich ist, jedoch nicht uns."[93] Diesbezüglich haben uns Bienen, Fledermäuse und Delfine gewiss Einiges voraus. Im Gegensatz zu ihnen benötigen wir Menschen Hilfsmittel, um die Wahrnehmung des elektromagnetischen Feldes zu erweitern. Es ist beinahe so, als ob wir „[...] in stockdunkler Nacht an einem Meeresufer [...]" stünden – so beschreibt der Physiker Hermann Haken den Wellen- und Teilchencharakter elektromagnetischer Strahlung. „Die Wellen des Meeres sind dann für uns unsichtbar. Trotzdem können wir sie wahrnehmen, wenn auf ihnen ein Boot mit einer Laterne auf und ab schaukelt. Ähnlich ist es mit den elektromagnetischen Wellen. Hier dient zum Beispiel das Radio als Nachweis für ihre Existenz."[94]

Ähnlich unsichtbar, unfassbar und in einer Dunkelheit verborgen liegen die Forschungen der Elementarteilchen. In der so genannten fundamentalen Physik wird mit linearen Beschleunigern wie im CERN gearbeitet. Hier haben Jerome Fridman, Willis Lamb, Richard Feynman mit seiner Quanten Elektrodynamik (QED) und weitere Forscher mit Nobelpreisen gearbeitet. Frank Wilczek, David Gross und David Politzer entwickelten die Theorie der Quantum-chromo-dynamics (QCD). Die Theorie der Quantum-chromo-dynamics (QCD) beschreibt die innere Struktur und Dynamik des Atomkerns als leeren Raum. Im Atomkern befinden sich demnach Energieschwingungen, so genannte Oszillationen, die dem Planckgesetz und der Einsteinkorrelation entsprechen. Werden diese Erkenntnisse auf die Materie unseres Universums angewandt, so ergibt sich hieraus, dass nur 5 % aus Materie und ca. 95 % aus so etwas wie leerem Raum gefüllt mit den oben genannten Oszillationen besteht.[95]

---

[92]   Jantsch, 1992; S. 39

[93]   Mayr, 2000; S. 109

[94]   Haken, 1995; S. 69-70

[95]   Hebel, 2008; S. 173

Nicht nur das Radio, das CD-Abspielgerät, das Röntgengerät oder der Laserdrucker bezeugen die Existenz elektromagnetischer Wellen, sondern auch unsere Mitochondrien, bzw. das Mitochondrom (hierzu siehe auch 1.2.1 Aufbau der Doppelmembran des Mitochondriums): Erinnern Sie sich an das inzwischen anerkannte Modell für den Wasserstoff-, den Protonentransport in der Atmungskette von Peter Mitchell im Abschnitt 1.2.5 mit deren Koppelung an den Elektronenfluss in der inneren Membran des Mitochondriums? Dort bat ich Sie einmal tief einzuatmen und gemeinsam mit mir auf „Tauchstation" in die Biophysik der Atmungskette zu gehen, um weitere Funktionen des Mitochondroms kennen zu lernen.

Hier finden wir den Anschluss und tauchen nun tatsächlich in die Biophysik des Mitochondroms ab. Denn durch den Elektronenfluss der Atmungskette in der inneren Membran bauen diese Elektronen ein niederfrequentes, pulsierendes elektromagnetisches Feld auf.[96] Dieses Feld dient der in den Elektronen gespeicherten Information als eine Art „Transportmedium". Denn mittels der Interaktion der Elektronen in der Membran mit den Wasserstoffatomen – den Protonen – des Zwischenmembran-Raums gelangt nun über das elektromagnetische Feld die Information wie über „Funk" zu den Protonen im Zwischenmembranraum. Diese in den Protonen gespeicherte Information wird auf den fünften Enzymkomplex der Atmungskette – die ATP-Synthase – und von dort letztlich auf das ATP übertragen. Das ATP fungiert dabei als Speicher für Energie und Information. Ähnlich wie der Schall beim Echo in einem engen Tal sich selbst verstärkt, so gibt es ein ähnliches Phänomen für das elektromagnetische Feld zwischen innerer und äußerer Membran – ein so genanntes Hohlraumresonator-Phänomen. Durch dieses Phänomen wird das elektromagnetische Feld enorm verstärkt. Über die Elektronentransportkette gelangt so auf eine hoch effektive Weise eine „Resonanzinformation" zu den Protonen im Zwischenmembranraum des Mitochondriums und letztlich wird über die ATP-Synthase das Adenosin zu einem informierten ATP. All dies geschieht nicht etwa in der Zeit, die Sie gebraucht haben, dies zu lesen oder etwa gar in der Zeit, die ich gebraucht habe, um dies zu schreiben, nein, die meisten dieser Schritte geschehen in Lichtgeschwindigkeit von ca. 300 000 km pro Sekunde unzählige Male in den vielen Atmungsketten der vielen Mitochondrien der ca. 80 Billionen Zellen unserer Körper.

---

[96] www.ummafrapp.de/krebs/Kremer/kremer_krebsgeheimnis.html

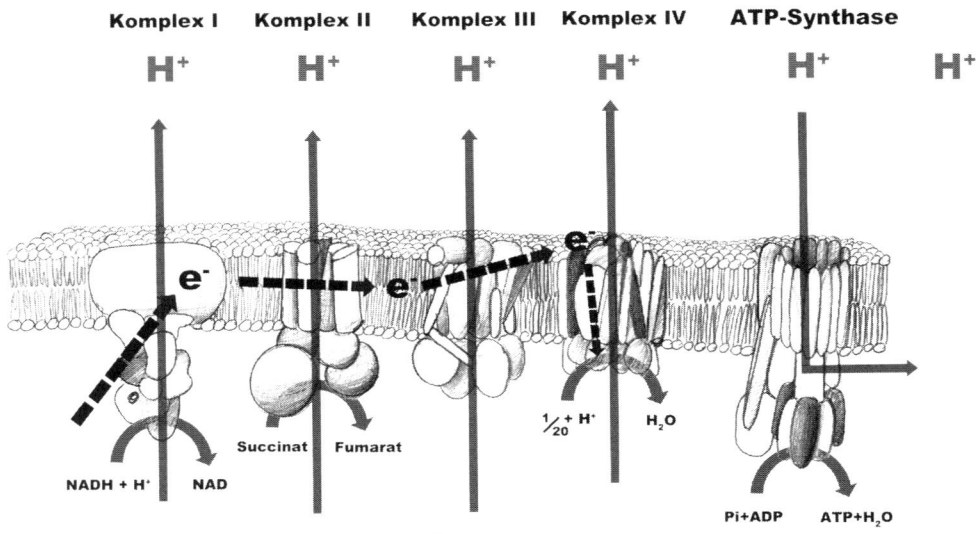

Abb.15: Die Atemkettenstruktur ist die Grundlage der Energie- und Informationstransformation in den Mitochondrien.

Und schon sind wir mittendrin in der elektromagnetischen Dimension des Organismus! Denn die Elektronen als materielle Teilchen des elektromagnetischen Feldes gehen nicht nur miteinander in Wechselbeziehungen, sondern kommunizieren auch mit den Photonen – den Lichtteilchen oder auch Quanten des elektromagnetischen Feldes. Photonen sind die masselosen Elementarteilchen des elektromagnetischen Feldes. Als nicht-materielle Bestandteile des Lichts sind sie die kleinste Menge an elektromagnetischer Strahlung einer beliebigen Frequenz. Wie die Elektronen stehen sie untereinander in Wechselwirkung, sind miteinander vernetzt. Als Lichtquanten sind auch sie wie die Elektronen „Objekte" der Quantenphysik. Ob Welle oder Teilchen, materiell oder nicht-materiell, dem Beobachter oder einer geordneten Struktur folgend – im Reich der Quanten begegnen wir vielen Widersprüchen. So wie in der Natur. Die Natur ist widersprüchlich, mal materiell, mal nichtmateriell. Sie ist in dem Sinne widersprüchlich, als dass wir sie uns immer über eine bestimmte „Lesebrille" erklären. Jede dieser Lesebrillen lässt aber gewisse Phänomene aus, bzw. wenn sie diese integrieren würde, würde die Perspektive in Widersprüche geraten. Deswegen kombinieren wir klassische und Quantenphysik im quantenphysikalischen Sinn komplementär, so wie wir Rationales und nicht Rationales zur Transrationalität überführen. Sie sehen, quantenphysikalische Phänomene bestimmen die Funktionen von Organismen. Aufgrund der Bedeutung quantenphysikalischer Prozesse für die Funktionen unseres Organismus können diese Vorgänge indirekt über Veränderungen des elektromagnetischen Feldes dargestellt werden. Diese Veränderungen des elektromagnetischen Feldes wirken sich auf die Muskeln aus: sie verändern den Modus der Ansteuerung der Muskeln. Dies kann zum Beispiel durch den Muskeltest als Indikator der Veränderungen des elektromagnetischen Feldes sichtbar werden. So wird Quantenphysik ganz schlüssig und alltäglich. Denn der Muskeltest, den wir später als Diagnosemethode genauer kennen lernen werden, spürt den quantenphysikalischen Vorgängen in unserem Körper über die alltäglich notwendige Fähigkeit unserer Muskelkontraktion nach.

1.4.1.4 Quantenphysik und Information: Photonen und Laser

Am Anfang des 20. Jahrhunderts entdeckte Einstein, dass Licht auch als eine Anzahl von masselosen Teilchen beschrieben werden kann: als Photonen. Als Physiker vor ihm bereits die rätselhaften Lichteigenschaften als Welle-Teilchen-Dualismus beschrieben, ahnten sie noch nicht, dass Einstein aufgrund der Vorarbeit insbesondere seines Kollegen Max Planck die Quantelung auf Licht beziehen und so die Photonen als masselose Elementarteilchen des elektromagnetischen Feldes herausstellen würde. Fast zeitgleich entdeckte der russische Mediziner Alexander Gurwitsch das Licht in Pflanzenzellen, das er mit Experimenten mit Zwiebelwurzeln nachwies.[97] Fast ein halbes Jahrhundert später griff der Biophysiker Fritz-Alfred Popp diese Forschungen auf und erweiterte sie auf das Licht in unseren Körperzellen. Damit legte er die Grundlage für eine Übertragung der quantenphysikalischen Ergebnisse auf unser Verständnis der eigenen Körperprozesse.

In der Technik werden diese Erkenntnisse ganz selbstverständlich angewendet und genutzt, ebenso in der medizinischen Forschung. In der Diagnostik und Therapie jedoch bleiben ihre erkenntnistheoretischen Implikationen bislang weitestgehend unberücksichtigt. Aus diesen Implikationen leite ich das Modell des Quanten-PC als Metapher und Modell für die erweiterte Physiologie des Menschen als Grundlage von Diagnostik und Therapie in der Medizin ab.

Bisher wird die Quantenphysik zum Beispiel angewendet, wenn es um die Erforschung und künftige Inbetriebnahme von Quantencomputern geht:

> „Ein Quantencomputer könnte Daten in einem Netz einzeln adressierbarer Atome speichern und mit Photonen rechnen. Dafür müssen Physiker jedes einzelne Atom jedoch dazu bringen, seine Information gezielt auf ein einzelnes Photon zu übertragen." Das sei einem Team um Prof. Gerhard Rempe am Max-Planck-Institut für Quantenoptik nun erstmals gelungen. Sie hätten den Quantenzustand eines Rubidium Atoms auf ein einzelnes Photon geschrieben. „Damit haben sie die Schnittstelle zwischen einem stationären Quantenspeicher, dem Atom, und einem mobilen Medium, dem Photon als Überbringer der Botschaft, geschaffen. Das ist eine wichtige Voraussetzung, um Quantencomputer aus einem Netz beliebig vieler Quantenspeicher zu konstruieren." [98]

Grundlage der Quantenphysik ist das Licht, das gleichermaßen Welle und Teilchen ist, komplementär. Die Quantenphysik ist die Weiterentwickelung des Elektromagnetismus. Der Elektromagnetismus ist die übergeordnete Lehre, die Elektrizität, Magnetismus und die Lehre vom Licht, die Optik, zusammenfasste (siehe vorheriger Abschnitt mit den

---

[97] http://www.j-lorber.de/shm/biophotonen/biophotonenforschg.htm

[98] Science Express, 21. Juni 2007 und
  http://www.mpq.mpg.de/cms/mpq/news/press/archiv/2007/07_06_21.html

Maxwellgleichungen). Licht, dessen Strahlen in Abhängigkeit von der Entfernung von seiner Lichtquelle immer weiter auseinander driften, nennt man inkohärentes Licht. Je weniger die Strahlen voneinander abweichen, umso kohärenter wird das Licht. Verlaufen sie parallel, nennt man sie Laserstrahlen. Laserstrahlen sind nichts anderes als gebündelte elektromagnetische Wellen. Sie nutzen uns als technische Anwendung zum Beispiel in Laserpointern, in CD-Abspielgeräten oder auch in den Glasfaserleitungen, die Informationen transportieren. Die Elementarteilchen des elektromagnetischen Feldes sind Elektronen und Photonen, die als Quanten des elektromagnetischen Feldes gelten und Quantencharakter besitzen. Laser und deren kohärentes Licht mit ihren Photonen sind für das Verständnis der Vorgänge im Organismus von entscheidender Bedeutung. Der Physiker Hermann Haken betont die „Selbstorganisation im Laser": denn laut Haken[99] stellt der Laser ein offenes System mit einem Phasenübergang dar.[100] Es handelt sich um ein offenes System, da der Laser mit anderen Systemen über Resonanz kommunizieren kann (siehe gekoppelte Laser). Über den Phasenübergang, die Umwandlung von Wasser zu Eis, haben wir bereits berichtet: chemisch identische Stoffe ändern ihre Organisation. Ein Laser kann ebenfalls seine Organisation und damit seine Phase ändern.

Veranschaulichung der Wirkungsweise einer Lampe und eines Lasers.

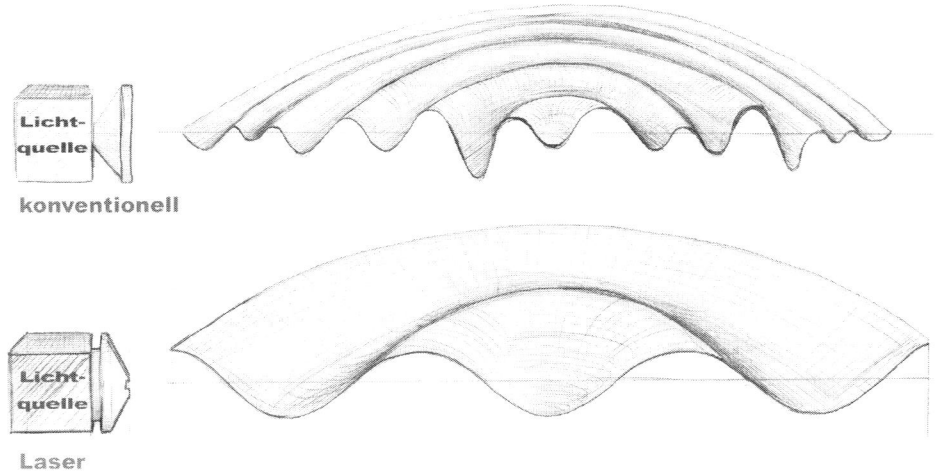

**Die wildbewegte Wasseroberfläche entspricht dem Lichtfeld einer Lampe – inkohärentes Licht.
Die gleichförmige Wasserwelle, dem Laserlicht – kohärentes Licht.**

Abb. 16: Das Laserlicht entspricht einer spiegelglatten Wasseroberfläche, auf der ein Paddler mit seinem Boot mühelos vorankommt. Bei zunehmender Wellenbewegung benötigt der Paddler vermehrt Energie und Koordination. Im Wildwasser muss er Höchstleistungen abrufen können.

---

[99] Haken, 1995; S. 69-70

[100] Laserstrahlen sind elektromagnetische Wellen... (Licht) ... mit sonst unerreichter Kombination von hoher Intensität, sehr engem Frequenzbereich (monochromatisches Licht), scharfer Bündelung des Strahls und großer Kohärenzlänge.

Elektronen, Photonen und Laser bilden die Grundlage für unser Modell der KörperInformatik. Denn wie zuvor bereits angedeutet, gibt es auch in Lebewesen spezielle Photonen. Der Biophysiker Fritz-Albert Popp wies sie 1975 auf der Grundlage der Forschungen von Alexander Gurwitsch in lebenden Organismen nach und nannte sie „Biophotonen". Demnach strahlt jede lebende Substanz, jede gesunde organische Zelle von Pflanzen, Menschen und Tieren, ein schwaches, aber höchst geordnetes, gleichmäßiges (also kohärentes) phasenstabiles Licht ab.

Die Zellen kommunizieren mit Hilfe von Biophotonen, also Lichtstrahlung, miteinander; in etwa so wie mit Hilfe des Lasers in den erwähnten Glasfaserleitungen Kommunikation stattfindet. Das heißt, dass die Zellen über die Biophotonen vernetzt sind und über dieses Netz Informationen austauschen. Aufgrund seines Quantencharakters ergibt das Licht aller Zellen ein gemeinsames Biophotonenfeld, das alle Lebensvorgänge, elektromagnetische Informationsübertragungen, sämtliche Energiefelder des Organismus sowie die zelluläre und interzelluläre Kommunikation steuert und reguliert.

Dabei möchte ich Sie auf zwei Tatsachen aufmerksam machen. Zum einen besteht „…ein Mensch von 60 Kilo Gewicht (…) aus einer Zahl von Elektronen, die durch die 4 gefolgt von 28 Nullen darstellbar ist. Das sind viel, viel mehr Elektronen, als es Sterne im Universum gibt."[101] Über den photoelektrischen Effekt sind diese Elektronen mit den Biophotonen verbunden. Dieser photoelektrische Effekt ist eine von A. Einstein vorhergesagte Art von Wechselwirkung zwischen den Photonen des Lichts mit den Elektronen der Atome, auch in Lebewesen.

Wir haben es also in unserem Körper mit einer kaum fassbaren Quantität an Schnittstellen und Verbindungen innerhalb eines Netzwerkes zu tun, dem NetzwerkMensch. Zum anderen gibt es verschiedenste Arten von Einflüssen auf dieses Biophotonenfeld, die positive oder eben auch negative Wirkung auf den lebenden Organismus haben. Negative Einflüsse wie beispielsweise psychischer und physischer Stress, Umweltgifte, die Art der Ernährungsinformation, belastete Nahrungsmittel, Entzündungen, Bakterien und Viren stören die Harmonie der Frequenzen des elektromagnetischen Feldes – die Kohärenz – in unserem Körper. Mehr dazu lesen Sie in den folgenden Kapiteln.

1.4.2 Dynamik, Schichtenmodelle und dissipative Strukturen

Eine weiterführende Perspektive schlug der aus Russland stammende Physiker Ilya Prigogine vor. Ilya Prigogine war Professor für Physikalische Chemie an der Freien Universität Brüssel und Direktor des Center for Statistical Mechanics and Thermodynamics an der University auf Texas in Austin und wurde 1977 mit einem Nobelpreis für Chemie ausgezeichnet. Ich werde zunächst eine allgemeine Einführung zu dem Thema geben, zu dem mich Prigogine anregte und das uns letztlich zu den „dissipativen Strukturen" führen wird. In der Realität sind lebende Systeme immer offen, mit anderen Systemen vernetzt und Teile übergeordneter Systeme. Offene Systeme sind zutiefst dynamisch: Menschen, Zellen, Ökosysteme, Gesellschaften – alle offenen Systeme befinden sich in einem Prozess ständiger Umwandlungen (Transformationen). Dies gilt in besonderem Maße für lebende

---

[101] Berendt, 2012; S. 16

Systeme.[102] In offenbarem Widerspruch zum Entropiesatz, der die gesetzmäßige Verminderung von Energie und Ordnung in geschlossenen Systemen beschreibt, können wir
beobachten, dass diese lebenden Systeme auf einem bemerkenswert hohen Ordnungsni-
veau bleiben und dass sie sogar nach Zuständen höherer Ordnung und Komplexität streben; physikalischer ausgedrückt, streben lebende Systeme nach Zunahme von Ordnung
(negativer Entropie=Negentropie) und (in Boltzmanns Formulierung der Thermodynamik) nach Zuständen höherer Unwahrscheinlichkeit = höhere Komplexität. Kurz: Sie
evolvieren. Der Widerspruch zwischen den Erkenntnissen der Thermodynamik mit der
Verminderung von Energie und Ordnung und der Beobachtung der Zunahme von Ordnung und Komplexität in lebenden Systemen beschäftigte die Forschung lange Zeit. Mit-
lerweile lässt er sich lösen, weshalb wir uns auch genauer mit dem Paradigma der Selbstorganisation zu beschäftigen haben.[103] Um die Realität der Natur, Leben, im Gegensatz
zur statischen Sichtweise, aus einer dynamischen Sicht, zu beschreiben, sollten deshalb
nach Ilya Prigogine drei Betrachtungsebenen der Physik, die sich komplementär ergänzen, gleichzeitig herangezogen werden:

1. die Ebene der klassischen Mechanik oder Newtonschen Dynamik, mit der die Bewe-
    gungen einzelner Objekte aus einer statischen Sichtweise analysiert werden.

2. die Ebene der Thermo-Dynamik, die lediglich für geschlossene Systeme gilt, aber
    bereits Gesetzte von Objekten in (geschlossenen) Systemen untersucht.

3. die Ebene der Thermodynamik offener Systeme: der Systeme, die harmonisch (ko-
    härent) schwingen und sich selbstorganisierend entwickeln (evolvieren), auch kurz
    dynamische, dissipative Strukturen genannt.[104]

Damit schuf Prigogine ein Schichtenmodell von drei Ebenen, das uns hilft, Details wahrzunehmen, um die Natur in ihrer Ganzheit zu erfassen. Denn die angeführten drei Ebenen
beschreiben einerseits im Grunde natürlich ein und dasselbe und die Aufteilung in
„Schichten" erfolgt, um das Wesen eines Betrachtungsgegenstandes (hier das Leben)
besser begreifen zu können und für den menschlichen Geist fassbarer zu machen. Die
Realität wird hier also mit unterschiedlichen „Lesebrillen" betrachtet. Andererseits wird
die Analyse und Beschreibung der Bewegungen in Systemen von der Schicht eins zu drei
immer umfassender. Dabei war Prigogine weder der erste noch der einzige Wissenschaftler, der Schichtenmodelle anwandte.

Der Begriff Schichtenmodell (oder auch Schichtenstruktur) ist uns bereits weiter oben
begegnet, auch wenn wir dies bei Betrachtung mit einer anderen „Brille" als kybernetische Vernetzung bezeichnet haben:

*   bei der Behandlung verschiedener Ebenen des Fallbeispiels Cornelia T. in 1.2.5
    auf S. 53,

---

102   de Rosnay, 1979; S. 211

103   Schorsch, 1987; S. 55

104   Kohärent = zusammenhängend, folgerichtig, konsequent, logisch, schlüssig, stimmig/in der Physik:
       frequenz- und phasengleich/in harmonischer Schwingung

- bei der Wirkung der Transformatoren für Energie und Information – den Mitochondrien – in alle Schichten des Organismus in 1.2 und

- er wird uns weiter in Kapitel 2, mit dem Beispiel für die Vernetzung in lebenden Systemen mit struktureller, biochemischer und elektromagnetischer Schicht, begleiten.

Er taucht immer dann auf, wenn es darum geht, komplexe Dinge zu vereinfachen, Muster hinter den Details zu erkennen, Hauptstraßen zu erkennen, statt sich auf Nebenpfaden zu verlieren. Und es geht auch vor allem darum, einen Gegenstand in dem Reichtum seiner Facetten zu erfassen, ohne dabei eben in Widersprüche oder Verwirrungen zu geraten.

In diesem Sinne ist die Quantisierung der Photonen durch Max Planck rückblickend als die Verbindung zwischen klassischer Mechanik und der später entstanden Quantenmechanik sowie zwischen klassischer Feldtheorie und ebenfalls später eingeführten quantischen Feldtheorie (Quantenfeldtheorie) einzustufen. Hier begegnen wir wieder Einsteins photoelektrischem Effekt, der klassische und quantentheoretische Strukturen – allerdings in der Form der „Schichtenstruktur der Wirklichkeitsbeschreibung" – verbindet und dadurch vereinheitlicht.[105]

Auch die modernen Naturwissenschaften sollten nach Ansicht von Thomas Görnitz als ein Schichtenmodell betrachtet werden, das drei Ebenen einschließt: die materiellen Ebene (klassisch-physikalische Ebene), die nichtmaterielle Ebene (Quantenebene) und zusätzlich eine Ebene, die von Görnitz „virtuelle Ebene" entsprechend einer „kosmischen Information" bezeichnet wird. Görnitz möchte, wie wir an anderer Stelle dieses Buches erfahren werden, mit diesem Vorschlag eine „[...] naturwissenschaftlich fassbare Wechselwirkung zwischen Geistigem und Körperlichem" belegen: Dabei bedingen das „[...] Modell der dynamischen Schichtenstruktur aus klassischer und quantischer Physik und die Äquivalenz der abstrakten kosmischen Information mit Energie und Materie eine naturwissenschaftlich fassbare Wechselwirkung zwischen Geistigem und Körperlichem".[106]

Bereits die seit tausenden Jahren bestehenden Schichtenmodelle alter Kulturen wie zum Beispiel das Modell der fünf Körper-Hüllen des Yoga stellt eine „Schichtenstruktur der Wirklichkeitsbeschreibung" dar. Sie zeigen, wie die Natur mit Hilfe von Schichtenmodellen beschreib- und fassbar gemacht werden kann. (Beschreibung der 5 Hüllen des Yoga im Anhang)

Was für die Naturwissenschaften und was für alte Kulturen gilt, wird auch in der Computerwelt mit ihren Computernetzwerken und ihrer Software im Internet angewandt: „Schichtenstrukturen sind Hilfsmittel, um komplexe Netze softwaremäßig zu beherrschen."[107] In Computernetzwerken werden zum Beispiel Bitübertragungsschicht, Sicherungsschicht, Mediumzugriffs-Teilschicht (MAC), Vermittlungsschicht, Transportschicht und Anwendungsschicht unterschieden. Um ihre Komplexität zu verringern, seien die meisten Netze als mehrere übereinander liegende Schichten oder Ebenen aufgebaut.

---

[105]   Görnitz, 2008; S. 227
[106]   Görnitz, 2002; S. 357
[107]   Tanenbaums, 2007; S. 36

„Anzahl, Bezeichnung, Inhalte und Funktionen der einzelnen Schichten unterscheiden sich von einem Netz zum anderen. In allen Netzen haben Schichten den Zweck, den jeweils höheren Schichten bestimmte Dienste (Services) zur Verfügung zu stellen, diese Schichten aber von Einzelheiten, wie die Dienste angeboten oder implementiert werden, abzuschirmen." So sei eine Schicht gewissermaßen eine künstliche Ebene („virtuelle Maschine"), die bestimmte Dienste für die darüber liegende Schicht zur Verfügung stelle.[108]

Um die Komplexität des Organismus zu erfassen, brauchen wir auch in der Medizin mehr als eine Schicht, nicht nur die Schicht der Materie und dabei vornehmlich die Struktur und die Mechanik, also lediglich die Ebene der klassischen oder Newtonschen Dynamik (1). Wenn wir in der Medizin an die Grenzen der strukturellen Materie stoßen, sollten wir nicht nur den Bereich des Psychischen betrachten. Denn das Psychische stellt nur einen geringen Anteil am Nichtmateriellen dar. Andere Anteile vom Nichtmateriellen müssen berücksichtigt werden: die Auswirkungen von Feldern wie das elektromagnetische Feld und von nichtmateriellen Teilchen wie z. B. Photonen sowie von nichtmateriellen Anteilen von Energien, wie die Energieflüsse der Akupunktur-Meridiane als Beispiel einer dissipativen Struktur, der dritten Ebene von Prigogine (3).

Lassen Sie uns in diesem Zusammenhang den Begriff der dissipativen Struktur aufgreifen, der bisher nur sehr kurz in der Übersicht zu Prigogines Schichtenmodell erläutert wurde. Dieser sehr akademisch daherkommende Begriff wird Ihnen sofort vertrauter, wenn ich Ihnen Beispiele aus der Natur aufliste und Sie bitte, diese als Strukturen zu begreifen: Wasserfälle, Wolken, die Flamme einer Kerze, Wirbel im Wasser eines Flusses bis hin zu Unwetter und Hurrikane. Diese dynamischen Strukturen wurden von dem eingangs erwähnten Ilya Prigogine um das Jahr 1970 herum „dissipative Struktur" genannt, um sie besser von den statischen Strukturen abzugrenzen. „Obwohl die dissipativen Strukturen schon lange vor der modernen Zivilisation, vor der Entwicklung der Wissenschaften und lange vor der Geburt Ilya Progogines weithin existierten, führte der Beitrag des Forschers zu einer enormen Erweiterung der modernen Wissenschaft, einschließlich der Physik, Chemie, Biologie und, für uns besonders entscheidend, der Medizin."[109] Akupunkturmeridiane mit ihren Punkten, Leitbahnen der Neuraltherapie, Triggerpunkte, neurolymphatische und neurovaskuläre Systeme mit ihren Punkten, Punkte der Verwertungsstörungen nach Sissi Karz/Riddle sind Beispiele dissipativer Strukturen, mit denen ich teilweise sehr effektiv arbeite. Hier wird ein Schwerpunkt der zukünftigen Medizin liegen. Auch Lebewesen sind als dissipative Strukturen zu begreifen.

Dissipativ bedeutet so viel wie „verstreut, verströmt, beweglich oder dynamisch". So begleiteten uns dissipative Strukturen schon lange, bevor ihnen die Wissenschaft ihren Namen gab und ihre Bedeutung erfasste. Für dissipative Strukturen gibt es viele Beispiele. Ein gewöhnlicher Wasserfall ist eines davon. Ein Wasserfall ist eine typische dissipative Struktur, denn er kann nur bei anhaltender Wasser- und Energiezufuhr bestehen. Der ständige Energiefluss erhält den Wasserfall aufrecht und verstreut („dissipiert") pausenlos Energie. Die Flamme der Weihnachtskerze ist eine weitere typische dissipative Struk-

---

[108]   Tanenbaum, 2007; S. 42
[109]   Zhang, 2007; S. 110

tur, die nur bei ständiger und andauernder Energiezufuhr besteht oder, anders ausgedrückt, ständig Energie in Form von Licht verströmt. Um dissipative Strukturen handelt
es sich auch bei der natürlichen Quelle, beim künstlichen Springbrunnen, beim Strudel in
einem Fluss, bei dem gefürchteten Hurrikan, den anmutigen Wolken am Himmel – Sie
sehen schon, wir könnten die Aufzählungen endlos fortsetzen. Auch der kurzlebige Blitz
ist eine Art dissipativer Struktur; doch verströmt er so viel Energie, dass er nur eine ganz
kurze Zeit existieren kann, solange nämlich, bis die gespeicherte Energie aufgebraucht ist.

Daraus folgt, dass Strukturen generell in zwei Kategorien eingeteilt werden können: statische und dissipative Strukturen. Um statische Strukturen handelt es sich bei ganz ge-
wöhnlichen Dingen, wie etwa Gebäuden, Bergen, Autos, Zügen oder Raketen, auch dann,
wenn sie sich in schneller Bewegung befinden. Wegweisend für die Unterscheidung zwischen statischen und dissipativen Strukturen ist die Tatsache, dass statische Strukturen
in abgeschlossenen Räumen existieren können, während eine solche Isolierung für alle
dissipativen Strukturen den Untergang bedeutet. Ein Auto, eine Rakete oder ein Zug können in einer Garage oder einem anderen abgeschlossenen Raum abgestellt werden. Sie
bleiben dann als statische Strukturen unverändert erhalten. Ein Wasserfall hingegen
verschwände augenblicklich, würde er von seinem Fluss getrennt werden. Was dissipative Strukturen ausmacht, ist die Tatsache, dass sie von Energie durchströmt werden.[110]

Ein typisches Beispiel für dissipative Strukturen in Lebewesen sind die Meridiane der
Akupunktur. Nach der Vorstellung der traditionellen chinesischen Medizin fließt in den
Meridianen das so genannte Chi – eine Art Lebensenergie. Für die Meridiane und diese
Art von Energie der Meridiane gibt es verschiedene Theorien.[111] Die biochemische Theo-
rie sieht die Meridiane als Teil des mechanischen Bezugssystems des Körpers. Sie stehen
demnach mit dem anatomischen System in Wechselwirkung. (Drs. Claude Darras und
Pierre De Vernejoul, Dr. Liu YK). Die bio-elektromagnetische Theorie bezieht sich auf die
Tatsache, dass der Körper ein elektromagnetisches Phänomen ist und auf die Forschungsergebnisse von Robert O. Becker über die Ströme in einem Gleichstromsystem,
das vom perineuralen, perivaskulären und perilymphatischen Gewebe, also dem Bindegewebe, ausgeht. Beckers Forschungen ergaben, dass nach Verletzungen im Gewebe ein
Gleichstrom fließt, der ein Halbleiterstrom ist, und „dass Zellen die Eigenschaften von
Halbleitern haben – ähnlich denen, die in integrierten elektrischen Schaltkreisen vorhanden sind. Das bedeutet, dass unsere Körper genau genommen Mini-Mikro-Schaltkreise
sind, integrierte Schaltkreise, die halbleitend funktionieren."[112] Die 1986 von Popp und
Chang entwickelte Stehende-Welle-Theorie sieht das gesamte Meridian System als ho-
lographisches Bild des Körpers. Die in den Meridianen fließende Energie entsteht demnach aus Überlagerungen so genannter Interferenzen aus Frequenzen des gesamten Körpers – Pulsfrequenz, Atemfrequenz, Frequenz der neuronalen Systeme und so weiter.
Auch hierbei geht es um elektrische und elektromagnetische Ströme sowie Verletzungs-
ströme. Die Bindegewebe-Theorie wird vor allem von Dr. William Tiller in seinem Buch
„Science and Human Transformation" erläutert. Die Meridiane liegen nach dieser Theorie

---

[110] Zhang, 2007
[111] Dale, 2013; S. 191-198
[112] Dale, 2013; S. 149

in einem so genannten flüssigen Netz des elektromagnetischen Feldes, wobei die Meridiane als Antennen für feinstoffliche Energien fungieren. Dadurch werden magnetische Vektorpotenziale zum Fließen angeregt, was wiederum das elektrische Feld aktiviert. Dadurch können feinstoffliche Energiesysteme des Körpers mit dem externen elektromagnetischen Feld kommunizieren. Besonders zu erwähnen sind russische Forschungen, die nachwiesen, dass Meridiane ein „Lichtverteilungssystem" seien. Werden die Meridiane als dissipative Struktur des elektromagnetischen Feldes aufgefasst, so lassen sich all diese Theorien und einzelnen Nachweise sinnvoll komplementär zusammenfassen.

Mit der Einbeziehung dissipativer Strukturen könnte so aus dem Blickwinkel der modernen Wissenschaft nicht nur wie oben dargestellt das geheimnisvolle Akupunktur-System rational fassbar gemacht werden. Auch viele andere uralte Heilmethoden wie das vedische System der Chakren mit seinen Nadis, die von den Menschen des Altertums intuitiv entdeckt worden waren, werden durch die Erkenntnisse der dissipativen Strukturen wissenschaftlich nachvollziehbar.

Bei den Organen der Lebewesen nur von statischen Strukturen zu reden, wäre sicher nicht zutreffend. Hier liegt der entscheidende Unterschied zu einer Maschine. Mehr und mehr bietet sich als Beschreibung für Organe, Gefäße, Bindegewebe und alle anderen festen Bestandteile von Lebewesen die Bezeichnung „materialisierte dissipative Struktur" an. Herzschlag, Puls und Atemfrequenz sowie Tag-Nacht-Wechsel sind offensichtliche schwingende Rhythmen der Organismen. Weniger offensichtlich ist zum Beispiel der Rhythmus des „programmierten Zelltodes", der die Lebensdauer der Zellen im menschlichen Körper begrenzt: z. B. werden rote Blutkörperchen alle 120 Tage komplett ausgetauscht. Auch unsere Organe unterliegen diesem rhythmischen Ab- und Aufbau. Es liegt demnach nahe, für den Organismus Begriffe wie Rhythmus und Harmonie zu benutzen und insofern sehen wir, dass „der Mensch schwingt". Erinnern Sie sich noch an Plancks außergewöhnliche Begabung für die Schwingungen der Musik? Steigen wir im Organismus herab in seinen Mikrokosmos, so gelangen wir über Moleküle zu Atomen, Elektronen und Quanten, den Biophotonen. Photonen sind nichtmaterielle Teilchen des elektromagnetischen Feldes. Wir erkennen hier eine Brücke zwischen dissipativer Struktur und Schwingungen des elektromagnetischen Feldes. Der Mensch ist eine dynamisch-dissipative Struktur im elektromagnetischen Feld. Unser Körperliches ist in Materie geformte Schwingung dynamisch-dissipativer Strukturen. Quantenphysik eben.

Die dissipative Struktur ist auch hilfreich, um die Mechanismen und Reaktionen der Neuraltherapie zu verstehen. Wie bei der Akupunktur wird in der Neuraltherapie mit dissipativen Strukturen des elektromagnetischen Körperfeldes gearbeitet. Auch universitäre Medizinbereiche erhoffen sich verbesserte Therapiemöglichkeiten unter der Berücksichtigung dissipativer Strukturen, des kohärenten Lichts. So entwickelten Freiburger Forscher ein Implantat, das mithilfe eines Lasers – mithilfe parallel gebündelten kohärenten Lichts – einzelne Nervenzellen steuert, indem es einzelne Nervenzellen gezielt ein- und ausschaltet. Mit dem Mikroimplantat konnte das Forschungsteam durch Lichtimpulse Nervenzellen im Gehirn gezielt in ihrer Aktivität beeinflussen.

„Dass die Forscher Nervenzellen mithilfe von Licht verschiedener Farbe (Anmerkung: Verschiedene Farben entsprechen unterschiedlichen Wellenfrequenzen d.h. unterschiedlichen Energien) in ihrer Aktivität hemmen und erregen können, ist einer neuartigen gentechnischen Methode zu verdanken. In der so genannten Optogenetik werden Gene aus bestimmten Algen in die Erbinformation eines anderen Lebewesens, beispielsweise einer Maus, eingeschleust. Die Gene erzeugen lichtgesteuerte Poren für geladene Teilchen in der Zellmembran. Diese zusätzlichen Durchlässe erlauben es, die elektrische Aktivität der Zellen zu steuern. Doch erst das neue Implantat aus Freiburg und Basel macht dieses Prinzip für Neurowissenschaftler anwendbar. (...) Und im Gegensatz zu bisher entwickelten Sonden kann es am selben Ort für die genetische Veränderung nötige Substanzen einspritzen, Licht zur Steuerung der Zellen abgeben und den Effekt an mehreren elektrischen Kontakten messen."[113]

1.4.3 Leben als Information

Unter dem Begriff „Information" können wir – ganz im Sinne unseres gewonnenen Verständnisses der Komplementarität – Unterschiedliches verstehen. Meinen wir den Auskunftsstand im Museum, der uns mit seinen Informationsbroschüren Wissen über die aktuelle Ausstellung vermittelt, den Brief eines Freundes, der uns von der Geburt seines Kindes berichtet oder die Akten auf unserem Schreibtisch, aus denen wir nützliche Informationen zu unserer Arbeit ziehen? Oder meinen wir eine messbare Informationsmenge, deren Gehalt sich durch die Anzahl der Zeichen und die Mitteilung getroffener Entscheidungen definiert?

Zweifellos finden sich Parallelen zwischen den umgangssprachlichen Verwendungen der ersten Beispiele und der zunächst etwas kompliziert erscheinenden wissenschaftlichen Definition des letzten Beispiels. Schauen wir uns zunächst den Begriff Information an, wie wir ihn aus dem Alltag kennen:

> „Man spricht von Information, wenn Tatbestände oder sonstige Inhalte durch sprachliche oder andere Zeichen repräsentiert sind und in dieser Form für einen noch nicht informierten Empfänger zur Verfügung gestellt werden. Ein ‚Informationszusammenhang' besteht aus drei Gliedern: dem Informationsinhalt, dem Informationsträger (Bild oder Zeichen oder sprachliche Formulierung) sowie dem noch nicht informierten Empfänger. Die eigentliche Funktion der Information: Sie behebt oder vermindert die Unsicherheit des Empfängers."[114]

Dieser hier angeführten Definition von Bernhard Hassenstein fehlt der informierte Sender, der den Informationsinhalt auf einem Informationsträger dem nicht informierten Empfänger zur Verfügung stellt, um dessen Informationsdefizit auszugleichen. In einem Informationprozess gibt es zwischen Sender und Empfänger eine Informationsdifferenz. Diese Differenz zwischen den Beteiligten kann als ein Informationsgefälle bzw. mit einem aus diesem Gradienten resultierenden Informationsfluss dargestellt werden. Genauer genommen stellt dieses Informationsgefälle einen Gradienten dar, der uns sowohl bei den

---

[113] http://news.tf.uni-freiburg.de/nc/single-news/artikel/598/lichtschalte.html

[114] Forschungsbeispiele aus der Biologischen Kybernetik von Bernhard Hassenstein; http://www.bernhard-hassenstein.de/literatur_online/Forschungsbeispiele-Biologische-Kybernetik

dissipativen Strukturen als Gradient von Energie beim Wasserfall oder von Temperatur bei Wind als auch in energetischen Feldern wie zum Beispiel im elektromagnetischen Feld begegnet.

Neben seiner umgangssprachlichen Verwendung ist der Begriff Information zugleich Grundlage einer mathematischen Theorie: der Informationstheorie. Verschiedene Wissenschaftler waren an der Entwicklung dieser Theorie und der Einführung eines wissenschaftlichen Informationsbegriffes beteiligt. In erster Linie handelt es sich hierbei um die Mathematiker R. A. Fisher und Norbert Wiener sowie um den Ingenieur Claude Shannon. Shannon gilt hierbei als der eigentliche Schöpfer der wissenschaftlichen Informationstheorie.

Schon als Kind bastelte Claude Shannon aus den Drähten, die 1920 das Weideland seines Elternhauses in Michigan umgaben, seine eigene Telegrafenverbindung und morste Nachrichten an den Nachbarjungen. „Ihm gefiel die Idee eines Verschlüsselungssystems – nicht nur der Geheimcode als solcher, sondern Verschlüsselung in einem allgemeineren Sinne: Wörter oder Symbole oder Zeichen, die für andere Wörter oder Symbole oder Zeichen standen. (...) Er besaß Baukästen, bastelte Modellflugzeuge, löste Kryptogramme (...) und las (...). Eine Kurzgeschichte, die ihn besonders faszinierte, war Edgar Allan Poes ‚Der Goldkäfer'." Poe beschreibt eine Kette von Zahlen und Symbolen und geleitet den Leser durch jede Windung ihrer Verschlüsselung und Entschlüsselung. „Die Lösung führt zum Goldschatz, aber der interessierte eigentlich niemanden so richtig. Die Faszination lag im Code, im Geheimnisvollen und in der Entschlüsselung."[115] Dieses spielerische Interesse an der Informationsübertragung machte Shannon zum Beruf: sowohl in der Forschungsabteilung des amerikanischen Telefonkonzerns AT&T Bell Labs als auch bei der kryptographischen Ver- und Entschlüsselung von Codes im Auftrag des amerikanischen Geheimdienstes. Hier liegt der historische Rahmen der Entwicklung der Informationstheorie:

Von Kryptographie zu Informationstheorie

„Zu Beginn des Jahres 1943, als der Zweite Weltkrieg in vollem Gang war, trafen sich zwei gleichgesinnte Denker – Claude Shannon und Alan Turing – täglich zur Teestunde in der Cafeteria von Bell Labs, wobei sie allerdings nie über ihre jeweilige Arbeit sprachen, da diese geheim war. Beide waren Kryptoanalysten. (...) Nachdem Turing (...) einen heimlichen Triumph mit der Entschlüsselung von „Enigma" erzielt hatte – dem Code, den das deutsche Militär für kritische militärische Nachrichten (einschließlich Signale an U-Boote) verwendete -, war er mit der Queen Elizabeth nach Amerika gekommen;" (...) Shannon habe an dem X-System gearbeitet , das zur Verschlüsselung von Gesprächen zwischen Franklin D. Roosevelt im Pentagon und Winston Churchill in seiner geheimen Kriegskommandozentrale (...) verwendet worden war. Mithilfe dieses Systems sei das analoge Stimmsignal 50-mal pro Sekunde abgefragt – womit es ‚quantisiert' beziehungsweise ‚digitalisiert' wurde (Anmerkung: d.h. zunächst von dem Inhalt abhängig analysiert) – und durch die Anwendung eines Zufallsschlüssels verzerrt, der stark den Stromkreisgeräuschen ähnelte, mit denen die Ingenieure so vertraut waren. (...) „Später wurde klar, dass die beiden Männer, jeder auf seiner Seite des Atlantiks, mehr als jeder andere

---

115 Gleick, 2011; S. 187

dazu beigetragen hatten, die Kryptographie von einer Kunst in eine Wissenschaft zu verwandeln (...)"[116]

Auch in Organismen werden Codes benutzt. Es werden offensichtlich Informationen verschlüsselt, entschlüsselt und transportiert; und sei es lediglich als Eiweißmoleküle in Form der Neurotransmitter im Nervensystem oder als Hormone in den Blutbahnen – also bereits auf einer rein materiellen Ebene, bei der zunächst die Zusammenhänge mit Elektronen, Photonen und Quanten nicht offensichtlich ist:

„Die beiden wesentlichen Organsysteme für die Fernsteuerung und Signalübertragung im lebenden Organismus sind die Hormone und das Nervensystem." Dabei seien die Nerven die Vermittler zwischen all unseren Sinnesorganen und dem Gehirn einerseits sowie zwischen dem Gehirn und Rückenmark und den Muskeln andererseits. Mit ihrer Hilfe würden die Meldungen über aufgenommene Reize von den Sinnesorganen an das Gehirn übertragen, und von hier vermittelten sie die Befehle an die Körperperipherie, also z. B. die Auslösung bestimmter Bewegungen. „Für Sinnesmeldungen wie für Befehle wird in den Nerven die gleiche Zeichensprache aus elektrischen Impulsen benutzt, und zwar die monotonste aller Zeichensprachen, die möglich ist: Sie besteht aus kurzen, nur etwa 1/1000 Sek. langen Einzelimpulsen gleicher Dauer und gleicher Intensität." Das Einzige, was sich ändere, das Einzige, was die Information über Reizstärken und Befehle abbilden könne, sei eine wechselnde Häufigkeit dieser ewig gleichen Impulse, also ihre variierende Frequenz über eine Frequenzmodulation. Es sei eine kaum glaubliche, ja fast unheimliche Vorstellung, dass die unvergleichliche Vielfalt unseres Erlebens, all dieser Reichtum an Nuancen — von Lichtern, Farben und Formen über den Klang von Stimmen und Geräuschen bis zum Bukett eines Glases Wein und zum Wohlgefühl eines warmen Bades, — dass die Meldungen für all dies in unseren Sinneszellen in eine Signalsprache übersetzt würden, die in allen Fällen die gleiche sei, monotoner noch als das Morsealphabet, und dass diese Signalsprache dann die einzige Grundlage sei, diesen ganzen Reichtum in unserem subjektiven Erleben wieder — oder überhaupt erst — entstehen zu lassen. „In der gleichen genormten Signalsprache ist auch noch unsere gesamte Aktivität ausgedrückt, von der Körperbeherrschung des Sportlers über die Bewegungen der Hände eines Pianisten bis zur Stimmgebung des Konzertsängers."[117]

Wie erwähnt, verwendet die Umgangssprache den Ausdruck „Information", wenn Tatbestände oder andere Inhalte sprachlich oder durch sonstige Zwischenträger repräsentiert sind und in dieser Form für vorher noch nicht informierte Empfänger bereitstehen. In der Kybernetik dagegen ist der Informationsgehalt eines Vorkommnisses, Symbols oder Signals gleichbedeutend mit einer quantitativen Angabe über die Wahrscheinlichkeit, mit der es dort, wo es aufgetreten ist, zu erwarten war. Diese Gemeinsamkeit aber, die vorgegebene Unbestimmtheit, ist beim wissenschaftlichen, kybernetischen Informationsbegriff über die Bedeutung der Umgangssprache hinausgehend quantifiziert worden. „Umgangssprachlich gibt es nur die Alternativen ‚nicht informiert' oder ‚informiert'. An deren Stelle

---

[116] Gleick, 2011; S. 225-226
[117] Hassenstein, 1966; S. 38

tritt bei dem wissenschaftlichen Begriff der Information der zahlenmäßig erfasste Wahr-
scheinlichkeitsgrad des ins Auge gefassten Ereignisses."[118]

Eines der grundlegenden Gesetze von Information in diesem Kontext besagt, dass der
Informationsgehalt eines Zeichens, mit seiner Seltenheit zunimmt, wie zum Beispiel bei
den Buchstaben des Alphabets. Der Biokybernetiker Bernhard Hassenstein nähert sich
den so genannten Bits als Einheiten dieses letztgenannten wissenschaftlichen Informati-
onsbegriffs über unsere sprachliche Struktur: „Einen geschriebenen Buchstaben kann
man formal als eine ‚Entscheidung für eine unter 29 Möglichkeiten bezeichnen, ebenso
wie ein Wurf mit dem Würfel eine von sechs Personen auswählen kann. Daraus ergibt
sich auch die Anzahl der Bit, die in einem Buchstaben enthalten sind."[119] Um Bits als Einheit der Informationsmenge besser zu veranschaulichen, beschreibt der Biokybernetiker
Hassenstein diese Erkenntnis mit einer persönlichen Geschichte, die mit dem Potenzgesetz der Netzwerkwissenschaften des vorherigen Abschnitts zusammenhängt:

„Vor einigen Jahren war ich in Buenos Aires, um dort Gastvorlesungen über biologische
Kybernetik zu halten, während gleichzeitig in der Familie meines Bruders ein ‚freudiges
Ereignis' erwartet wurde. Ich rechnete deshalb mit der Möglichkeit einer entsprechenden
telegraphischen Benachrichtigung. Dabei kam mir der Gedanke, dass das Telegramm
mich zwar erreichen — dass die Adresse also zutreffend übertragen werden würde —
dass aber der Text bei der Übertragung von Erdteil zu Erdteil derartig verstümmelt werden könnte, dass nur noch ein einziger Buchstabe übrigbliebe. Bei diesem Gedankenspiel
wurde mir klar, dass es in diesem Falle von entscheidender Bedeutung sein würde, ob
dieser einzige erhaltene Buchstabe ein in der deutschen Sprache selten oder häufig vorkommender Buchstabe sein würde. Denn nur ein selten vorkommender Buchstabe hätte
mir die erwünschte Information doch noch bringen können: Ein j (an 26. Stelle der Häufigkeitsskala) hätte auf alle Fälle nur bedeuten können, dass ein **Junge** angekommen sei.
Ein ä (Nr. 24 der Häufigkeitsskala) hätte mir mit der gleichen Sicherheit die Geburt eines
Mädchens angezeigt, und ein z (17. Buchstabe der Häufigkeitsreihe) hätte eindeutig die
Ankunft von **Zwillingen** gemeldet. Wenn jedoch etwa nur ein e übrigbleiben würde —
also der am häufigsten verwendete von allen 29 Buchstaben —so würde ich gar nichts
erfahren, denn ein e kommt in allen drei Wörtern: **Junge, Mädchen und Zwillinge**, vor.
Das gleiche hätte für den zweithäufigsten Buchstaben, das n, gegolten. An diesem Beispiel
wurde mir anschaulich, dass seltene Zeichen tatsächlich mehr Information tragen als
häufig verwendete. Natürlich lässt sich das Beispiel nicht als Beweis für diese Regel verwenden, denn die Zahl der hier in Betracht kommenden Wörter ist viel zu klein, um die
Möglichkeit eines Zufalls auszuschließen. Das grundsätzliche Prinzip wird durch dieses
Beispiel aber richtig wiedergegeben."[120]

Mit voranschreitender Beeinflussung und Verschmelzung von Physik und Informationstheorie stimmen mittlerweile viele Physiker, Biologen und Computerwissenschaftler
darin überein, dass ein Bit ein Elementarteilchen einer anderen Art ist. „[...] nicht nur

---

[118] Hassenstein, 1966; S. 38
[119] Hassenstein, 1966; S. 38
[120] Hassenstein, 1966; S. 38

winzig klein, sondern abstrakt, eine binäre Zahl, eine Schaltung, ein Ja oder Nein. Es ist (materiell) unwirklich, substanzlos; Als Wissenschaftler Informationen schließlich begreifen, fragen sie sich, ob sie vielleicht etwas Primäres sein könnte: elementarer als die Materie selbst. Sie vertreten die These, ein Bit sei der nicht weiter reduzierbare Kern, und die Informationen bilden den Kern der eigentlichen Existenz. In einem Brückenschlag zwischen der Physik des 20. Und des 21. Jahrhunderts fasste John Archibald Wheeler, der letzte Physiker, der mit Einstein und Bohr zusammengearbeitet hatte, dieses Programm in einen orakelhaften Einsilber: *It from Bit* – Materie aus Bits.[121]

Nach der Ansicht von John Archibald Wheeler basiert Materie also auf Information. Wie wir bereits an anderen Stellen gesehen haben, sollten wir diese Aussage in den entsprechenden Kontext setzen. So gesehen handelt es sich bei der Aussage *It from Bit* um einen sehr wichtigen Aspekt der Materie, der komplementär zu anderen Sichtweisen gesehen werden muss. Es geht doch letztlich darum, dass Materielles und Nichtmaterielles zwei Seiten ein und desselben sind, in unserem Fall des Lebens. Denn in jeder Materie steckt auch Information; insbesondere wenn sich diese Materie (gerichtet/gezielt) bewegt. Konkret heißt *It from Bit* für uns, dass Elektronen, Photonen und andere Elementarteilchen mit ihren Eigenbewegungen (Spin) Datenbits speichern. Das heißt auch, dass jedes Mal, wenn elementare Teilchen in Wechselwirkung miteinander treten, eine Veränderung von Bits stattfindet. Damit sind messbare physikalische Elementarteilchen (Quantität) und deren Informationsgehalt (Qualität) untrennbar miteinander verbunden, komplementär. Information ist demnach Bit und Bedeutung zugleich, Quantität und Qualität in einer „gequantelten" Auskunft eines Senders an einen Empfänger.

In der Natur geschieht, wie wir bereits in Kapitel 1.1. gesehen haben und im folgenden Abschnitt noch sehen werden, weitaus mehr als Charles Darwin angenommen hatte. Denn was für die Materie gilt, gilt erst recht für die Evolution. Auch in der Evolution geht es um Information. Ein anschauliches Beispiel dafür ist die Endosymbiose, die Sie in Kapitel 1.1 kennen gelernt haben. Ein zweites Beispiel für einen dynamischen Informationsaustausch, der zu evolutionären Veränderungen führte, sind die endogenen Retroviren. Viren, die wir seit Jahrmillionen in uns tragen – als virale DNA, die einen großen Teil des menschlichen Genoms ausmacht und die Retroviren dort einbauten, als sie unsere Vorfahren infizierten („humane endogene Retroviren / HERV"). Beide, Endosymbionten und Retroviren, erzählen eine andere, kreative, wechselwirkende, beziehungsbestimmte Geschichte der Evolution. Es ist eine Geschichte, die mit dem Austausch von Informationen zwischen verschiedenen Spezies beginnt. Die Evolution selbst sei „[...] ein ständiger Informationsaustausch zwischen dem Organismus und seiner Umgebung."[122] Lassen Sie uns diese Aussage genauer anschauen: Wir haben festgestellt, dass *It from Bit* konkret für uns heißt, dass Elektronen, Photonen und andere Elementarteilchen mit ihren Eigenbewegungen (Spin) Datenbits speichern und dass dies gleichzeitig heißt, dass jedes Mal, wenn elementare Teilchen in Wechselwirkung miteinander treten, eine Veränderung von Bits stattfindet. Diese Wechselwirkungen finden in Lebewesen statt, die aus Atomen, Elektronen und Photonen aufgebaut werden. Da es sich bei dem ständigen Informationsaus-

---

[121] Gleick, 2011; S. 16-17

[122] Gleick, 2011; S. 15

tausch zwischen dem Organismus und seiner Umgebung, wie vorher erwähnt, um eine gequantelte Auskunft eines Senders an einen Empfänger handelt, ist die Evolution eine Geschichte der Wechselwirkungen zwischen Elementarteilchen und damit auch eine Quanteninformationsgeschichte.

Damit haben wir nicht nur unsere Ausgangsfrage „Was ist Leben?" im Sinne des Modells der KörperInformatik besser beantwortet, sondern sind auch unserem Ziel nahe gekommen, Quantenphysik zu veranschaulichen, ohne sie bis in ihre tiefsten Tiefen zu durchdringen. Unser Weg hat uns von der Kybernetik und deren Anwendung im Mitochondrom und im Stoffwechsel über die Wirkungen der Elektronen und Photonen in einem Schichtenmodell mit seiner Komplementarität und seinen Informationen zur Quantenphysik geführt. Aus dieser neuen, zusätzlichen aber auch ganz anderen Perspektive – dass Materie tatsächlich aus Information entstehe – plädiert der kanadische Physiker Christopher A. Fuchs dafür, Quantenmechanik ganz neu zu betrachten: als Quanteninformationstheorie: „Der Grund dafür ist einfach, und wie ich meine, unausweichlich. Bei der Quantenmechanik ging es schon immer um Information; die Physikergemeinde hat das nur vergessen."[123]

Was für die „Physikergemeinde" zutrifft, gilt umso mehr für Biologen und Mediziner, die diese wissenschaftlichen Grundlagen in ihrer Arbeit anwenden. Es ist notwendig, sich diese Perspektive vor Augen zu führen und zu beachten, um diese dann zu berücksichtigen, zu integrieren und anzuwenden. Der Grund dafür ist denkbar einfach: Berücksichtigen Ärzte mehr als bisher die quanteninformationsrelevanten Prozesse der Informationsverarbeitung und -speicherung im Organismus bei der Diagnostik und Therapie in der täglichen Praxis, steigt die Erfolgsquote bei der Behandlung bedeutend. Der Biokybernetiker Bernhard Hassenstein erklärt uns warum: Der Informationsbegriff sei die gedankliche Klammer, „welche die technischen und biologischen Teildisziplinen der Kybernetik zusammenfasst, ihre gemeinsame Wurzel erkennen lässt und ihre Probleme in einer gemeinsamen Sprache zu formulieren gestattet."[124]

1.4.4 Zusammenfassung

Bei unserem Puzzle zu der Frage „Was ist Leben?" hatten wir außen bei den Rändern des Puzzles begonnen und uns dann von außen nach innen bewegt. Erst haben wir die Eckpfeiler zusammengefügt: Wir haben gesehen, wie Genetik, Biochemie und Kybernetik ineinander greifen und die Eckpfeiler des Puzzles durch die Quantenphysik vervollständigt. Davon ausgehend haben wir uns weiter vorgearbeitet: über die Ränder nach innen. Mal haben wir an unterschiedlichen Stellen ein Teil ergänzt. Wir haben festgestellt, dass Leben Wechsel zwischen Materiellem und Nichtmateriellem ist. Hervorzuheben ist dabei die Besonderheit der Kybernetik und der Netzwerkwissenschaft, die ähnlich der Komplementarität einerseits eine Ebene in diesem Schichtenmodell darstellt, aber zugleich eine Metaebene ist, die den Blick auf alle anderen Ebenen eröffnet. Sie ist sowohl eine

---

[123] arXiv:quant-ph/0205039v1 8 May 2002/ Quantum Mechanics as Quantum Information (and only a little more) Christopher A. Fuchs/ Computing Science Research Center/ Bell Labs, Lucent Technologies/ Room 2C-420, 600–700 Mountain Ave./ Murray Hill, New Jersey 07974, USA

[124] Hassenstein, Naturwissenschaft und Medizin". 3. Jahrgang 1966, Nr.13, S. 38

eigene Perspektive, die neben anderen Betrachtungsweisen steht, als auch gerade die „Lesebrille", die es uns erlaubt, die verschiedenen Betrachtungsweisen zu vernetzen, um ein Gesamtbild zu erhalten. Im Zuge dieses Ganges entwickelten wir einen Blick auf die Idee des Schichtenmodells bzw. der Komplementarität. Mit dem Puzzlestück *Information* haben wir zudem eine Perspektive auf unser Gesamtpuzzle hinzugewonnen. Informationsverarbeitung und Informationsspeicherung beruhen sowohl auf der Wechselwirkung zwischen Elementarteilchen wie Elektronen, Photonen und Bits innerhalb des Organismus als auch zwischen dem lebenden Organismus und der Umwelt. Dazu gehört auch, dass Sender und Empfänger durch Resonanz miteinander in Beziehung treten. Insgesamt ermöglichte uns dies wiederum einen Blick auf die Geschichte des Lebens als die Geschichte von Symbiose, Wechselwirkung und Austausch – ein Verständnis im Sinne eines dynamischen Lichts der Wechselbeziehungen und Vernetzungen.

Wichtige Bestandteile der Grundlagenwissenschaften sind heute die Dynamik von Netzwerken, sowie von Informationsaustausch und Informationsspeicherung – von Informationsverarbeitung:

> „Heute können wir erkennen, dass Informationen unsere Welt antreiben: Sie sind das Blut, unser Treibstoff, das Vitalprinzip des Lebens. Sie durchdringen die Wissenschaften von der untersten bis zur höchsten Ebene und transformieren jeden Wissenszweig. Die Informationstheorie begann als Brücke zwischen der Mathematik und der Elektrotechnik und erstreckte sich von dort bis zur Computertechnik." Was im anglophonen Raum als computer science, Computerwissenschaften, bezeichnet wird, kennt man im sonstigen Europa unter dem Begriff Informatik. Selbst die Biologie ist inzwischen eine Informationswissenschaft, ein Fach der Botschaften, Anleitungen und Schlüssel. Gene enthalten eingeschlossene Informationen und ermöglichen Verfahren, diese einzulesen und auszulesen. Das Leben breitet sich über Netzwerke aus. „Der Körper selbst ist ein Organismus der Informationsverarbeitung. Nicht nur das Gehirn, sondern jede einzelne Körperzelle stellt einen Informationsspeicher dar." Kein Wunder, dass die Genetik neben der Informationstheorie floriert. Die DNS ist das grundlegende Informationsmolekül, der am höchsten entwickelte Verarbeitungsmechanismus auf Zellebene – ein Alphabet und ein Code, 6 Milliarden Bits, die den Menschen ausmacht. „Im Kern eines jedes Lebewesens befindet sich nicht das Feuer, nicht der warme Atem und kein Lebensfunke", führte der Evolutionstheoretiker Richard Dawkins aus, „sondern Informationen, Wörter, Anleitungen (...) Wenn Sie das Leben verstehen wollen, betrachten Sie Informationen nicht als vibrierende, pulsierende Gele und Schlämme, sondern als Informationstechnologie." Die Zellen eines Organismus sind demnach Knoten in einem üppigen, ineinander verflochtenen Kommunikationsnetzwerk, dem NetzwerkMensch „(...) das ständig Signale überträgt und empfängt, verschlüsselt und entschlüsselt. Die Evolution selbst ist ein ständiger Informationsaustausch zwischen dem Organismus und seiner Umgebung." [125]

Diese erweiterte Perspektive von Zellen als Knotenpunkte in einem verwobenen, verlinkten Kommunikationsnetzwerk der Informationen, durch die diese Informationskreisläufe

---

[125] Die vorangehenden Ausführungen einschließlich entnommener Zitate sind verändert nach Gleick, 2011; S. 14

zu einer selbstorganisierten ganzheitlichen „Einheit des Lebens" werden, eröffnet uns den Weg zum folgenden Abschnitt: „Descartes Update". In diesem Abschnitt werden wir die Informationsverarbeitung in Lebewesen als eine der grundlegenden und bisher zu wenig beachteten Eigenschaft der Organismen kennen lernen. Dass mit der erweiterten Perspektive auch eine Erweiterung des Bewusstseins einhergeht, ist die logische Konsequenz aus dem Wechselspiel zwischen Materiellem und Nichtmateriellem, zwischen klassischer und Quantenphysik. Mit dem Bewusstsein werden wir uns am Ende dieses Buches beschäftigen. Diese Schlussfolgerung ist aber jetzt schon ein notwendiges „Update" zu dem Glaubenssatz, der seit René Descartes – trotz überwältigender wissenschaftlicher Fakten – noch immer fest in der naturwissenschaftlichen Praxis, insbesondere im medizinischen Alltag bei Diagnose und Therapie verankert ist. Dabei handelt es sich um den Glaubenssatz, dass bei der Beschreibung der Lebenswirklichkeit es ausreiche, die Welt in ihre einzelnen materiellen Objekte zu zerlegen, ohne komplementäre Sichtweisen zu berücksichtigen.

Sowohl die Ausführungen zur Kybernetik und Netzwerkwissenschaften als auch zu den mitochondralen Funktionen und nicht zuletzt zu der übergreifenden Thematik der Quantenphysik brachten uns zu Überlegungen der Bedeutung von Information und Informationsverarbeitung. Diese Informationsebene stellt somit eine Metaebene für alle bisher angesprochenen Bereiche dar – sie verbindet sie. Informationsnetzwerke wie das Internet sind uns aus dem Alltag bekannt – wir können und werden uns unser Wissen in diesem alltäglich technischen Bereich zu Nutze machen, um das „NetzwerkMensch" und das „Netzwerk Leben" zu verstehen. Um die Vorgänge in Lebewesen besser und auf neue ertragreiche Weise erfassen zu können, ist es notwendig, die Informationsebene zu berücksichtigen. Dies versetzt uns in die Lage, wissenschaftlich fundiert und faktenbasiert den Patienten besser helfen zu können. Diese Grundmotivation steht hinter meinen Bemühungen, den menschlichen Organismus im Sinne der Informationsverarbeitung zu verstehen und ein „Update der Medizin" durchzuführen – ein Update, das ein einheitliches Gesamtbild der Wissenschaft gibt und welches den aktuellen Stand der umfassenden Menge an biologischen und medizinischen Detailkenntnissen zusammenzusetzen vermag. Solch ein Update stellt die wissenschaftliche Grundlage einer Medizin dar, die sich ganzheitlich nennen könnte. Erinnern wir uns: „Diagnostisches und therapeutisches Handeln kann, genau betrachtet, nur *wissenschaftlich* genannt werden, wenn es auf einem Verständnis der Lebensvorgänge gründet, das faktenbasiert, rational und wissenschaftlich die Vielzahl an Detailerkenntnissen zu einem Ganzen vereinigt." Wir müssen uns mit theoretischen Umorientierungen beschäftigen: ein Beispiel für solch eine theoretische Umorientierung soll das folgende „Descartes Update" zeigen.

Im Folgenden also werden wir die naturwissenschaftliche Geschichte unserer heutigen Wirklichkeitsauffassung rekonstruieren und kommentieren. Dabei werden wir einen Blick auf die Entwicklung der Naturwissenschaft und deren Wechselwirkungen zwischen klassischer Physik mit der Technik und Wirtschaft sowie weitere Erkenntnisse der Quantenphysik werfen. Die Ausführungen münden schließlich in den Vorschlag eines „Updates" unseres theoretischen und praktischen Verständnisses, das uns den Weg für neue Sichtweisen eröffnet.

1.5 Descartes Update

Schon lange, bevor René Descartes mit seinem Körper-Geist-Dualismus in den Naturwissenschaften ein mechanistisches Weltbild in Gang setzte, das bis heute in Form der Auftrennung in Körper, Geist und Seele fortwirkt, beschäftigte Philosophen die Frage, welche Grundprinzipien dem Leben zugrunde liegen. Bereits ganz am Anfang des Buches habe ich ein wenig von der Bedeutung und Verknüpfung einer mechanistischen und kausalen Auffassung für unser Vorhaben erläutert. Nun widmen wir uns mit unserem durch die letzten Abschnitte erweiterten Hintergrund diesen Zusammenhängen erneut.

Um die Wirklichkeit des Lebens zu erklären, entwickelten Mathematiker und Philosophen verschiedene Modelle – vor Descartes und auch lange nach ihm. Die meisten dieser Modelle beruhten auf den Prinzipien von Kausalität und einem daraus folgenden Determinismus. Das Phänomen Leben wurde (und wird) demnach als ein aus einzelnen miteinander kausal im Zusammenhang stehenden Teilen beschrieben. Die Einzelteile sind dabei durch ihre Kausalzusammenhänge genauso Ergebnis anderer – je nach Fragestellung feingliedrigerer oder zeitlich vorgelagerter – Phänomene, so wie das Ganze im Endeffekt das Ergebnis oder auch Wirkung der Summe aller Einzelteile darstellt. Das „Wie" des Lebens wird also mit den Kategorien „Kausalität-Ursache-Wirkung" beschrieben und dementsprechend kann auf die Frage „Was ist das Leben" nur mit einer Auflistung der Summe kausaler Einzelteile geantwortet werden, die nach dieser mechanistischen Vorstellung das „Wie" des Lebens ausmachen. Descartes *cogito ergo sum* (Ich denke also bin ich) ist eines der berühmtesten Beispiele einer kausal-dualistischen Antwort auf die Frage der Wirklichkeit (des Lebens). Die Antwort des Philosophen bestand in der Auffassung, dass das Denken die Basis der erlebten Wirklichkeit ist und diese sich demnach von gedanklichen Prozessen ableitet. Ergebnis dieses Gedankenganges ist also auch, dass sich unser eigenes Bewusstsein hier eine Auffassung der Wirklichkeit wählt. Lassen Sie uns ein wenig mehr auf die Spuren dieser Auffassung und damit zu den Wurzeln und historischen Wege menschlicher Wirklichkeitstheorien gehen.

1.5.1 Demokrit: Die Welt in atomaren Teilchen

Wir setzen unsere Geschichte bei einem abendländischen Denken an, das im 4. Jahrhundert v. Chr. bei der Atomphilosophie des griechischen Naturphilosophen Demokrit seinen Ausgang nahm. Auf dieser Grundlage manifestierte sich dieser Ansatz im 17. und 18. Jahrhundert durch Newtons Bewegungsgesetze und mündete im 20. Jahrhundert in der naturwissenschaftlichen Erforschung der Atome.

Mit seiner Atomphilosophie begründete Demokrit eine Wirklichkeitsdeutung, deren Auswirkungen bis heute unser Denken bestimmen. Seine Theorie der Realität fußt auf der Idee, dass alles, was wir in unserer Umwelt vorfinden, „[...] alles Greifbare, Fassbare, Sichtbare, alles Stoffliche, alles Materielle [...]"aus einer Vielzahl „[...] winziger Körperchen

[...]" bestehe.[126] Demokrit war der Erste, der diese „Körperchen" als Atome bezeichnete (griechisch:„die Unzerschneidbaren").

Demokrit: Atome als Ursache der objektiven Wirklichkeit

„Mit dieser Bezeichnung unterstrich er die Überzeugung, dass diese winzigen Bausteine der Materie letzte, unzusammengesetzte Teilchen seien: unzusammengesetzt, daher un-veränderlich, unzerstörbar, unerzeugbar. Indem diese Atome sich im sonst leeren Raum dahin bewegen, bei ihren Zusammenstößen miteinander in Wechselwirkung treten – wir könnten heute ganz kurz sagen: nach den Gesetzen der Mechanik -, vollzieht sich ein un-geheuer verwickeltes Ganzes von Atombewegung. Diese Bewegung der Atome ist nach Demokrit das eigentlich Wirkliche: die objektive Wahrheit, die objektive Wirklichkeit, von der uns unsere groben Sinne ein nur stark getrübtes und bunt verschleiertes Bild ge-ben."[127]

Atome werden im Zitat unter anderem auch mit der Eigenschaft „unerzeugbar" charakte-risiert. Das heißt, dass Atome nicht die Wirkung einer Ursache, sondern die letzte Ursa-che sind. Deswegen ist der Gedankengang von den Atomen zum Ganzen kausal möglich. Aus ihm folgert der Determinismus mit seiner Vorhersagbarkeit aufgrund linearer Glei-chungen und Formeln.

Als die „unerzeugbaren" Grundteilchen unserer Wirklichkeit bilden die Atome damit die Letztursache im Gedankenmodell des Kausalismus: sie sind selbst nicht Wirkung anderer Ereignisse oder Prozesse, sondern bilden die basale Schicht, aus der sich jeder Sachver-halt, Prozess, jedes Ereignis ableiten lässt. Eine vielleicht nicht auf den ersten Blick auffal-lende Konsequenz aus dieser Auffassung eines Prinzips der Letztursache ist allerdings das, was gemeinhin als Determinismus bezeichnet wird: Die Bewegungen und Gliederun-gen der Atome bedingen – determinieren – in diesem Gedankenmodell unsere gesamte Wirklichkeit, die auf eine Wirkung der atomaren Ebene reduziert wird. Dadurch wäre aber auch unser gesamtes Leben – unsere Welt – durch die objektiv feststellbaren atoma-ren Beschaffenheit und Bewegungen – im Sinne einer Ursache-Wirkung-Rechnung festge-legt. Auf die Frage des „Warum" müssten wir letztlich in einer linearen Kausalkette auf Atomgegebenheiten verweisen. Es ist nicht schwer nachzuvollziehen, was für weitgehen-de Auswirkungen eine solche Denkweise in unserer Lebenswirklichkeit hätte. Jeder Be-reich der zwischenmenschlichen Interaktion würde (und müsste nach diesem Modell) auf atomare Ursachen hin erläutert werden. Eine konsequent angewendete Perspektive die-ser Art würde in einen Zwangsobjektivismus führen, in dem es keinen Platz mehr für Diskussionen, menschliche Spontaneität oder verschiedene Perspektivität geben könnte. Dabei sollten wir aber auch nicht vergessen, dass die Idee der Letztursache in Form der Atome uns zugleich ein Verständnis von objektiven Ursache-Wirkungs-Mechanismen eröffnet, die unser "objektives" begründen und unsere Suche nach Wahrheiten und Er-kenntnis erst möglich macht. Demokrits Atomphilosophie geriet jahrhundertelang in Vergessenheit. Erst die Renaissance knüpfte an das antike Modell von Demokrits Weltan-

---

126 In Anlehnung Dürr, 2012; S. 168
127 „Die weltanschauliche Bedeutung der modernen Physik" von Pascual Jordan in Dürr, 2012; S. 168

schauung an und verhalf ihr zu neuer Popularität. In ihrem Anspruch auf Entfaltung naturwissenschaftlichen Denkens kam die Atomphilosophie der Renaissance wie gerufen.
Insbesondere der Aspekt der Objektivität als ausschlaggebende Lehre der Naturwissenschaften rückte fortan ins Zentrum .

„Es gibt nichts als die Atome und den leeren Raum. Alles andere ist Meinung." Dieser Aus-
spruch Demokrits, den spätere Interpreten in erster Linie auf das Planetensystem bezogen, gab den Anstoß dazu, die Wirklichkeit in all ihren Eigenschaften, in ihre einzelnen
Bestandteile, als zerlegbar sowie als Prinzip von Ursache und Wirkung zu betrachten.
Eine solche Anschauung führt, wie bereits erwähnt, zu der These des Reduktionismus im
Sinne einer Rückführbarkeit jeder Eigenschaft oder jedes Sachverhaltes nach dem Prinzip
einer linearen Kausalität: Das Einzelne lässt sich als Wirkung eines anderen, einem ursächlichen, Sachverhalt zurückführen – alles kann demnach als Wirkung eines anderen
reduziert werden. Was nicht unbedingt auf den ersten Blick offensichtlich erscheint, ist
die Vorhersagbarkeit, die aus dieser Auffassung folgt. Denn wenn Ereignisse und Eigenschaften als Wirkungen betrachtet werden, ist alles nunmehr das momentane Ergebnis
einer ewig zurückreichenden Kettenreaktion von Ursache und Wirkung. Diese Auffassung
stellt uns nicht nur die Frage nach der ersten Ursache, sondern auch die Frage in Bezug
auf unsere Möglichkeiten der Einflussnahme auf unser Leben und mündet letztendlich
(zumindest implizit) im Determinismus. Die mechanistische Perspektive, die uns spontan
logisch erscheinen mag und in vielen Lebensbereichen sicherlich von unverzichtbarer
Hilfe ist, schließt also eine schwierige Konsequenz mit ein, die besagt, „[...] dass es eine
allumfassende, vom Großen bis zum Kleinsten und bis in die feinsten Einzelheiten aller
Naturvorgänge reichende mechanische Determinierung, uhrwerksmäßige Vorausbe-
stimmtheit geben müsse."[128]

1.5.2 Von Descartes bis Darwin: Der Mensch als Ursache und Wirkung

Einen weiteren folgenreichen Gedanken in der Kette naturphilosophischer Erklärungs-
modelle, die unsere heutige Auffassung von Welt und Wirklichkeit maßgeblich prägten,
steuerte der bereits erwähnte französische Frühaufklärer René Descartes bei, indem er
das bereits vorherrschende mechanistische Determinierungskonzept nun explizit auf
lebende Organismen (Tiere und Pflanzen) übertrug. Damit zog Descartes einfach nur die
logischen Schlüsse aus der atomaren Zersplitterung der Welt. Zwar betonte der Mathematiker, Physiker und Philosoph nachdrücklich, dass er seine These nicht auf den Menschen beziehe. Er räumte aber ein, dass ein Lebewesen wie beispielsweise die Katze „[...]
sich unserer Vorausberechnung nur deshalb entziehe, weil sie zu kompliziert sei, um uns
eine Vorausberechnung ihres Verhaltens auch praktisch zu ermöglichen."[129] Doch diese
recht willkürlichen Einschränkungen verhallten ungehört. Tatsächlich waren mit seiner
These die Weichen für ein fortan mechanistisch-dominierendes Weltbild mit einem Dualismus von Körper und Geist gestellt.

---

[128] „Die weltanschauliche Bedeutung der modernen Physik" von Pascual Jordan in Dürr, 2012; S. 171
[129] Dürr, 2012; S. 172

Am Ende war es Descartes' Landsmann Julien Offray de La Mettrie,[130] der diesem Weltbild die Krone aufsetzte, indem er eine der Grundthesen der materialistischen Naturphilosophie für die nächsten 200 Jahre prägte. In seinem Buch „Der Mensch als Maschine"(„L'homme machine") erweiterte der Arzt und Philosoph die These vom Mechanismus endgültig auf den Menschen und die Bewegungen lebender Tiere und Pflanzen (Descartes) – als Automaten, dessen Reaktionen dank linearer Gleichungen in jeder Weise genauso vorhersagbar wären wie die Bewegungen im Planetensystem (Demokrit).

Fünfzig Jahre nach der Formulierung eines materialistisch-mechanistischen Weltbildes durch de la Mettrie hatte sich dieser Gedanke Mitte des 19. Jahrhunderts nicht nur in der Physik, sondern auch in der biologischen Entwicklungslehre Darwins und Haeckels durchgesetzt: Ihre Grundthese von Variation-Mutation und Selektion diente fortan als streng naturwissenschaftliche Erklärung für die Vielfältigkeit des Lebens.

Wir müssen uns immer wieder vor Augen halten, dass die konsequente Anwendung dieses materialistisch-mechanistischen Weltbilds bis in die intime Welt des Menschen zur Folge hätte, dass wir uns als roboterähnliche Maschinen ansehen müssten. Unsere Handlungen, unser gesamtes Leben wäre vorausbestimmt und liefe wie eine Uhr ab. Descartes hat mit seinem *cogito ergo sum* den Körper-Geist Dualismus maßgeblich eingeführt. In Kombination mit dem Ursache-Wirkungs-Prinzip sind wir in diesem Dualismus dazu gezwungen, entweder den Körper auf das Geistig-Emotionale – auf das Nichtmaterielle – oder eben das Geistig-Emotionale auf das Körperliche – das Materielle – zu reduzieren und damit eine der beiden Seiten quasi „aufzulösen". Die Quantenphysik, die auf dem Welle-Teilchen-Dualismus basiert ist nun gerade eine Auffassung, die beide Seiten – das Materielle und das Nichtmaterielle in einer Perspektive integriert und den Dualismus übersteigt. Das Materielle und das Nichtmaterielle sind hier komplementär für Lebewesen. Hier liegt also die Schnittstelle zwischen wissenschaftlicher Theorie, Weltanschauung und unserer Suche nach einem angemessenen Verständnis unsers Lebens, aus der sich auch eine alternative Medizin ableiten kann.

Bevor wir uns den physikalischen Grundlagen unseres KörperInformatik-Modells zuwenden, lassen Sie uns zunächst die weitere Entwicklung der Naturwissenschaft und die Wechselwirkungen betrachten, mit denen die klassische Physik ihre Grundfesten wie Reduktionismus, Kausalität und Determinismus seit Beginn der industriellen Revolution im 18. Jahrhundert untermauerte und ausbaute, indem sie diese auf die fortschreitende Technik übertrug. Wir werden hier einigen Personen und wissenschaftlichen Entdeckungen wiederbegegnen, die uns schon beschäftigt haben.

1.5.3 Die weitere Entwicklung der Physik zur Quantenphysik

Mit dieser Art der Wissenschaft – der Zerlegung der Welt in mathematische und mechanische Begriffe, der Anwendung linearer Gleichungen, der Aneinanderreihung von Teillösungen und ihrer Übertragung auf andere Systeme – wurden zweifellos im 19. Jahrhundert phänomenale Erfolge auf vielen technischen Gebieten erzielt. So profitierten die

---

[130] Dürr, 2012; S. 173

Biologie und die Medizin außerordentlich von der naturwissenschaftlich-technischen Kooperation unter diesen Überzeugungssätzen.

Doch wie sah es bei näherer Untersuchung komplexerer Strukturen aus? Hier geriet die klassische Newtonsche Mechanik Ende des 19. Jahrhunderts durch zunehmende Widersprüche zusehends ins Wanken. Denn außer der von Newton erkannten Gravitation wirken nach dem Standardmodell der Elementarteilchenphysik noch weitere Elementarkräfte auf Naturvorgänge: die elektromagnetische Wechselwirkung, sowie die starke und die schwache Kernkraft.[131] Die Entwicklung des Standardmodells der Elementarteilchenphysik war im Wesentlichen die Folge der Maxwell'schen Gleichungen, die in genialer Weise Elektrizität, Magnetismus und die Optik des Lichts zum Elektromagnetismus zusammenfassten (vgl.: 1.4.1.2 und 1.4.1.4). Spätestens nach Entdeckung der Radioaktivität und den Erkenntnissen über den genaueren Aufbau der Atomkerne und den damit auftretenden Widersprüchen wurde klar, dass das klassische, auf Objektivität, Masse und Beschleunigung beruhende Physikmodell der Mechanik einer Erweiterung bedurfte – zumal die Gravitationskraft von den vier Elementarkräften des Standardmodells der Elementarteilchenphysik, die den physikalischen Phänomenen der Natur zugrunde gelegt wurden, im Verhältnis zu den Massen der Atome und Elementarteilchen zu schwach ist, um innerhalb der Atome ausreichende Wirkung zu entfalten. So war die klassische Physik Anfang des 20. Jahrhunderts zunehmend an ihre Grenzen gestoßen – Grenzen des Messbaren, des Objektivierbaren, des Zerlegbaren und des Rationalen. Denn während die klassische Physik nur den speziellen Bereich makrokosmischer Prozesse praktikabel erklärt, so wie zum Beispiel die Flugbahn einer Rakete, versagen ihre Theorien bei der Erklärung des Mikrokosmos – bei der Erklärung atomarer Phänomene und kleinster Teilchen. Struktur und Dynamik eines Atoms folgen offensichtlich völlig anderen Prinzipien als der mechanistischen Vorstellung eines Atomkerns und die um ihn herum kreisenden Elektronen oder gar eines „unzerteilbaren Atoms", wie es noch Demokrit beschrieben hatte.

Die unter anderem auch von Heisenberg und Schrödinger um ca. 1920 und 1930 entwickelte Quantentheorie konnte das Verhalten von Materie im atomaren und subatomaren Bereich besser beschreiben. Ihre Geburtsstunde war die Erkenntnis, dass Materie die Energie ihres elektromagnetischen Feldes nur in bestimmten Portionen, den Quanten, aussenden und empfangen kann. Max Planck hatte diese Aussage im Jahre 1900 formuliert und damit den Startschuss für die Überwindung der aufgetretenen Widersprüche und für den Beginn des Zeitalters der Quanten gegeben. Die rasante Entwicklung der Wissenschaft am Beginn des 20. Jahrhunderts verdanken wir im Wesentlichen den Teilnehmern der „Solvay-Konferenzen". Damit war die Vorherrschaft von Reduktionismus, Kausalität und Determinismus nachhaltig in Frage gestellt.

---

[131] So ist die Gravitationskraft zwischen dem Elektron und dem Proton eines Wasserstoffatoms um einen Faktor von etwa 28^{-15} kleiner als die elektrische Kraft zwischen diesen Teilchen. Die Schwerkraft macht sich also im Bereich der subatomaren Teilchen praktisch nicht bemerkbar! Aus „Schatten des Geistes" von Roger Penrose; S.274

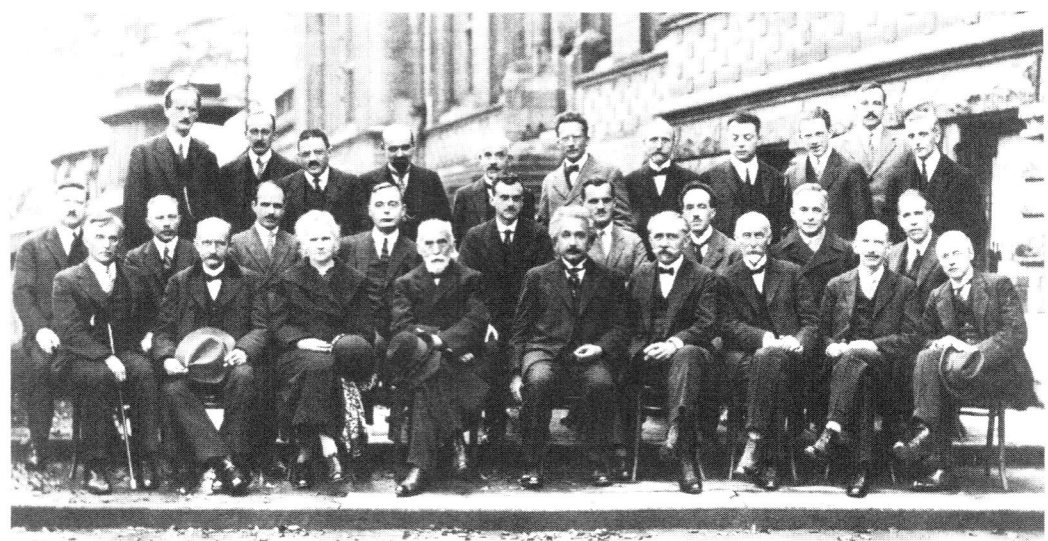

Abb. 17: Teilnehmer der fünften Solvay-Konferenz über Elektronen und Photonen in Brüssel im Oktober 1927. Hintere Reihe (v.l.n.r.) August Piccard, E. Henriot, Paul Ehrenfest, E. Herzen, T. de Donder, Erwin Schrödinger, J. E. Verschaffelt, Wolfgang Pauli, Werner Heisenberg, Ralph Fowler, Léon Brillouin. Mittlere Reihe (v.l.n.r.) Pieter Debye, Martin Knudsen, William L. Bragg, Hendrik Kramers, Paul Dirac, Arthur H. Compton, Louis de Broglie, Max Born, Niels Bohr. Vordere Reihe (v.l.n.r.) Irving Langmuis, Max Planck, Marie Curie, Hendrik Lorentz, Albert Einstein, Paul Langevin, Charles-Eugène Guye, C.T.R. Wilson, Owen Richardson.

(Foto. Benjamin Couprie, Institut International de Physique Solvay, mit frdl. Genehmigung des AIP Emilio Segrè Visual Archives)

Mit dieser in Frage Stellung im Bereich der Physik kann aber auch die schon als abgeschlossen betrachtete Geschichte der Menschen als lebende Organismen wieder aufgerollt werden. Die Entwicklungen der Quantenphysik öffnen den Raum für alternative Konzepte, wie wir sie in den Abschnitten über Kybernetik (1.1.), Netzwerkwissenschaft (1.3.) und Quantenphysik (1.4.) kennen gelernt haben. Hier kann die Natur weitaus dynamischer begriffen werden als von Darwin angenommen. Ein anschauliches Beispiel dafür ist die Endosymbiose, ein anderes die endogenen Retroviren, die als Teil der Evolution für den Austausch von Informationen zwischen verschiedenen Spezies der Geschichte der Evolution ein weiteres Kapitel hinzufügen; ein Kapitel unserer Entwicklung, das auf Information als der grundlegenden Funktion lebender Systeme beruht und das die Basis für das erweiterte Physiologie-Modell der KörperInformatik bildet.

1.5.4 Das Wechselspiel zwischen Wissenschaft, Technik und Industrie

Wie wir bereits in den vorangegangenen Abschnitten gesehen haben, entwickelte sich der technische Fortschritt parallel zum wissenschaftlichen Fortschritt ebenfalls rasant. Eben noch hatte Thomas Edison die erste elektrische Glühbirne entwickelt (1879) und nur drei Jahre später schon erstrahlte die Internationale elektrotechnische Ausstellung im Münchener Glaspalast unter dem Leitmotiv „Mehr Licht!" in hellem Glanz. War im Jahre 1877 das erste Telefon auf den deutschen Markt gekommen, hielt es bereits kurze Zeit später, im Jahre 1884, Einzug ins Wohnzimmer der Familie Einstein. Noch kürzer war der Zeitraum zwischen der Entdeckung der Röntgenstrahlung und der industriellen Herstellung der ersten Röntgengeräte im Jahre 1896. Seitdem sind Röntgenaufnahmen aus der Wissenschaft nicht mehr wegzudenken. Mit der Entdeckung elektromagnetischer Strahlen und dem Nachweis der Natur des Lichts als elektromagnetische Welle durch Heinrich Hertz im Jahre 1887 sowie der Beschreibung des Welle-Teilchen-Dualismus rund 25 Jahre später als „Materiewellen" und der Anwendungen der Quantenphysik in neuen Geräten/Apparaten kamen ab Mitte des 20. Jahrhunderts weitere radiologische Spezialtechniken zum Einsatz. Insbesondere in der apparativen medizinischen Therapie und Diagnostik werden durch Einsatz der Computertechnik praktische Anwendungen, darunter Ultraschall (Sonographie), Computertomographie und Kernspintomographie (Magnetresonanztherapie) entwickelt. Nicht nur die apparative medizinische Diagnostik, auch die Geologie, die Archäologie, die Astronomie, die Sicherheitstechnik und die Materialprüfung verdanken dieser Entwicklung wahrlich erleuchtende Einblicke. Aber auch im Alltag haben die Anwendungen der Quantenphysik in einer Vielzahl von Geräten und Apparaten Einzug gehalten. Sie bestimmen in Form der modernen Computertechnik heute unsere Haushalte, Wohnungen, Arbeitsplätze. Als Beispiel befinden sich heute ca. 60 kleine Computer in einem durchschnittlichen modernen Auto.

Es scheint unausweichlich, das bisherige Weltbild und damit die Wahrnehmung der Wirklichkeit im Angesicht der theoretischen, sich bereits in zahlreichen Anwendungen niederschlagenden Fortschritten grundlegend zu erweitern; quasi die quantenphysikalischen Einsichten in unser Bewusstsein und dementsprechend auch in eine angemessene, therapeutische Handlung zu integrieren. Doch auch nachdem die Quantenphysik längst Einzug in Wissenschaft und Technik gefunden hatte und aus der modernen apparativen Medizindiagnostik und medizinischen Therapie nicht mehr wegzudenken sind, bleibt die klassische physikalische Sichtweise bis heute vorherrschend in Bezug auf die Grundlagen und auf den medizinischen Alltag im Umgang mit den Patienten. Wie kann das in der Weise geändert werden, dass quantenphysikalische Erkenntnisse zunächst in den Grundlagen (Biologie und Physiologie) und dann auch im Patientenkontakt und bei der Anamnese, Diagnostik und Therapie am Patienten mehr zum Tragen kommen? Dazu brauchen wir zunächst einen Paradigmenwechsel, bei dem neben der Kybernetik, Netzwerkwissenschaft, Informatik und Mitochondrien Medizin auch die Quantenphysik berücksichtigt wird.

1.5.5 Descartes Update I: Ganzheit und Verbundenheit der Wirklichkeit

Auch ein Jahrhundert nach der Einführung der Quantenmechanik wird die Physik weitgehend noch in der Form der „klassischen Physik" wahrgenommen. Als eine Physik der materiellen Objekte, die sich in einem mechanistischen System von Ursache und Wirkung gegenseitig bedingen. „Diese Sichtweise möchte ich relativieren" schreibt Thomas Görnitz. „Dabei wird sich zeigen, dass die klassische Physik mit ihrem recht starren System einer – zumindest theoretischen – Zerlegung der Welt in nichts als einzelne Objekte oft viel weiter von der Lebenswirklichkeit entfernt ist als die Quantenphysik."[132] Für Thomas

---

[132] Görnitz, 2008; S. 14

Görnitz ist deshalb klar: „Die Lebenswirklichkeit ist quantisch." Der Beitrag der Quantenphysik über biophysikalische Vorgänge und Funktionen in lebendigen Organismen ist unwiderlegbar und wurde präzise nachgewiesen. Die Schlussfolgerungen dieser Erkenntnisse sind eine ganzheitliche, nicht die auftrennende Sicht auf das Materielle und das Nichtmaterielle des Körpers.

Warum konnte sich diese Sicht nicht in die tägliche Praxis der angewandten Wissenschaften Biologie, Psychologie und Medizin durchsetzen und konnte bisher keine angemessene Anerkennung finden? Auf der Grundlage der bisherigen Darstellungen können wir lediglich feststellen, dass die Erkenntnisse der quantenphysikalischen Vorgänge die Natur lebender Systeme ganzheitlicher und aus genau diesem Grund präziser beschreibt, als dies die klassische Physik allein vermag; weil die Lebenswirklichkeit quantisch und damit ganzheitlich, den klassischen Dualismus überschreitend, ist.

Der Schweizer Quantenchemiker Hans Primas schreibt, dass aus der Quantentheorie zwingend hervorgehe, dass die Realität ein unteilbares Ganzes bildet, das keine Teile – keine Fragmente – besitzt. „Vor allem seit diese holistischen Eigenschaften der Realität in den so genannten Einstein-Podolsky-Rosen-Korrelationen mathematisch präzise formuliert worden sind, muss die Quantenmechanik als erste und bisher einzige exakte holistische Theorie in der Physik angesprochen werden."[133] M. Bischof schreibt, dass es die Erkenntnis der grundlegenden Ganzheitlichkeit der Realität sei, die aus der Quantenmechanik hervorginge, und sich in den Eigenschaften der quantenmechanischen Nichtlokalität, Untrennbarkeit und fundamentalen Verbundenheit äußere. „Der grundlegendste Beitrag der Quantentheorie zur neuen Biophysik (...) wurde jedoch erst in den letzten Jahren sichtbar, weil erst jetzt die philosophischen Konsequenzen aus dem Weltbild der Quantenmechanik gezogen werden, die vorher den meisten Physikern nur als Rechenmethode zur Berechnung von Molekülen und ihren Wechselwirkungen diente."[134]

Inwiefern ermöglicht uns die Quantenphysik also eine theoretisch-wissenschaftliche Grundlage für ein ganzheitliches – holistisches – Verständnis des Lebens? Um Leben angemessen zu beschreiben, können wir den Energie- und Informationsfluss in Lebewesen nicht einfach ignorieren, sondern müssen genau hier unsere Aufmerksamkeit hinwenden. Genau diese theoretisch-wissenschaftliche Grundlage für ein ganzheitliches – holistisches – Verständnis des Lebens wird durch die Quantenphysik möglich. In dieser modernen Physikauffassung können wir Organismen – anders als in der klassischen Objektphysik, die das Ganze nur als Puzzle aus voneinander getrennten Teilen zu beschreiben vermag – tatsächlich als etwas Ganzes, Vernetztes, In-Beziehung-Tretendes und somit im Austausch mit sich selbst und seiner Umwelt sehen. Genau das ist der Kern der KörperInformatik im NetzwerkMensch, deren detailliertes Modell Sie im nächsten Kapitel ausführlich kennen lernen werden.

„In den letzten Jahren sind die eigenartigen ganzheitlichen Eigenschaften der Wirklichkeit, die man theoretisch noch nicht vollständig versteht, in unzähligen Experimenten mit Teilchen bestätigt worden, die räumlich getrennt sind, nicht miteinander wechselwirken

---

133 Bischof, 2000; Nr.8, S. 16-21 / Nr. 9 S. 20-25
134 http://marcobischof.com/media/art/art_3d1415f150769/Energiemedizn.doc

und trotzdem auf rätselhafte Art miteinander verbunden sind." Man könnte daraus schließen, wie das der Einstein-Schüler David Bohm tat, dass es neben der uns vertrauten Ebene der dinglichen Alltagsrealität, die aus räumlich getrennten Gegenständen oder Objekten, aus Fragmenten besteht, noch eine weitere Ebene der Wirklichkeit gibt, in der alles mit allem anderen, nicht beliebig sondern exakt mathematisch, verwoben und verbunden ist, eine „unteilbare Ganzheit bildet" und damit einen fundamentaleren Aspekt darstellt.[135]

Die Ergebnisse dieser unzähligen Teilchen-Experimente hat David Bohm in seinem Eisbergmodell zusammengefasst. Der Blick darauf erhellt unser Puzzle um einen weiteren Teilausschnitt und ermöglicht uns eine weitere Perspektive.

Das Eisbergmodell: Die quantenphysikalische Dimension als Basis des Wirklichkeitserleben

Die erste Ebene, die Bohm die „explizite Ordnung" nennt (von lateinisch explicare, entfalten, also eine entfaltete Ordnung), ist die Objektwelt, die wir mit den Sinnen wahrnehmen und mit den Instrumenten der klassischen Physik messen; die zweite Ebene, von Bohm „implizite Ordnung" – eine eingefaltete Ordnung – genannt, ist eine Dimension außerhalb von Raum und Zeit, in der alles in „eingefalteter", potentieller, noch nicht entfalteter Form existiert. „Es ist eine Dimension reiner Schwingung, eine Welt der Möglichkeiten, aus der die Tatsächlichkeiten der expliziten Ordnung durch „Entfaltung" entstehen. Sie hat holographische Eigenschaften, d. h. jeder Punkt in ihr enthält das Ganze, und was in der expliziten Ordnung ein lokalisiertes Objekt ist, ist hier über das Ganze verteilt. Die implizite Ordnung bildet somit eine unserer erlebten Wirklichkeit zugrunde liegende tiefere Dimension der Realität, die überall vorhanden ist und eine fundamentale Ebene der Verbundenheit aller Dinge darstellt, aus der die Objekte und Körper hervorgehen wie Wellen aus einem Ozean, und in der sie auch verwurzelt bleiben." Alle Objekte, also auch der materielle und individuelle Aspekt des Menschen, sind wie Eisberge, die über der Wasserlinie in der Objektwelt getrennt zu sein scheinen, darunter in der impliziten Ordnung aber eine Einheit bilden.[136]

Zur Veranschaulichung der holographischen Eigenschaften der impliziten Ordnung und der Beziehung zwischen impliziter und expliziter Ordnung hilft eine Analogie zur Holographie von Itzhak Bentov: „Fallen zwei Kieselsteine in ein rundes und flaches Gefäß, das mit Wasser gefüllt ist, so gehen von jedem Kiesel konzentrische Wellen aus, die sich gleichmäßig ausbreiten. Die Wasserwellen überkreuzen sich und bilden so auf der Wasseroberfläche ein bestimmtes Muster, ein Überlagerungs- oder Interferenzmuster. Noch während die Kiesel auf dem Boden des Gefäßes sinken, frieren wir das Wasser blitzschnell ein und heben die Eisplatte heraus. Wir sehen, dass wir zwei sich überlagernde konzentrische Muster aus gefrorenen Wellen haben. Das ‚ist' jetzt unser Hologramm. Als nächstes beleuchten wir die Eisplatte mit einem Laserstrahl, d. h. mit kohärentem Licht. Zu unserer Überraschung sehen wir, wie in einiger Entfernung die beiden Kieselsteine in

---

[135] Bischof, 2000; Nr.8, S. 7
[136] Bischof, 2000; Nr.8, S. 16-21 / Nr.9, S. 20-25

der Luft schweben, sie wirken völlig plastisch und dreidimensional. Wenn wir um sie herum gehen, können wir die Unterschiede in ihrer Vorder- und Rückseite erkennen. Versuchen wir, diese in der Luft schwebenden Kiesel jedoch anzufassen- so greifen wir ins Leere. Das holographische Bild ist eben nur ein Abbild der wirklichen Kiesel.

Jetzt gehen wir noch einen Schritt weiter: Angenommen die Eisplatte, in der die Information der Kiesel gespeichert ist, rutscht uns aus der Hand; sie fällt auf den Boden und zerspringt in viele kleine Stücke. Wenn wir nun einen einzigen Splitter, ein kleines Stückchen Eis aufheben und wieder mit unserem Laserlicht durchleuchten, so sehen wir, wie die beiden Kiesel wieder vor uns in der Luft zu schweben scheinen. Die Erklärung für diese scheinbare Zauberei ist physikalisch recht einfach: Die Wellen, die von jedem Kiesel ausgingen, überquerten die gesamte Wasseroberfläche, so das auf jedem Quadratzentimeter der Fläche jede Welle mit jeder anderen in Beziehung getreten ist. Wenn also nur ein 1 Kubikzentimeter großes Stück unseres Hologramms heil bleibt und das Interferenzmuster der sich überschneidenden Wellen gleichmäßig auf der Oberfläche verteilt ist, so kann die Gesamtinformationen aus jedem einzelnen Teil durch das kohärente Licht des Lasers rekonstruiert werden."[137]

Übertragen auf das Eisbergmodell von David Bohm mit seiner expliziten und impliziten Ordnung hieße dies: Wir werfen im Alltag in der expliziten Ordnung viele Kieselsteine und machen eine Vielzahl von Wellen (Frequenz). Durch das In-Beziehung-Treten der verschiedenen Wellen – Frequenzen – entsteht ein Hologramm unseres Lebens, in dem die Informationen unseres Alltags in der impliziten Ordnung – in diesem Hologramm – gespeichert und jederzeit abrufbar sind. Uns geht ein Licht auf, wenn wir Informationen aus dem Hologramm der impliziten Ordnung abrufen.

Dies ist analog das Grundprinzip der Holographie: zwei wechselwirkende Komponenten ergeben auf einer fotografischen Platte ein Interferenzmuster. Üblicherweise wird dabei ein Lichtstrahl (Laserlicht) in einen Referenz- und in einen Arbeitsstrahl gebrochen, wobei der Arbeitsstrahl mit materiellen Objekten konfrontiert wird. Das Interferenzmuster von Referenz- und Arbeitsstrahl bildet dabei das Hologramm. Man kann es zerbrechen oder zerschneiden, dennoch kann jeder Bruchteil des Programms das ganze Bild des Objekts reproduzieren, auch wenn die Auflösung verloren geht. Die Information des Objektganzen ist dabei in jedem Teil gespeichert, (en)kodiert. Man kann sagen, dass in gewisser Weise das Ganze in jedem einzelnen Teil enthalten ist. Auch in der Natur kommt dieses holographische Prinzip vor. Immer dann, wenn es um die Speicherung einer sehr großen Anzahl von Informationen geht, ist das holographische Prinzip am effektivsten; wie zum Beispiel im Gehirn, wie es die „holographische Theorie des Gehirns" von Karl Pribram erläutert und im genetischen Code: ist doch in der DNS jeder einzelnen Körperzelle die gesamte Information des vollständigen Bauplans des ganzen Körpers gespeichert.

Hier wird klar, inwiefern das Eisbergmodell und das Beispiel der Holographie das Thema der Quanten-Information verdeutlicht. Die implizite Ordnung wurde als basaler – tiefer – als die explizite Ordnung angeführt. Ist das nicht wieder eine zu große Gewichtslegung auf eine der dualistischen Seiten? Sind explizite Ordnung und implizite Ordnung nicht in einem viel wechselhafteren Verhältnis voneinander abhängig? Ich verstehe die implizite

---

[137] Schorsch, 1987; S. 72-73

Ordnung als die Menge der miteinander unauflöslich verknüpften Möglichkeiten der Realität. Anders als in der von uns bewussten und ja auch pragmatisch auf das Funktionieren im Alltag gerichteten „Welt", kann in der impliziten Ordnung der unzähligen, unendlichen Möglichkeiten, die Ganzheitlichkeit der Welt – die Abhängigkeit aller potentiellen Wirklichkeiten hervortreten. Aber natürlich braucht diese Ebene auch die aufteilende „reale" Lebenswirklichkeit.

Wir sehen, wie wichtig die Quantenphysik als Grundlage für die Physiologie ist. Für eine umfassende, wissenschaftlich fundierte Grundlage, ein einheitliches Gesamtbild der Wissenschaft, sind die vorgenannten Erkenntnisse, die den aktuellen Stand der Grundlagenwissenschaften widerspiegeln, wichtig. Sie führen nicht nur dazu, das Handeln von Therapeuten als wissenschaftlich bezeichnen zu können, sie erweitern auch das Wahrnehmungs- und Handlungsspektrum der Behandelnden und Behandelten. Inwiefern das hier Erläuterte uns zu Überlegungen in Bezug auf unsere Wahrnehmung führt, wollen wir nun ins Auge fassen.

1.5.6 Descartes Update II: Die Einheit von Subjekt und Objekt

Gerade in der Wissenschaft ist es wichtig zu definieren, welche Erkenntnisse Anerkennung finden und welche nicht. Welche Erkenntnisse gelten allgemein als wissenschaftlich anerkannte Tatsachen und welche Erkenntnisse werden von der Wissenschaft ausgegrenzt? Hierzu ist eine objektive Betrachtung notwendig. Aus klassisch naturwissenschaftlicher Sicht wird Objektivität gefordert. Und diese Objektivität wird dem minderen Subjektiven gegenübergestellt. Deshalb geht man allgemein auch von einer Trennung zwischen Subjektivem und Objektivem aus. Eine Betrachtung, auch die wissenschaftliche, kann subjektiv oder objektiv sein. Wird etwas aus einer persönlichen Sicht betrachtet unter Einbeziehung der eigenen Erfahrungen und der eigenen Gefühle nennt man diese Betrachtung subjektiv. Im Gegensatz dazu ist die objektive Betrachtung sachlich neutral und geprägt von Fakten; also in keiner Weise persönlich. Andererseits sind Objekt und Subjekt immer miteinander verbunden, da das Objektive nur von einem Subjekt mit und aus seiner Perspektive erfasst werden kann. Umgekehrt betrachtet sich das Subjekt gleichzeitig als Teil der Objektwelt. Aus philosophischer Sicht überschneiden sich somit Subjektivität und Objektivität immer. Anders ausgedrückt: Subjektivität und Objektivität sind komplementäre Teile der Wahrnehmung, der Erkenntnis und des Wissens.

Auch Descartes hatte mit seinen Argumenten davon gesprochen, dass die Objektwelt nur aus „Täuschungen" bestehen könnte und wir uns nur des subjektiven Aktes des Denkens sicher sein können: „Ich denke also bin ich." Dies spricht für die Vorstellung, dass jeder die Objektwelt auf eine andere Weise wahrnimmt, so dass alle Vorstellungen verschiedene Täuschungen sind – nur das Denken der subjektiven Gedanken selbst kann nach Descartes als unumstößliches – objektives – Faktum gelten. Dementsprechend könnten wir nach der cartesianischen Vorstellung von voneinander getrennten Welten lebender Subjekte ausgehen: Ein Jeder hat und lebt demnach jeweils in seiner eigenen persönlichen Realität.

Was sagt uns die Quantenphysik zum Dualismus von Objektivität und Subjektivität, zu den Bedingungen unserer subjektiven Wahrnehmung der objektiven Welt? Aus dem Vor-

herigen konnten wir bereits unter Berücksichtigung unserer bisherigen quantenphysikalischen Kenntnisse sagen, dass es sich bei Objektivität und Subjektivität um Komplementäre einer einzigen Sache handelt. Wir können aber für ein weitergehendes Vorgehen
auch an das Modell der impliziten und der expliziten Ordnung von David Bohm anknüp-
fen:

„Alle Objekte, also auch der materielle und individuelle Aspekt des Menschen, sind wie
Eisberge, die über der Wasserlinie in der Objektwelt getrennt zu sein scheinen, darunter
in der impliziten Ordnung aber eine Einheit bilden. Dieser Urgrund der Wirklichkeit ist
nun nach Bohm nicht nur der Ursprung der Materie, sondern auch das Bewusstsein gehe
aus ihm hervor, so dass er eine Realitätsebene darstellt, auf der das Subjekt des Wahr-
nehmenden und das Objekt des Wahrgenommenen noch eins ist."[138]

Stellen Sie sich vor, Sie stehen auf einem Kreuzfahrtschiff, das ein Gebiet mit vielen Eis-
bergen durchquert. Wo sie auch hinschauen, vorne, hinten, rechts, links in jeder Richtung
sehen Sie Eisberge. Jeder einzelne dieser vielen Eisberge erscheint Ihnen in der „Objektwelt", die Sie oberhalb des Wasserspiegels sehen, getrennt. Würden Sie jedoch als Tau-
cher oder in einem U-Boot unterhalb der Wasseroberfläche die Möglichkeit haben, die-
selben Eisberge betrachten zu können, würden Sie auf den ersten Blick sofort erkennen,
dass alle zusammen eine Einheit bilden – einen einzigen Ursprung haben. Ob der Betrach-
ter meint, er hätte es mit einer Vielzahl an einzelnen Objekten zu tun oder ob er die über
der Oberfläche zu sehenden Spitzen als Teile eines zusammenhängenden großen Eisber-
ges „wahrnimmt", hängt von seiner Perspektivität ab – von dem Ort der Beobachtung.
Somit ist die objektive Wahrnehmung abhängig von der subjektiven Perspektivität. Bei
solchen Einsichten gilt es aber, ganz nach unserem Grundsatz der Komplementarität, sich
nicht Hals über Kopf auf die Seite der Subjektivität zu schlagen: Ohne die Objektwelt
könnte es auch keine unterschiedlichen subjektiven Wahrnehmungen geben. Weder die
objektive noch die subjektive Ebene könnten ohne ihren Komplementär bestehen. Genau
dieser Blick auf die Ganzheitlichkeit unserer Wahrnehmung wird von der „impliziten
Ebene" Bohms beschrieben. Die Quantenphysik holt die in der klassischen Physik geltende Trennung von Subjektivität und Objektivität ein, sie hebt solch eine Trennung auf.[139]
Es gibt auch ganz praktische Beispiele aus dem Alltag als Hinweis auf die Einheit von
Subjektivität und Objektivität. Versuchen wir uns einmal am Beispiel des Sehens dem
Prozess unserer subjektiven „Wahr-Nehmung" der objektiven Außenwelt anzunähern.

Wir haben gelernt, dass ein bestimmtes elektromagnetisches Spektrum eine bestimmte
Farbe ergibt. Eingefangen wird dieses Spektrum auf der Netzhaut oder inneren Augen-
haut (Retina), welche die aufgenommenen Informationen in ein bestimmtes Hirnareal
projiziert und uns Rot oder Blau usw. zum Bewusstsein bringt. „Trage ich einen roten
Pullover in einem Büro mit Neonlicht, (kürzer welliges elektromagnetisches Spektrum),
gehe danach wieder in den dunklen Gang mit wenig Licht, dann nach draußen an die un-
tergehende Sonne (länger welliges elektromagnetisches Spektrum): Jedes Mal ist das
Gesamt-Lichtspektrum (Frequenzgemisch) für meine Retina beim Blick auf den Pullover

---

138 Bischof, 2000
139 Siehe auch Ergebnis des Doppelspaltversuchs mit und ohne Beobachter.

ein anderes, und dennoch sehe ich an allen drei Orten dasselbe Rot meines Pullovers."
Also sei nicht nur das von einer bestimmten Farbe ausgehende Lichtspektrum maßgebend für das Erkennen einer Farbe, sondern genauso unsere Erfahrung und die Struktur
unseres Nervensystems.[140]

Abgesehen von der Tatsache, dass die äußeren Lichtverhältnisse gleichfalls die Wahrnehmung beeinflussen, gilt allgemein die Vorstellung, dass die Funktion des Auges ähnlich funktioniert wie eine Kamera. Diese Vorstellung, das Auge würde wie eine Kamera
Bilder aufnehmen und diese Daten zu 100 % zur Sehrinde leiten und dieses Bild entspräche dann unserer Wahrnehmung, entspricht nicht der physiologischen Realität. Wie entstehen unsere inneren Bilder? Wie viel Input brauchen wir von draußen?

Rick Hanson schildert, dass das Gehirn außergewöhnliche Kräfte nutzt, um innere Erfahrungen als auch die äußere Welt darzustellen.[141] „Beispielsweise sehen die blinden Flecke
in Ihrem linken und rechten Gesichtsfeld draußen in der Welt nicht wie Löcher aus; Ihr
Gehirn füllt sie viel mehr auf, ganz so, wie Fotosoftware die roten Augen von Menschen
abdunkelt, die in den Blitz geschaut haben. Genau genommen ist vieles von dem, was Sie
,da draußen' sehen, tatsächlich ,hier ,drinnen' von Ihrem Gehirn angefertigt worden, dazu
gemalt wie computergenerierte Grafiken in einem Film. Nur etwa 20 % des an Ihren Hinterhauptslappen (Okzipitallappen) gelangenden Inputs kommt direkt aus der äußeren
Welt; der Rest kommt von Ihren Gedächtnisspeichern und Verarbeitungsmodulen.[142] Ihr
Gehirn simuliert die Welt – jeder von uns lebt in einer virtuellen Realität, die ausreichende Ähnlichkeit mit der echten hat, um zu verhindern, dass wir gegen Möbel laufen."

Unsere Wahrnehmung ist also ein komplexer Verarbeitungsprozess von stetig einströmenden Datenmengen von innen und außen wie in einem Superrechner; natürlich auf
der Grundlage der Quantenphysik einschließlich der technischen Phänomene von Biophotonenlaser und Holographie innerhalb eines vernetzten Systems. Vom gesamten in
der Außenwelt existierenden Spektrum des elektromagnetischen Feldes nehmen wir
einen klitzekleinen, kleinsten Teil des Lichtes und damit einen noch kleineren Anteil des
elektromagnetischen Spektrums war. Auf der anderen Seite, innerhalb des Körpers, sind
lebende Organismen und ihre Funktionen von inneren quantenphysikalischen Vorgängen
bestimmt: in Form von elektromagnetischen Wechselwirkungen. Bezogen auf das Sehen
beträgt der Input von Außen – von der äußeren Welt – circa 20 %. Die restlichen 80 %
unserer Wahrnehmung werden innerhalb des Körpers – im zentralen Nervensystem -
berechnet. Hier wird mit vorherigen Erlebnissen, Gefühlen, Eindrücken, Sprachvokabular,
Wünschen etc. verglichen und assoziiert. Aber auch die Berechnungen zukünftiger Erwartungen beeinflussen unsere Wahrnehmung – wir nehmen oft genug das wahr, was in
Bezug auf unsere Erwartungshaltung Sinn macht und relevant ist. Physikalisch vollziehen
sich diese Prozesse in der Form von quantenphysikalischen Mechanismen.

Zu Anfang dieses Abschnittes hatten wir das Objektivitätsparadigma der Wissenschaft
angesprochen: „Gerade in der Wissenschaft ist es wichtig zu definieren, welche Erkennt-

---

[140] Fischer, 2007; S. 5
[141] Hanson, 2010; S. 60
[142] Reichle, 2007

nisse Anerkennung finden und welche nicht. Welche Erkenntnisse gelten allgemein als wissenschaftlich anerkannte Tatsachen und welche Erkenntnisse werden von der Wissenschaft ausgegrenzt? Hierzu ist eine objektive Betrachtung notwendig. Aus klassisch naturwissenschaftlicher Sicht wird Objektivität gefordert." Gibt es nun nach den weiteren Gedanken, die wir in diesem Abschnitt entwickelt haben gar keine Objektivität? Ist unsere Wahrnehmung so beliebig, dass jeder in seiner eigenen Realität lebt und eine verbindliche objektive Außenwelt gar nicht existiert?

In unserem „normalen" Leben zum Beispiel ist das Ursache-Wirkung-Denken, das uns mit der Objektivität verbindet, eine unglaubliche Entlastung. Eine Technik des Verstehens, um Gründe für unser Handeln zu finden, ohne dabei ständig ins philosophische Grübeln zu kommen und um mit der Umwelt zu kommunizieren. Stehe ich an einer roten Ampel, sei es als Fußgänger oder mit einem PKW, ist dieses Rot der Ampel 100 % rot und ich werde die Kreuzung nicht überqueren, weil ich eben nicht überlege, ob dieses Rot vielleicht doch nur in „meinem Kopf" generiert wird und vielleicht etwas ganz anderes sein könnte.

Der von mir hier vorgeschlagene Ansatz bezogen auf die Weiterentwicklung der Grundlagen der Physiologie schlägt sich nicht auf eine Seite der geläufigen Dualismen (materiell/immateriell, rational/mystisch, schulmedizinisch/alternativmedizinisch, objektiv/subjektiv). Stattdessen geht es um eine Integration, die im Ergebnis durch den Ansatz der Komplementarität, zu einer ganzheitlichen Sichtweise gelangt. Was heißt dies praktisch? Die klassische objektive Wissenschaft bleibt die Basis. Es bedarf aber einer Öffnung zu den neuen beziehungsweise zu alten bisher nicht berücksichtigten wissenschaftlichen Erkenntnissen, die zur Verfügung stehen im Sinne eines „Updates". Dies bedeutet, solche Erkenntnisse als Möglichkeiten in unsere Wahrnehmung von Gesundheit, Krankheit und Heilungsprozess mit aufzunehmen. Dort, wo sie zu einer ganzheitlichen Sichtweise beitragen, sollten diese im wahrsten Sinne des Wortes komplementären Erkenntnisse in die klassische objektive Wissenschaft integriert werden. So können wir schrittweise den Horizont unserer Sicht auf das Leben erweitern und diese letztlich dem Patienten zur Verfügung stellen. Dies ist eine rationale Basis für ein Mehr an Lebensqualität, Belastbarkeit und Prävention für den Patienten. Zu den alten, bisher nicht berücksichtigten wissenschaftlichen Erkenntnissen gehören an erster Stelle die Netzwerkwissenschaften und die Informatik sowie die Wirkung des elektromagnetischen Feldes mit seinen Elektronen und Photonen in Lebewesen.

1.5.7 Descartes Update III: „Der Elektromagnetische Mensch" als Modell der KörperInformatik

Das elektromagnetische Feld bietet sich in idealer Weise als Grundlage einer komplementären integrativen Physiologie an: Einerseits gehört es zur klassischen Physik, da der Elektromagnetismus den Magnetismus, die Elektrizität und die Optik zusammenfasst; andererseits wurden aus der elektromagnetischen Feldtheorie Maxwells über den Welle-Teilchen-Dualismus des Lichts und Begriffen wie die Komplementarität die Quantenphysik und weiterführende Theorien wie zum Beispiel die Quantenelektrodynamik entwickelt. Die moderne Physik und die wissenschaftlichen Erkenntnisse der letzten 100 Jahre konnten die Natur immer besser, genauer und vielfältiger beschreiben. Diese Erkenntnisse sind ein Versuch, dem Wesen und der Realität der Natur näher zu kommen. Hierbei bestätigte sich in verschiedenen Experimenten genau die Widersprüchlichkeit unserer Aufteilung in Materie und Nichtmaterie. Demnach entsprechen die Widersprüche der Quantenphysik den Widersprüchen der Natur – wir erleben die Natur, unsere Natur (z. B. unsere Emotionen) – im Alltag durchaus auch als widersprüchlich. Wir Menschen sind Teil der Natur.

Damit liegt der einfache Schluss nahe, dass diese quantenphysikalischen, thermodynamischen und von wechselwirkenden Elektronen und Photonen bestimmten Prozesse auch bei uns gelten – in unserem Körper. Die Existenz des elektromagnetischen Feldes ist seit den Jahren 1820-1850 bekannt. Mitte des 20. Jahrhunderts erkannten namhafte Physiker wie zum Beispiel Herbert Fröhlich und Cyril Smith, dass dieses Feld maßgeblich an den Funktionen des Körpers beteiligt ist. Nicht nur, dass das elektromagnetische Feld existiert, ist dabei entscheidend, sondern dass es nach Herbert Fröhlich, Becker, Georges Lakhovsky[143] und anderen Wissenschaftlern für die Erklärung der Funktionen lebender Systeme die Hauptwirkungen liefert. Zum Verstehen der Funktionen von Lebewesen ist es deshalb unbedingt notwendig, den Elektromagnetismus zu berücksichtigen und zwar als primäre Wirkung.

Die elektromagnetischen Wechselwirkungen innerhalb der Organismen und deren Kommunikation mit ihrer Außenwelt sind die Grundlagen der Untersuchungen in „The Electromagnetic Man"[144] des Biophysikers Cyril W. Smith und des Psychologie-Journalisten Simon Best. Dieses Buch bildet eine wesentliche wissenschaftliche Grundlage für mein Modell der KörperInformatik. In diesem Buch werden sieben Prinzipien aus der modernen Physik (Quantenphysik), der Thermodynamik offener Systeme und der Wechselwirkungen der beiden quantenphysikalischen Partikel/Teilchen (Elektron und Photon) dargestellt, die ich für das Modell der KörperInformatik übernehme:

Wissenschaftliche Grundlagen des „Electromagnetic Man"

Ich habe einige kurze Sätze zu den Prinzipien angeführt, damit die Relevanz der einzelnen Orientierungspunkte ein wenig ersichtlicher wird:

Prinzip 1: Lichtgeschwindigkeit (Galileo Galilei, Romer, Heinrich Hertz 1888)

Die Prozesse in Lebewesen laufen mindestens mit Lichtgeschwindigkeit ab. Diese Tatsache ist die Grundlage für die Schnelligkeit der für unsere Sinne teils als gleichzeitig wahrnehmbare parallel ablaufenden Prozesse. Die Definition der Maßeinheit eines Meters wird heute auch mittels der Lichtgeschwindigkeit definiert. Ein Meter ist die Strecke, die Licht im Vakuum binnen des 299.792.458sten Teils einer Sekunde zurücklegt. Diese für uns kaum fassbare Geschwindigkeit in lebenden Systemen und die daraus entstehenden Probleme der Nachvollziehbarkeit sowie die unglaublichen Möglichkeiten müssen auch in Diagnostik und Therapie beachtet werden.

---

[143] Lakovsky, 2010
[144] Smith, 1989

Prinzip 2: Energie-Quanten-Theorie (Max Planck 1900)

Die Energie-Quanten-Theorie ist die Grundlage für die Photonen bzw. Biophotonenforschung und damit Basis der komplexen Informationsprozesse und Vernetzungen in Organismen. (Gurwitsch 1920 und Popp)

Prinzip 3; Ordnung und Unordnung – Thermodynamik (Clausius Boltzmann 1850)

Ordnung und Unordnung der Thermodynamik hilft, die Abläufe in Organismen in einem Modell von zunächst geschlossenen Systemen annäherungsweise zu verstehen. Das organische Streben nach Ordnung und Ausgleich kann sowohl in der Diagnostik aufschlussreich sein, als auch neue therapeutische Wege eröffnen.

Prinzip 4: Kohärenz und Inkohärenz – Unschärferelation (Heisenberg 1932)

Der Wechsel zwischen Kohärenz und Inkohärenz mit der Unschärferelation lässt uns die Phänomene der Integration und der Desintegration als Hinweis für eine physiologische oder pathologische Funktion des Organismus verstehen. So sind zum Beispiel die Muskeln eines Antagonisten-Paares in Kohärenz, wenn deren Gegenspielermechanismus integriert ist und sich die Muskeln im antagonistischen Wechselspiel in ihrer Ansteuerung jeweils koordiniert abwechseln. Der Wechsel zwischen normaler und nicht normaler (dysfunktionaler) Antagonisten-Funktion wird in der Diagnostik der Muskeltestung genutzt.

Prinzip 5: Der photoelektrische Effekt (Einstein 1905)

Der photoelektrische Effekt zwischen materielosem Photon und dem Elektron mit geringer Materie hilft uns die Verbindung zwischen Materiellem und Nichtmateriellem in Lebewesen zu erfassen.

Prinzip 6: Freie Radikale (Levine 1985)

Bei den chemischen und elektrischen Reaktionen im Körper sind immer „freie Radikale" beteiligt. Ob es um die Abwehrreaktion des Immunsystems, die Unverträglichkeiten von Nahrungsmittel mit Histaminerhöhung oder die Energiegewinnung im Mitochondrium geht.

Prinzip 7: Die Homöostase (Bernard 1850)

Die Homöostase als Regulation des inneren Milieus ist über die vielen Rückkoppelungen ein fein aus-justiertes kybernetisches Netzwerk des Körpers. Der Begriff bezeichnet die Aufrechterhaltung des Gleichgewichtszustandes eines offenen dynamischen Systems durch einen internen regelnden Prozess. Sie ist damit ein Spezialfall der Selbstregulation von Systemen,[145] die in ein überarbeitetes Verständnis von Gesundheit und Krankheit aufgenommen werden muss.

Genau an diese modernen, zeitgemäßen und naturwissenschaftlich-physikalischen Grundlagen knüpft das Physiologiemodell der KörperInformatik im NetzwerkMensch an. Die anderen Grundlagen sind, wie wir bereits gesehen haben, die Kybernetik, die Mito-

---

[145] Vgl. Artikel "Homöostase" in der Wikipedia

chondriale Medizin im Sinne von erworbenen Mitochondropathien, die Biophotonik und das Prinzip der dissipativen Strukturen sowie die Netzwerkwissenschaft einschließlich der Computerwissenschaft. Die KörperInformatik ist ein Modell, ein Puzzle, das aus verschiedenen Teilen besteht. Unsere Puzzle-Metapher, die uns schon im vorangegangenen Abschnitt durch den Elektromagnetismus geleitet hat, ist auch jetzt wieder hilfreich: Betrachten Sie Physik, Kybernetik, Mitochondriale Medizin und Netzwerkwissenschaft einfach als Teile dieses Puzzles. Wir haben längst nicht alle Puzzleteile gefunden, aber wir haben damit begonnen, sie zusammenzutragen. Das Puzzle ist so komplett wie möglich, gleichwohl wir wissen, dass es immer nur annähernd zu hundert Prozent vollständig sein wird.

Bevor ich nun im folgenden zweiten Kapitel dieses Modell der KörperInformatik vorstelle, fasse ich Ihnen in einer tabellarischen Übersicht die wichtigsten angewandten physikalischen Grundlagen im NetzwerkMensch für die Arbeit mit der KörperInformatik zusammen. Die Tabelle soll aufzeigen, wie die Begriffe ‚Materie, Energie und Information' in den verschiedenen Bereichen der klassischen Physik und Chemie, der Thermodynamik offener Systeme mit den dissipativen Strukturen und im elektromagnetischen Feld der Quantenphysik definiert werden.

	MATERIELL	NICHTMATERIELL ENERGIE und INFORMATION	
	Klassische Physik/Chemie/ Klassische Thermodynamik	Dissipative Struktur Thermodynamik offener Systeme	Elektromagnetisches Feld Quantenphysik
Materie Feste materielle Struktur	STOFFLICH sichtbare feste Materie $(m = E/v^2)$	Durch häufige Wiederholungen bildet sich Information der Strömungsstrukturen in Materie ab-Wellen formen Strandsand	Materialisierung: jener Bereich des Raumes, an dem das zugrundeliegende Feld extrem stark ist $(E=m \times c^2 \rightarrow m = E/c^2)$
Energie Bewegung	Mechanik weit unterhalb der Lichtgeschwindigkeit Thermodynamik geschlossener Systeme $(E = m \times v^2)$	Flüssigkeiten, Gase und Winde, die „STRÖMUNGS - (strömende) STRUKTUREN" bilden: Strömungsmuster, die Energie verströmen – Energie dissipieren	Bewegung am Feldgradienten von Energien unterschiedlicher Feldstärke mit Lichtgeschwindigkeit $(E = m \times c^2)$
Information Kommunikation	Rezeptor und Botenstoffe Schlüssel-Schloss-Prinzip Molekulares signaling	Über die Offenheit des Systems wird Materie, Energie und Information mit der Umgebung ausgetauscht	Ein FELD, das nur indirekt sichtbar gemacht werden kann wie Gravitationsfeld und Kernkräfte. INFORMATION des Wirkungsfeldes als Grundlage von Funktionen. Oszillationen definierter Frequenzen $(E = h \times \nu \rightarrow \nu = E/h)$
Beispiele	Hormone Botenstoffe Transmitter Mechanische Maschinen	Wasserfall, Wasserwirbel, Wolke, Hurrikan, Wind; Meteorologie Technik: Flugzeug (Auftrieb), Segel (-flugzeug), Surfen, Kiten; Meridiane, Nadis	Alltagselektronik (Fernbedienungen, Laser in CD-Laufwerk und Pointer, Mobilfunk, Radar, Bluetooth, PC incl. Smartphone...) elektronische Maschinen - elektron. Datenverarbeitung; Chi, Prana
Gültigkeit	in begrenzten Einzelfällen nur im Makrokosmos. In geschlossenen Systemen. Die eine „dingliche Realität"	Erweiterte Gültigkeit	umfassendere Gültigkeit
		In offenen komplexen Systemen des Mikro- und des Makrokosmos	
		Vielzahl von Realitäten in Feldern und in den strömenden Strukturen (Bohm, Dürr, Prigogine)	

Abb. 18: Materie, Energie und Information im NetzwerkMensch - Angewandte physikalische Grundlagen

KOMMENTAR:

Der erste Eindruck dieser Tabelle ist eher verwirrend: deshalb bitte ich Sie, zunächst erst einmal Schritt für Schritt, Spalte für Spalte, Zeile für Zeile und Zelle für Zelle vorzugehen. Jede Spalte entspricht einer „Lesebrille": die klassische, die dissipative und die quantenphysikalische „Lesebrille". Durch die einzelnen „Lesebrillen" versuchen wir die unfassbare Natur fassbarer zu machen.

Von jeder einzelnen Zelle ausgehend eröffnet sich dann ein immer größerer Überblick.

- Zum Beispiel lässt sich die erste Spalte vertikal von der Zelle oben links aus erschließen: von der „Stofflich sichtbaren festen Materie" geht es zur Mechanik von Newton und zur klassischen Thermodynamik geschlossener Systeme; und von dort weiter zur Kommunikation mittels stofflicher Transmitter und Rezeptoren.

- Von der mittleren Zelle „Strömungsmuster, die Energie verströmen – Energie dissipieren", also von der eigentlichen Definition dissipativer Strukturen und der Thermodynamik offener Systeme, gelangt man in der zweiten Spalte in vertikaler Richtung einerseits zu der darüber liegenden Zelle mit den Abbildungen und Abdrücken der dissipativen Strukturen in festen materiellen Strukturen (Wind an Bergen und im Schnee oder Sand; Schneise eines Wirbelsturms durch eine Landschaft; Wasserwellen am Strand) und andererseits wird in der Zelle unterhalb durch die Offenheit des Systems Information mit der Umgebung der dissipativen Strukturen ausgetauscht-kommuniziert.

- In der Zelle rechts unten wird das elektromagnetische Feld der Quantenphysik durch die Kommunikation von Information eines oszillierenden Feldes bestimmter Frequenzen definiert (aus $E = h \times \nu$ ergibt sich die Formel der Frequenz $\nu = E/h$, wobei h der Planck Konstanten entspricht). Von dieser Zelle aus vertikal nach oben kann die Bewegung innerhalb des elektromagnetischen Quantenfeldes als Bewegung zwischen Gradienten unterschiedlich starker Energien des Feldes dargestellt werden ($E = m \times c^2$). In der Zelle rechts oben ist die Materialisierung innerhalb des elektromagnetischen Feldes dargestellt. Sie ist an Stellen des Feldes sichtbar, an denen das elektromagnetische Feld extrem stark ist (aus $E = m \times c^2 \rightarrow m = E/c^2$)

Sowohl für die klassische als auch für die quantische und für die dissipative „Welt" gelten die kybernetische Vernetzung, die Selbstorganisation und die Selbstregulation mit Integration und Komplementarität. Gleiches Vorgehen, also Zelle für Zelle, ist auch in horizontaler Richtung empfehlenswert.

So erkennen wir mit Hilfe dieser Tabelle, dass es tatsächlich außer dem materiellen Bereich in Lebewesen auch energetische und informatorische Bereiche gibt. Leben heißt demnach nicht nur materielle Struktur sondern gleichzeitig energetische Bewegung in Feldern und informatorische Kommunikation mit Frequenzen. Dies lässt sich mit der Tabelle wissenschaftlich darstellen. Die Hauptrollen bei dieser Erweiterung unserer Sichtweise spielen dabei die klassischen Wissenschaften und die Wissenschaften der dissipativen Strukturen, des elektromagnetische Feldes und der Quantenphysik. Diese

durch dissipative Struktur, Feld und Frequenz erweiterte Sichtweise eröffnet für die Diagnostik und Therapie ein riesiges wissenschaftlich fundiertes Arbeitsgebiet, wie wir im
zweiten Kapitel sehen werden. Logische Folgerung ist somit das Arbeiten nicht nur mit
der Materie der Lebewesen sondern ebenso mit dissipativen Strukturen, deren Feldern
und Frequenzen. In einem Schichtenmodell beschrieben, lassen sich drei Ebenen unterscheiden: eine materielle, eine energetische und eine informatorische Ebene.

Eine andere Sichtweise ist die Darstellung von Lebewesen als vernetzte Netzwerke:
Netzwerke in Netzwerken in Netzwerken......... In diesen vernetzten Netzwerken des Organismus existieren Gradienten zwischen Materie, Energie und Information. Zum Ausgleich zwischen den Gradienten existieren viele unterschiedliche Strömungen der Materie, der Energie und der Information – dissipative Strukturen. Beginnend bei dem Fluss
des Nahrungsbreis im Magen-Darm-Trakt über Energieströmungen in den Meridianen bis
zu Informationsflüssen in und zwischen den Zellen wie zum Beispiel in unserem Nervensystem. Gleichzeitig sind die Organismen selbst in weiteren Netzwerken in ihrer Umwelt
eingebunden: vernetzte Netzwerke(NW): Kommunikative NW (Telefon, Internet ...), soziale NW (Familie, Firma, Verein ...), Energie NW, Verkehrs NW, wirtschaftliche NW, juris-
tische NW, politische NW, Nahrungs NW (food network – Nahrungskette), globales NW
der Erde, das wir als GAIA kennengelernt haben.

**FAHNE / WIND / GEIST entsprechen Materie, Energie (in Form dissipativer Struk-
tur) und Information**

Zwei Mönche stritten wegen einer Fahne. Der eine sagte: „die Fahne bewegt sich". Der
andere sagte: „der Wind bewegt sich". Der sechste Patriarch .... kam gerade des Wegs. Er
sagte ihnen: „Nicht der Wind, nicht die Fahne, der Geist bewegt sich."[146]

FAHNE	WIND	GEIST
MATERIE	STRÖMENDE DISSIPATIVE STRUKTUR	FELD

Jedes Modell, jedes Bild, jede Theorie (von) der Welt dient uns als Navigator, als Lesebrille. Als Hilfestellung und Orientierungshilfe, um uns der Realität – der Wirklichkeit zu
nähern. Die Navigatoren, die uns im Alltag zur Verfügung stehen, sind flexibel einstellbar.
Wir können wählen, ob wir die Strecke als Fußgänger, Autofahrer oder mit öffentlichen
Verkehrsmitteln erreichen wollen. Je nachdem welchen Modus wir wählen, je nachdem
ob wir uns zu Fuß oder mit einem Fahrzeug fortbewegen, erhalten wir ein anderes – zum
Teil mit anderen Bildern widersprüchliches – Bild von der Stadt, die wir erforschen wollen. Erst wenn wir die Eindrücke der verschiedenen „Fahrten" (als Fußgänger, Autofahrer
oder mit dem öffentlichen Verkehrsmittel) zu einem Ganzen zusammenfassen, erhalten
wir ein annähernd vollständiges (bzw. ganzheitliches) Bild der Stadt. Aber auch dann
würde uns noch die Sicht aus der Luft (die Vogelperspektive) fehlen; diese Sicht würde
uns sicherlich weitere – zusätzliche Aspekte der Stadt aufzeigen.

---

[146] Hofstaedter, 2011; S. 43

Genau so nähern wir uns Schritt für Schritt der Realität der Natur an. Mit den klassischen Wissenschaften können wir „am Boden" verschiedene Aspekte der Natur erfassen. Mithilfe der Vogelperspektive der Quantenphysik erweitern wir unseren Horizont und kommen der Realität der Natur ein großes Stück näher. Wir brauchen aber all diese, sich entsprechend dem Schichtenmodell von Görnitz aus klassischer und quantischer Physik teilweise komplementär ergänzenden, Sichtweisen. Eine solche Einstellung führt auch zu einer ebenso notwendigen Offenheit für zukünftige, neue Erkenntnisse.

2. Kapitel: KörperInformatik im NetzwerkMensch

2.1 Vom klassischen, konventionellen Modell zum erweiterten Konzept einer integrativen Physiologie

Im ersten Kapitel haben wir uns komplexen theoretischen Sachverhalten gewidmet, um uns auf neue Weise der Thematik des Lebens und einer davon ausgehenden neuen Perspektive auf lebende Organismen – wie wir es als Therapeuten und als zu Therapierende sind – zu erarbeiten. Dabei ging es nicht nur um quanten- und informationstheoretische Grundlagen, sondern mit der Idee der Komplementarität aus der Quantenphysik auch um einen Blick auf unsere eigenen Perspektiven des Verstehens – einen so genannten Metablick aus einer Art Vogelperspektive. Hierzu gehört auch, ob die quantenphysikalische Brille mit dem Informationsbegriff tatsächlich eine Metaebene darstellt, die alle anderen Sichtweisen – Lesebrillen – integriert.

Die Quantenphysik eröffnet uns eine Perspektive, die zusammen mit den herkömmlichen konventionellen Auffassungen ein komplementäres System bildet (Schichtenmodell). Der Körper selbst sei ein Organismus der Informationsverarbeitung: „Nicht nur das Gehirn, sondern jede einzelne Körperzelle stellt einen Informationsspeicher dar."[147] Gleick stützt seine Aussagen auf die Arbeiten des Evolutionstheoretikers Richard Dawkins: Wenn wir verstehen wollten, was Leben sei, sollten wir Informationen nicht als schwingende, pulsierende Dinge aus Fleisch und Blut, sondern als schwingende und pulsierende Informationstechnologie betrachten.[148] Wir erhalten durch Projektion unserer Alltagserfahrungen – mit den Anwendungen von Quantenphysik in der Alltagselektronik zurück auf die Natur – Erkenntnisse über Verarbeitung und Speicherung von Information in lebenden Systemen. Durch diesen *Kunstgriff* wird ersichtlich, worum es auf der wichtigsten Metaebene in lebenden Systemen geht: Es geht um die Aufnahme, Verarbeitung und Speicherung von Information, die in den elektronischen Geräten, die uns umgeben, maßgebend ist.

---

[147] Gleick, 2011, S. 14
[148] Gleick, 2011, S. 15

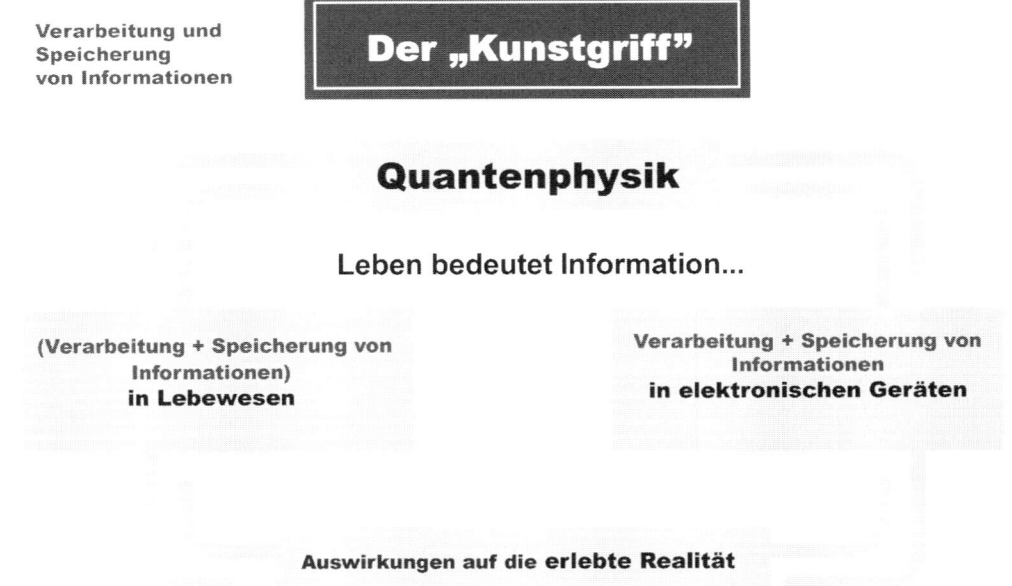

Abb. 19: Der Kunstgriff: Veränderungen von Denkmustern beginnen im Gehirn.

Mit der Sicht der quantenphysikalischen Lesebrille arbeiten Lebewesen mit Quantenprozessen. Das ist aber nur eine Möglichkeit des Weltverstehens. Wir müssen stets vorsichtig mit Äußerungen sein, die eben nicht komplementär und ganzheitlich sind. Nur wenn die neue Perspektive „transrational" in die unterschiedlichen Lesebrillen integriert wird, ist sie eine annehmbare Perspektive für unseren Anspruch. Es gilt zu fragen, inwiefern die quantenphysikalische Brille mit dem Informationsbegriff tatsächlich eine Metaebene darstellt, die alle anderen Sichtweisen – Lesebrillen – integriert.

In diesem Kapitel möchte ich Ihnen nun das Modell *KörperInformatik* vorstellen und es für Sie erfahrbar machen, indem ich all das miteinander verbinde, was wir uns bisher im ersten Kapitel erarbeitet haben: Dafür möchte ich – wie in vorherigen Äußerungen bereits angedeutet und der Name „KörperInformatik" auch anregt – zu einem Vergleichsbild greifen. Die Erkenntnisse der Quantentheorie führen uns zu Anwendungen, die unsere Lebenswelt revolutioniert haben: von den kleinsten Computern im Alltag bis zum WorldWideWeb. Nun drehen wir den Spieß mit unserem *Kunstgriff* vom vorherigen Absatz um: Wir schließen vom Computer und dem WorldWideWeb auf unsere Körperfunktionen. Stellen Sie sich die Funktionen des menschlichen Körpers einfach unter Zuhilfenahme der Metapher eines Computers mitsamt dessen Vernetzungen von Intra- und Internet vor. Mit dem Computer sind wir bestens vertraut. Wir alle kennen mehr oder weniger den Begriff der Hardware mit Festplatte, Speicher, Bildschirm, Laufwerke... und den Begriff der Software mit Betriebssystem, Arbeitsprogramm, Programmierung und Steuerung. Wir wissen auch, dass Computer letztlich Informationen verarbeiten und speichern. Genauso kennen wir uns auch mit dem WorldWideWeb aus. Unsere Schlussfolgerung im ersten Kapitel war, dass für eine Erweiterung hin zu einer ganzheitlichen Physiologie ein Paradigmenwechsel notwendig ist. Nun verwenden wir das Bild eines Bordcomputers in

Lebewesen als eine einheitliche Metapher, die alles *unter einen Hut bringt*: von der Kybernetik bis zu den Netzwerkwissenschaften, von der klassischen Physik bis zur modernsten Quantenphysik, vom Materiellen im Körper bis zum Immateriellen. Dadurch steht uns eine Metapher für die Einheit von Körper, Geist und Seele zur Verfügung; für das Materielle, das Denken und das Fühlen des Menschen. Für das Erreichen meines Ziels einer Weiterentwicklung – eines „Updates" – der konventionellen Medizin auf der Grundlage einer erweiterten Physiologie, muss allen uns bekannten Entwicklungen der aktuellen Wissenschaften Rechnung getragen werden. Für die Weiterentwicklung hin zur „integrativen Medizin", die sich zu Recht „wissenschaftlich" nennen darf, wird deshalb in diesem Kapitel mit dem Modell des Bordcomputers und eines *Internets innerhalb von Lebewesen* eine ganzheitliche „theoretische Biologie" in der Form einer „integrativen Physiologie" bildhaft dargestellt.

Übertragen wir das Wissen, das wir im Umgang mit elektronischen Geräten im Alltag erfahren, auf unseren Körper, so ermöglicht uns dieses Modell, den Körper in seiner individuellen Ganzheit besser zu verstehen und ihn darin zu unterstützen, Funktionen aus sich selbst heraus zu regulieren, Störungen zu kompensieren und sogar in einer Form der Selbstheilung sich selber in seiner Ganzheitlichkeit zu heilen.[149] Die Prozesse, die in unserem Körper ablaufen, sind komplex und unvorstellbar schnell. Es sind elektromagnetische und photoelektrische Kommunikationsprozesse. Sie haben Quantencharakter, genau wie die Prozesse, die in einem Computer stattfinden. Anders ausgedrückt: Die biologischen Prozesse beruhen auf der Übertragung, Verarbeitung und Speicherung von Informationen.

Deshalb sehe ich in dem für die KörperInformatik typischen Denken einen Quantensprung im Verstehen der Physiologie des Körpers; insbesondere im Vergleich mit dem Denken, das als mechanistisches Weltbild seit dem 17. Jahrhundert auch das Denken in der Medizin in weiten Bereichen bis heute prägt. Wie wir im vorangegangenen Kapitel gesehen haben, liegt dem klassischen Physiologie-Modell, dem Modell der mechanischen Maschine, eine dualistische, reduktionistische Auffassung zugrunde, die Körper und Geist oder – etwas genauer gesagt – Körper, Gedanken und Gefühle voneinander trennt. Wie die Forschung der vergangenen Jahrzehnte jedoch überzeugend gezeigt hat, bedarf dieses Modell einer nachhaltigen Erweiterung, da es Elektromagnetismus, Selbstorganisation der Natur, Kybernetik, Vernetzungen, dissipative Strukturen und Quantenphysik zu wenig berücksichtigt. Auf diesen wissenschaftlichen Grundlagen fußen aber nicht nur die Informationsverarbeitung in und zwischen den Zellen, sondern auch der interzelluläre Energietransport und der Kommunikationsaustausch.

Wie lassen sich die komplexen Vernetzungen innerhalb von Lebewesen zwischen Atomen, Molekülen, Organellen, Zellen, Organen und Organsystemen am besten darstellen? Stellen Sie sich vor, im Körper gäbe es eine Art Internet. Wie das „echte" Internet würde es aus einem System von Websites bestehen, die miteinander verbunden – verlinkt – sind. Solch ein Netzwerk hat Eigenschaften, die Auswirkungen auf unser Verständnis von Ge-

---

150 Derzeit wird mehr als ein Viertel des Bruttosozialprodukts der Industrienationen direkt oder mittelbar mit Technologien erwirtschaftet, die auf Anwendungen des Wissens der Quantenphysik basieren (z.B. Kommunikationstechnik, Computer, MRT, etc.). Ewerz, 2010; S. 1; Lüth, 2009; S. 6 und Wagner, 2000; S. 3

sundheit und Krankheit und damit auch auf deren Therapien haben. Die Anwendung von Erkenntnissen der Netzwerkwissenschaften ermöglicht das Darstellen allgemeiner Muster, mit denen ein effektiveres Handeln in Diagnostik und Therapie möglich wird. Phänomene wie „Selbstheilungskräfte", „Intelligenz des Körpers" und Ähnliches beruhen auf den Eigenschaften des Netzwerkes im Menschen. Die Frage ist nun, wie lassen sich dieses Internet und dieses „körperweite" Web in Lebewesen darstellen, bzw. inhaltlich anfüllen? Denn solch eine andere Sicht wird auf Gesundheit, Krankheit und Therapie große Auswirkungen haben.

Besagtes Kommunikationsnetz des Körpers gibt es tatsächlich. In ihm steht Licht als Informationsträger in Form von Biophotonen unterschiedlicher Frequenzen und Wellenlängen für Informationen zur Verfügung. Dieses Kommunikationsnetz wurde von Gurwitsch und später von Popp erforscht und von Marco Bischof ausführlich beschrieben.[150] Über dieses „Internet des Körpers" (Biolaser-Biophotonennetz) laufen verschiedene „Websites", die miteinander verlinkt sind. Lassen Sie es uns einmal „BodyWideWeb" (BWW) nennen. Dieses BodyWideWeb ist Teilaspekt meines Gedankenmodells der KörperInformatik. Es hilft mir, vernetzte Funktionen des Körpers besser zu erfassen.

Beim BWW-Modell geht es darum, Funktionen und Strukturen, die wir aus dem WWW kennen, im Körper ungefähr mit Hilfe der in Kapitel 1.1.3 dargestellten Netzwerkwissenschaft wieder zu erkennen. Worauf es mir ankommt, ist die Tatsache, dass in beiden Systemen, sowohl im Internet als auch im Körper, elektronische Vernetzungen darstellbar sind, die wir miteinander vergleichen können. Eine weitere Vergleichbarkeit betrifft gleichermaßen die Mehrschichtigkeit. Mit ihren Erfindungen und Fortschritten hilft uns die Technik, abzubilden, nachzuformen, zu imitieren, auszubauen und sich dem zu nähern, was in der Natur vorhanden ist – nicht umgekehrt. „Alle Naturbeschreibungen haben Modellcharakter: Bei unserer Beschreibung der Natur ist immer zu berücksichtigen, dass wir mit Modellen arbeiten." Diese müssten wir als theoretische Konstrukte durchaus ernst nehmen, denn ohne eine solche konsequente Verwendung könnten wir ihre Reichweite und Beschreibungskraft nicht überprüfen. „Dennoch stellen sie nicht ein vollständiges Erfassen der Wirklichkeit dar, sondern stets eine mehr oder weniger gute Annäherung daran. Dies gilt im Besonderen für die Beschreibung von Leben."[151]

Die KörperInformatik im NetzwerkMensch ist ein ganzheitliches Physiologie-Modell, das es mit Einstein hält: Materie ist beides, materielles Teilchen und immaterielle Welle. Somit sind Information, Energie und Materie komplementär ineinander verwoben und nicht voneinander zu trennen. Analog dazu bezieht die KörperInformatik sämtliche bekannten Systeme, Strukturen und Funktionen des menschlichen Körpers ein: auf materieller und auf immaterieller Ebene, die durch die elektromagnetische Ebene – dem elektromagnetischen Feld – verbunden sind. Die materielle Ebene mit ihren physischen, strukturellen, metabolischen Elementen ist uns vertraut. Das Nicht-Materielle besteht aus mehr als nur den psychischen Elementen mit unseren Gefühlen. In der Systematik der KörperInformatik sind im Nicht-Materiellen Muster in Form von Programmen darstellbar, die bereits mit banalen Dingen wie Gangmuster oder dem Programm für das Treppensteigen begin-

---

[150] Bischof, 1998; S.129, S. 230, S. 251 und Popp, 1987; S. 91-96, S. 102
[151] Görnitz, 2002; S. 156

nen und auch eine Vielzahl von dissipativen Strukturen wie Meridiane beinhaltet. Diese Muster und Programme beinhalten ebenso Gedanken, psychische Emotionen und Verhaltensmuster. Durch die Komplementarität der verschiedenen Elemente und Ebenen erweitert die KörperInformatik das klassische Physiologie-Modell grundlegend. Die *Lesebrille* der KörperInformatik unterscheidet sich von anderen *Lesebrillen* dadurch, dass sie im Sinne einer Transrationalität verschiedene Blickwinkel und verschiedenes Verstehen so vereint, dass sie eine möglichst große Sensibilität und Offenheit für die Vorgänge unseres Körpers schafft und so auch die diagnostischen und therapeutischen Grenzen erweitert.

Aus dem Blickwinkel der vernetzten Strukturen verstehe ich Symptome, Beschwerden oder Krankheiten als Schnittmengen mehrerer Störungen, deren unterschiedliche Ursachen tiefer liegen, verborgen in den einzelnen Ebenen des Körpersystems. Desintegrationen in Form von Kopfschmerzen, Rückenproblemen oder Gelenkbeschwerden sind nicht nur der Ausdruck von Störungen auf der physischen materiellen Ebene in Form von Störungen der Wirbelsäule oder des Bisses (Kiefergelenks). Erst wenn zusätzliche Störungen auf einer ganz anderen Ebene hinzutreten, wie zum Beispiel auf der materiellen Ebene des Stoffwechsels oder in der nichtmateriellen Ebene der Gedanken und/oder Emotionen, spüren wir Beschwerden an der Stelle des Systems, an denen sich die vorgenannten einzelnen Störungen überlappen. Jede einzelne dieser Störungen ist andererseits vom System kompensierbar und somit einzeln nicht wahrnehmbar. Es handelt sich bei einem Symptom nie um einen einzelnen Störfaktor, der linear die Beschwerden verursacht.

In meiner Arbeit geht es mir darum, genau diese vernetzte Kommunikation im System meiner Patienten zu finden und die Symptome bis zu ihren multiplen ursächlichen Störfaktoren, so weit mir möglich, zurückzuverfolgen. Dazu bedarf es zunächst einmal eines Zugangs zu dem System. Mein Zugang zum Patienten und seinen Vernetzungen, seinem BodyWideWeb, ist unter anderem der Muskeltest der *Applied Kinesiology* (AK). Er ist mein Zugang oder, ganz einfach der *Bildschirm* des Körpers wie der Bildschirm eines Computers, auf dem ich die vielen Störfaktoren des Systems aufrufen kann. Anhand von Patientenbeispielen werde ich Ihnen an verschiedenen Stellen dieses Buches immer wieder zeigen, wie ich die KörperInformatik mit Hilfe des Muskeltests in meiner Praxis seit Jahren erfolgreich anwende. Doch zuvor will ich Ihnen erzählen, wie ich zum Muskeltest, zu diesem Bildschirm, gekommen bin...

Während meiner Berufspraxis als Facharzt für Chirurgie, Unfallchirurgie und Orthopädie im Krankenhaus wie auch später in einer großen orthopädischen Gemeinschaftspraxis habe ich immer wieder festgestellt, dass eine große Anzahl von Patienten Beschwerden, Symptome und Befunde haben, die mit den konventionellen Untersuchungsmethoden nicht plausibel zu (er)klären waren. Sicher, es gibt viele Menschen, die von Operationen und Medikamenten profitieren. Es gibt aber auch eine große Anzahl von Patienten, denen es nach Operationen oder der Einnahme von Medikamenten nicht besser geht. Daher empfand ich nach über 15 Jahren klinischer Arbeit die von mir bis dahin praktizierte konservativ-orthopädische Diagnostik und Therapie als unvollständig. Es war mir einen Versuch wert, nach zusätzlichen, schonenderen und nachhaltigeren Lösungen zu suchen, auch deshalb, um möglicherweise Medikamente und Operationen einzusparen. Dabei ging es mir auch darum, den Wirkungsgrad meines Handelns zu erhöhen.

Dabei kamen mir zunächst die Kenntnisse meiner Zusatzausbildungen in Chirotherapie und Akupunktur zugute. Beide Ausbildungen hatte ich bereits während meiner Krankenhaustätigkeit absolviert. Nun brachten sie mich mit alternativen Heilmethoden in Berührung, von denen insbesondere die *Applied Kinesiology* zunächst als Hilfsinstrument zu effektiverer Chirotherapie meine Neugier weckte: In den 1970er Jahren hatte der amerikanische Chiropraktiker George Goodheart dieses Verfahren begründet, nachdem er beobachtet hatte, dass es unterschiedliche Arten der Muskelansteuerung gibt. Er verknüpfte diese Beobachtung mit dem Meridiansystem der traditionellen chinesischen Medizin (TCM). Goodheart hatte ebenfalls entdeckt, dass der Funktionszustand unserer Muskeln physische, chemische und psychische Vorgänge in unserem Körper über eine Änderung der Muskelansteuerung widerspiegelt. Er nannte dies die *Triad of Health*, das „Dreieck der Gesundheit".

2.1.1 Organisation, Regulation und Integration im Licht des Muskeltests

Was hat es mit der Ansteuerung der Muskulatur auf sich? Wie funktioniert sie? Das gängige Modell für die Ansteuerung geht mit den Modellen der Neurologie davon aus, dass sich die Muskelansteuerung über die Nerven vollzieht; mit dem Bild von elektrischen Kabeln, deren Steuerungsbefehle die Muskeln aktivieren. Dieses Modell stellt den elektrischen Aspekt der Muskelansteuerung dar und er trifft immer zu, wenn *Kabel* – ein oder mehrere Nerven – zum Beispiel bei einem Unfall durch eine Querschnittslähmung des Rückenmarks verletzt und/oder unterbrochen wurden. Doch wie bei jedem komplexen technischen System wird auch die Ansteuerung des Muskels nicht allein über einen einzigen Mechanismus ausgeführt. Aus technischer Sicht gibt es zusätzlich zur grundlegenden einfachen Signalweiterleitung in einem *Kabel* sowohl die Möglichkeit einer rhythmischen Veränderung – einer Frequenzmodulation – der Aktionspotenziale im elektrischen Bereich, aber auch die Möglichkeit der Steuerung über das elektromagnetische Feld; ähnlich wie bei einem Modellflugzeug, das über Funk gesteuert wird. Diese Feinsteuerung ermöglicht dem Körper genauer und differenzierter zu reagieren.

Einen Hinweis auf den Zusammenhang der Muskelansteuerung mit dem elektromagnetischen Feld ergaben wissenschaftliche Untersuchungen an der Universität Potsdam. Bei der Untersuchung von angesteuerten, bewusst aktivierten Muskeln wurden mittels Mechanomyographie Oszillationen (Schwingungsmuster) beobachtet.[152] Einzelne Muskeln schwingen (oszillieren) in einem Frequenzbereich um 10 Hz.[153] Bei der Koppelung von Muskeln zweier unterschiedlicher Personen, der Koppelung myofaszialer Oszillationen zwischen zwei interagierenden Personen, entwickelt sich kohärentes Verhalten der Muskeln.[154] Allgemeiner ausgedrückt: Myooszillationen zweier gekoppelter neuromuskulärer Systeme entwickeln während isometrischer Arbeitsweise kohärentes Verhalten. Folgerungen sind: Interagierende Personen stimmen ihre myofaszialen Oszillationen im Sinne kohärenten Verhaltens aufeinander ab. Diese interpersonelle Synchronisation erfordert eine laufende gegenseitige sensomotorische Anpassung beider neuromuskulärer Systeme

152 Beck, 2010; S. 117-136.
153 Torick, 2012
154 Schaefer und Bittmann, 2014

in kybernetischen interpersonellen Regelkreisen. Hierbei entsteht durch die Kopplung der Muskeln von Tester und Getestetem ein stabiles Oszillationsgleichgewicht. Dadurch wird das Gefühl von Stabilität und Kraft während der Testung vermittelt. Hiermit wird klar, dass ein angesteuerter Muskel oszilliert und dass bei Koppelung von Muskeln zweier Personen Interferenzen durch Überlagerung der Einzelfrequenzen entstehen.

Ist ein getesteter Muskel im System integriert und reagiert in der Wahrnehmung des Getesteten und des Untersuchers als „stark", sprechen wir von einem eingeschalteten beziehungsweise angesteuerten Muskel. Die Ansteuerung kann sich aber durchaus verändern. Die Grundlage für die wechselnde Ansteuerung der Muskulatur liegt in der klassischen Schulmedizin: Im Regelkreis der Gegenspieler der Muskulatur oder auch – mit der medizinischen Bezeichnung – im Antagonismus der Muskulatur. Im kybernetischen Regelkreis des Muskelantagonismus sind zum Beispiel jeweils Strecker und Beuger beziehungsweise Außen- und Innendreher über eine negative Rückkoppelung miteinander verbunden, organisiert. Die Muskeln eines antagonistischen Regelkreises werden zur gleichen Zeit jeweils nur isoliert angesteuert. Diese kybernetischen Regelkreise der Muskelantagonisten stellen regulierende und kompensatorische Feedbacks dar. Durch diese Rückkoppelungsschleifen ist der Körper in der Lage, zum Beispiel bei Alltagsbewegungen statische Unregelmäßigkeiten auszugleichen. Er kann mit Hilfe seiner Regulation seine Integrität aufrechterhalten. Die Muskeln eines antagonistischen Regelkreises gelten als integriert, wenn zur gleichen Zeit jeweils nur einer der beiden Partner im Gegenspielersystem angesteuert ist. Diese Integration der antagonistischen Muskeln durch ihre Organisation und Regulation als Gegenspieler spielt vor allem für die muskuläre Führung jedes Gelenks die primäre Rolle. Oder wie es von George Goodheart heißt: „*When muscles and bones fight, bones never win*! – Wenn Muskeln und Knochen gegeneinander kämpfen, gewinnen nie die Knochen!"[155]

Muskeln können entweder als normreaktiv oder als dysreaktiv im Muskeltest reagieren.

Das Wechselspiel der Antagonisten kann durch Berührung eines zugeordneten Akupunkturpunktes imitiert und damit in der Testung sinnvoll genutzt werden. Folglich gilt ein Muskel als normreaktiv – normal reagierend – wenn er angesteuert wird und sich bei Aktivität des Gegenspielers, beziehungsweise bei Berührung des zugeordneten Punktes des jeweiligen Meridians, abschwächt. Als nicht normal reagierend wird ein Muskel bezeichnet, der in dem Gegenspielersystem nicht eingeordnet ist: zum Beispiel nicht abschaltbar, das heißt nicht zu schwächen ist oder von vornherein nicht angesteuert ist. Ein Muskel mit einer dieser Reaktionen wird als „dysreaktiver Muskel" im Gegensatz zu einem „normreaktiven Muskel" bezeichnet. Solch ein Muskel ist dann nicht in den Muskelantagonismus integriert. Die Maßnahmen oder die Mittel, die den Muskel während der Testung in seiner Ansteuerung verändern, ihn im Idealfall integrieren, stellen für den Körper des Patienten eine Verbesserung im System dar. Diese Entlastungsmöglichkeiten werden therapeutisch durch Gabe von Stoffen, Behandlungen von Narbenstörungen, Sanierung von Zahnstörfeldern etc. genutzt.

---

[155] Gerz, 2001; S. 5

Die Sichtweise der Muskeltestung berücksichtigt die Organisation der gesamten Muskulatur des Organismus in der kybernetischen Regulation zwischen Muskelpaaren sowie deren Beziehungen und die Einbindung ins Netzwerk des gesamten Körpers. Die darauf folgenden therapeutischen Maßnahmen haben das Ziel, alle Muskelantagonismen zu integrieren. Mit den Muskeltestungen werden die Funktionen kybernetischer Regelkreise von Muskelantagonisten geprüft.

Die Kommunikation zwischen den Muskeln über das elektromagnetische Feld erklärt auch die Einbindung der Muskeln in Funktionskreise. So ist zum Beispiel der Strecker am vorderen Oberschenkel, der das Knie streckt, dem Organ Dünndarm, dem Dünndarmmeridian, definierten Zähnen und Stoffen (hier zum Beispiel Kalzium) zugeordnet. Diese Funktionskreise spiegeln eine Vernetzung wider, über die ein Zugang zu Informationen des Körpers möglich ist.

Aus physikalischer Sicht zeigt die Veränderung der Ansteuerung des Muskels eine Veränderung des elektromagnetischen Feldes an. Das heißt aber auch, dass das Objektivierbare des Muskeltests lediglich die Veränderung seiner Ansteuerung ist; alles andere ist Interpretation; bei der Interpretation ist der Kontext, der Zusammenhang mit anderen Fakten, zu beachten.

Durch die Einbindung des Muskeltests sowohl in den Antagonismus mit seinem Gegenspieler als auch in seinen Funktionskreis ist er eine Art Übersetzer der Körpersprache. Die Gesamtheit der Muskeltestungen geben mir Informationen über die Organisation, die Regulationsfähigkeit und den Grad der Integration des Körpers. Für mich entwickelte sich die Muskeltestung zu *dem* Zugang zum Körper und seinen elektronischen Vernetzungen der KörperInformatik. In Kombination mit dem Muskeltest stütze ich mich in meiner therapeutischen Arbeit auch auf die Mitochondriale Medizin, die wir bereits kennen gelernt haben. Der Muskeltest, so wie er von mir und von Kollegen mit entsprechender Ausbildung angewendet wird, gibt auch unter anderem Auskunft über den Energiestoffwechsel der mitochondrialen Prozesse. Die Informationen, die mir der Muskeltest liefert, sind für mich Teil einer Art Internet: einem komplexen Kommunikationsnetz unserer Zellen und des Bindegewebes. Sie stehen in Resonanz zueinander, tauschen miteinander Information und Energie aus und speichern Daten, Erinnerungen. Sie sind miteinander in einem offenen kybernetischen System verwoben, das heißt, sie kommunizieren innerhalb und zwischen Regelkreisen. Diese Tatsache an sich ist schon phänomenal. Hinzu kommt der Informationsaustausch mit der Umwelt, der seinerseits Wechselwirkungen mit unserem NetzwerkMensch erzeugt. Wenn wir begreifen, wie unser Körper ganzheitlich funktioniert, können wir schließlich die Art des Informationsaustausches mit der Umwelt besser steuern.

Das KörperInformatik-Modell versteht den Menschen nicht länger als mechanische Maschine, sondern bedient sich bewusst des Vergleichs mit dem weitaus komplexeren Modell einer elektronischen Maschine, des Computers. Ein Computer mit seinem Betriebssystem, seiner Hardware, Software und seinem Internetanschluss, der Zugriff auf externe Informationen gewährt, kommt den Funktionen, Vorgängen und Strukturen in unserem Körper weitaus näher als eine mechanische Maschine mit ihren Knöpfen, Hebeln und Schrauben. Damit beziehen wir uns neben den klassischen Naturwissenschaften zusätzlich auch auf die Informatik, im Englischen *Computer Science*, auf die Kybernetik, auf die Netzwerkwissenschaft und die Quantenphysik.

Unter Einbeziehung der Phänomene, die in ihrem komplexen Zusammenspiel den Funktionen von Lebewesen zugrunde liegen, legt die KörperInformatik so den Blick auf den ganzen Menschen frei. Konkret heißt das, dass die Strukturen, die dabei zum Vorschein kommen, sich nicht allein auf die materielle oder die psychische Ebene beschränken. Eine wichtige, hierarchisch höhere, Ebene ist die elektromagnetische Ebene. Die Information in Lebewesen wird mit Hilfe von Biophotonen (biologischer Laser) als hochkohärentes Licht des elektromagnetischen Feldes transportiert (Popp/Bischof). Wie bereits im ersten Kapitel beschrieben, wurden diese Phänomene wissenschaftlich nachgewiesen und sind für die Funktionen von Lebewesen grundlegend.[156] Dank der Erklärung des photoelektrischen Effekts durch Albert Einstein im Jahre 1905, der die Wechselwirkung zwischen Photon und Elektron offen legte und damit die Quantentheorie einläutete, dürfen wir uns, statt an die masselosen Photonen, an die Elektronen und die Elektronik der Lebewesen halten.

Sowohl bei der Gravitation als auch beim Magnetismus handelt es sich für unsere Sinne um unsichtbare Felder. Sie sind im wahrsten Sinne für uns nicht fassbar. Diese können nur indirekt durch einen fallenden Gegenstand (Gravitation) oder die Anordnung von Eisenspänen (Magnetismus) sichtbar („fassbar") gemacht werden. Auch das elektromagnetische Feld eines Lebewesens lässt sich darstellen, wenngleich wiederum lediglich indirekt. Hier kommt in meiner Praxis der Muskeltest zum Einsatz: er ist dabei quasi ein „bildgebendes Verfahren".

Wie wir bereits gesehen haben, spiegelt die Änderung der Muskelansteuerung Veränderungen im elektromagnetischen Feld des Menschen wider. Sie dient somit als Indikator für Veränderungen des elektromagnetischen Feldes des Patienten. Werden diese Veränderungen nun mit dem Gedankenmodell des Computers und den dazugehörigen Begriffen wie Hardware, Software und Betriebssystem verknüpft, liefert uns die so entstehende KörperInformatik nicht nur ein anschauliches und leicht verständliches Modell des Phänomens Leben, sondern stellt zugleich ein tragfähiges Netz für die Diagnostik zur Verfügung. Gehen wir nun dem Bild des Quanten-Licht-Computers als Physiologiemodell der Lebewesen auf den Grund, und zwar mit seiner ersten Metapher: dem Internet.

Zusammenfassend können wir Folgendes festhalten:

In unserem Körper finden Prozesse statt, die aus der biophysikalischen Perspektive elektromagnetische und photoelektrische Kommunikationsprozesse sind. Sie haben Quantencharakter, genau wie die Prozesse, die in einem Computer stattfinden. Biologische Prozesse beruhen ebenfalls auf der Übertragung, Verarbeitung und Speicherung von Informationen sowie auf der wissenschaftlichen Grundlage von Elektromagnetismus, Organisation, Regulation und Integration der Natur; nicht nur Kybernetik, Netzwerkwissenschaft und Quantenphysik fußen auf der Informationsverarbeitung in und zwischen

---

[156] Popp, 1987; S. 14, 66 und Bischof, 1998; S. 114-115, 128-129

den Zellen, sondern auch der interzelluläre Energietransport und der Kommunikationsaustausch.

Das elektromagnetische Feld des Körpers lässt sich indirekt mit Hilfe des Muskeltests darstellen. Die Änderung der Muskelansteuerung spiegelt dabei Veränderungen im elektromagnetischen Feld des Menschen wider. Sie dient als Indikator von Veränderungen des elektromagnetischen Feldes des Patienten und lässt dadurch Rückschlüsse auf die Funktionen und Dysfunktionen, auf die Organisation, Regulation und Integration im Organismus ziehen. Begeben wir uns nunmehr tiefer in das Kommunikationsnetz unseres Körpers hinein, entdecken wir, dass es lebt. Und zwar von den Informationen, die dieses Kommunikationsnetz durchqueren wie die Schiffe die Weltmeere.

2.1.2 Zehn Gesetze der vernetzten Wechselwirkungen im Menschen

Wie das Internet und verlinkte Web-Seiten ist auch das Kommunikationsnetz unseres Körpers Transportmedium für Informationen. In der Art und Weise, wie diese Informationen in Lebewesen verarbeitet werden, habe ich, als Folgerung aus meinen Erfahrungen und aus dem im vorangehenden Abschnitt und im Abschnitt Netzwerkwissenschaft erwähnten, zehn Gesetze formuliert, deren vernetzte Wechselwirkungen mir die Körper meiner Patienten jeweils übermitteln.

Denn um den Patienten zu helfen, kann es nicht nur darum gehen, die Informationen in Form von Datenmengen zu vergrößern, also immer mehr Detailwissen anzusammeln. Hier geht es vornehmlich darum, individuelle Muster und Verallgemeinerungen innerhalb dieser Daten zu erkennen. Daher findet eine Datenerfassung nebst Mustererkennung bei jeder Untersuchung und Behandlung des individuellen „Universums" des Patienten statt. Hierbei werden auch die in 1.3 genannten Erkenntnisse der Netzwerkwissenschaft berücksichtigt, denn der menschliche Körper kann als hierarchisches, vielschichtiges Netzwerk dargestellt werden, das nach dem mathematischen Potenzgesetz neben einem hierarchischen Netzwerk mit Superknoten auch Selbstähnlichkeiten und Fraktale umfasst.

Wie werden nun die in Kapitel eins erwähnten wissenschaftlichen Grundlagen in der Praxis angewandt? Welche Muster zeichnen sich dabei ab? Welche Muster treten bei einer großen Anzahl von Patienten immer wieder in den Vordergrund? Welche Gesetzmäßigkeiten treten dabei zutage? Wie kann ich mit dem besten und effektivsten Wirkungsgrad arbeiten und helfen? Um Fragen wie diese beantworten zu können, fließen in jede Untersuchung folgende zehn Gesetze ein. Dabei wird unser NetzwerkMensch erkennbar, die Sicht auf den Körper als kybernetisches Netzwerk mit seinen kompensatorischen Regelkreisen:

Zehn kybernetische Gesetze im NetzwerkMensch

1. Das Gesetz der **Symbiosen**: Symbiosen bilden funktionale Einheiten im Körper. Dazu gehören Darmsymbiose, Symbiose der Nasennebenhöhlen, der Bronchien und der Lungen, der Haut sowie des Vaginaltraktes. Der Darm und die anderen Organe des Körpers mit direkter Verbindung zur Außenwelt werden durch Mikroben besiedelt. Insgesamt ist die Anzahl dieser Symbionten pro Organismus höher als die Zellzahl des Körpers. Eine *normale* Besiedlung braucht der Körper in gegenseitiger Ab-

hängigkeit mit seinem Symbionten und bereitet ihm auch keine Probleme. Erst durch die Besiedlung mit krankmachenden Keimen treten Symptome und Beeinträchtigungen für das gesamte System im NetzwerkMensch auf.

2. Das Gesetz der **Umwelteinflüsse** spiegelt die Vernetzung jedes Menschen mit der (Um-)Welt wider. Darunter fallen toxische Belastungen und Geopathie. Siehe hierzu: „Wir leben in einem Meer von Giften" im Anhang. Gifte beeinträchtigen in hohem Maße die Funktionen des Körpers.

3. Das Gesetz der **Entgiftungsfunktionen**. Hierzu rechne ich Leber, Nieren, Darm, das Lymphsystem, die Lungen und die Haut als so genannte Ausleitungsorgane. Sie bilden eine vernetzte Einheit der Entgiftung (Detoxom). Die verabreichten Entgiftungsmittel mobilisieren die Gifte des Körpers aus der Peripherie wie zum Beispiel aus dem Bindegewebe (der Extra Zellulär Matrix). Im Anschluss müssen sie wieder aus dem Blutkreislauf entfernt werden. Dazu müssen die oben genannten Organe eine 100-prozentige Funktion haben, um eine akute Vergiftungssituation zu vermeiden.

4. Das Gesetz der **Elektronik des Körpers**. Das Netzwerk der elektronischen, dissipativen Strukturen, das sich unter anderem in dem Meridiansystem zeigt, dient bei Diagnose und Therapie als Leitstruktur. Dabei betrachte ich Narbenstörungen und elektromagnetische Störfelder als Einflüsse auf das elektromagnetische Feld des Körpers. Dazu zähle ich auch das Gesetz der **Funktionskreise** (Meridian-Organ-Psyche-Zahn-Stoff-Gelenk-Muskel). Eine Störung an einem Punkt des so dargestellten elektronischen Netzes kann sich als Symptom an einer anderen Stelle des Körpers bemerkbar machen, die durch den vernetzten Zusammenhang mit dem Ort der ursprünglichen Störung verbunden ist. Dies macht Fernwirkungen der Akupunktur, Neuraltherapie und anderer Verfahren nachvollziehbar.

5. Das Gesetz der **Energiebereitstellung** in den Mitochondrien durch das Mitochondrom. Wie im ersten Kapitel erwähnt, wird auf zellulärer Ebene das ATP als „Energiewährung oder Energiequantum" für die Zellleistung und die Funktionen des Systems des Körpers bereitgestellt.

6. Das Gesetz des **Kranio-Sakralen-Systems (CSS), einschließlich der Bissstellung als Kranio-Mandibuläres-System (CMS)**. Das Kranio-Sakrale-System besteht aus der Wirbelsäule, dem Schädel und dem Becken. Es ist durch seine Verbindungen mit allen Teilen des Körpersystems das Sammelbecken jeglicher Störung im Körper (Goodheart). Das heißt, egal in welcher Schicht eine Problematik besteht, sie wird im Kranio-Sakralen-System widergespiegelt. Deshalb ist bei jeder Behandlung das Kranio-Sakrale-System mitzubehandeln, um positive Impulse, die sich in allen Schichten auswirken, in die strukturelle Ebene des Körpers zu geben. Das Kranio-Mandibuläre-System besteht aus dem Ober- und dem Unterkiefer und ist über das Kiefergelenk direkt mit dem Schädel und damit mit dem Kranio-Sakralen-System verbunden.

7. Das Gesetz der **psychosozialen Faktoren**. Über die anamnestischen Gespräche gilt es die Auswirkungen der Vernetzung mit dem Umfeld des Patienten so weit zu erfragen, damit dem Patienten Störfaktoren bewusst gemacht werden können.

8. Das Gesetz der **Gesamtbelastung**. Die Gesamtbelastung des Organismus ist in direktem Zusammenhang mit der Kompensation zu beurteilen. Gesamtbelastung und Kompensation befinden sich in Balance und sind typisch für vernetzte Systeme: Übersteigen die Belastungen die Kompensationskapazität, entstehen Symptome. Über den Einfluss auf die Gesamtbelastung kann dieses Gleichgewicht durch unspezifische Maßnahmen wie Darmsanierung(1) oder Entgiftung(3) positiv verändert werden. So wird das System (NetzwerkMensch) in die Lage versetzt, durch ein erhöhtes Energieniveau Symptome an Stellen zu kompensieren, die durch lineares Denken nicht in einen direkten Zusammenhang zu bringen sind.

9. Das Gesetz der **Überschneidungen** mehrerer unterschiedlicher Störungen, die in der Summe am Ort der Schnittmenge ein Symptom generieren. Mit anderen Worten, mehrere Störungen treffen am Ort des Symptoms aufeinander. Da Symptome an Überschneidungen von mehreren, unterschiedlichen Störungen auftreten, müssen für ein Symptom jeweils mehrere, unterschiedliche Störfaktoren dargestellt werden. Dadurch werden bestehende Diagnosesysteme relativiert (bzw. kombiniert und ihr Alleingeltungsanspruch wird damit infrage gestellt). Es gibt für ein Symptom niemals eine Ursache beziehungsweise die Ursache: Ein Symptom hat mehrere Störfaktoren, die jeweils so weit wie möglich dargestellt werden müssen (8).

10. Das Gesetz der **Dynamik**. Der Mensch ist ein dynamisches Wesen – er verändert sich stetig. Therapeuten und Patienten müssen für diese Veränderungen sensibel sein. Der Mensch als offenes System ist, genauso wie Zellen, Ökosysteme und Gesellschaften, zutiefst dynamisch und „befindet sich in einem Prozess ständiger Transformation."[157]

Nehmen wir zum Beispiel einen Hüftschmerz. Statt ihn ausschließlich auf Abnutzung (Arthrose) zurückzuführen, kann er ein Indiz für Muskeldysfunktionen durch Darmdysbiose und Nahrungsmittelunverträglichkeit als einen von mehreren Störfaktoren sein. Erst in Folge der Funktionsstörungen stellt sich dann zu einem späteren Zeitpunkt eine Abnutzung, eine Arthrose, ein. Oder betrachten Sie Knieschmerzen: Statt lediglich in einem Meniskusschaden können die Ursachen bei Dysfunktion der den Darm-Gallenblasen- und/oder Nieren-Meridian assoziierten Muskeln liegen. Eine mögliche Ursache für die alternativen, tiefer forschenden Diagnosen können ein Fehlbiss mit Belastung der Schneidezähne oder eine Darmdysbiose und Gallengang-Leberfunktionsstörung sein. Erst viel später und von hier ausgehend folgt dann der Meniskusschaden.

Wenn ich nur einen Hammer habe, stellt sich jedes Problem als Nagel dar. Analog dazu werden bei Benutzung begrenzter Instrumentarien und wissenschaftlichen Theorien in Diagnostik und Therapie zu häufig Indikationen für Operationen und nebenwirkungsbehaftete Medikamente gestellt. Mein Anliegen bei den hier erarbeiteten Gesetzen und dem Blickwinkel, den ich Ihnen darstelle, ist eine vor diesem Hintergrund dringend notwendige Erweiterung von Diagnose- und Therapiemöglichkeiten, die den Patienten zur Verfügung gestellt werden könnten. Die Sichtweise der Netzwerkwissenschaften ist solch eine Erweiterung. Die Funktionen im Netzwerk der Zellen in unserem Körper verlaufen nicht,

---

[157] Schorsch, 1987; S. 55

wie nach dem Newtonschen Weltmodell angenommen, mit einer linearen Kausalität und in einem homogenen egalitären Netzwerk nach dem Entweder-oder-Prinzip. Aufgrund der vielfachen Verbindungen und Cluster seiner Superknoten werden seine Funktionen heterogen in einem hierarchischen Netzwerk mit zirkulären Kausalitäten vermittelt; hieraus folgt auch, durch die vielfachen Ausweichmöglichkeiten im hierarchischen Netzwerk, die Kompensation nach dem Sowohl-als-auch-Prinzip. Dieses Sowohl-als-auch-Prinzip verbindet die Netzwerkwissenschaft mit der modernen Physik, denn dieses Prinzip ist auch für die ganzheitliche Quantenphysik und Quantenphilosophie charakteristisch. Die zehn Gesetzmäßigkeiten sollen uns nun den Zugang zum BodyWideWeb und seinen Websites erleichtern. In ihrer Umsetzung können sie Leiden, Kosten und Zeit einsparen.

Merke:

Die Vernetzungen unserer Körper sollten mit Hilfe eines adäquaten, eines vernetzten, Denkens betrachtet werden. Dafür bietet die Netzwerkwissenschaft (Network Science) die entsprechenden Werkzeuge. Die Anwendung der Erkenntnisse der Netzwerkwissenschaften ermöglicht das Darstellen von allgemeinen Mustern, mit denen ein effektiveres Handeln in Diagnostik und Therapie möglich wird. Potenzgesetz und Fraktale sind die mathematischen Grundlagen für dieses Vorgehen. Die Anwendung dieser Grundsätze ist in den „Zehn Gesetzen der Untersuchung" verwirklicht. Sie bieten eine Erweiterung der diagnostischen Instrumente.

2.1.3 BodyWideWeb (BWW): Eine Internetmetapher für die Funktionen von Lebewesen

Wie können wir die Vernetzungen unserer Körper besser darstellen? Wir haben zunächst festgestellt, dass es tatsächlich so etwas wie eine Netzstruktur der internen Kommunikation in unserem Körper gibt. Wie wir bereits am Anfang von Kapitel 2 gesehen haben, gibt es tatsächlich dieses Internet, dieses Kommunikationsnetz unseres Körpers. Die Hauptrolle darin spielt Licht, siehe Kapitel eins. Licht in Form von Biophotonen. Licht als Informationsträger. Nun folgt der nächste Schritt: die Websites, die über dieses Biophotonennetz laufen und miteinander verlinkt sind, bilden zusammen das WWW des Körpers. Sie erinnern sich, wir haben es BWW genannt: BodyWideWeb.

Auf einen Aspekt möchte ich Sie bei diesem Modell ganz besonders hinweisen, denn er ist von zentraler Bedeutung: Das BWW ist ein Schichtenmodell. Damit spiegelt es das wider, was auch andere physiologische Schichtenmodelle aufgreifen: Sämtliche Ebenen in unserem Körper kommen gemeinsam vor. Vorgänge in ihnen laufen parallel ab. Wir werden später in diesem Kapitel weitere Modelle kennen lernen, denen die Vorstellung vom menschlichen Körper als mehrschichtigem Universum zugrunde liegt. Verschiedene „Ebenen" und Perspektiven auf die Körpervorgänge sind für unser Verständnis der Körperfunktionen aufschlussreich. Auch wenn wir teilweise von sehr unterschiedlichen Thesen über das Wesen des Körpers und der Natur und der dort stattfindenden Prozesse ausgehen, versuchen wir ein möglichst hohes Maß an Integration und Komplementarität der unterschiedlichen Thesen zu erreichen, um ein möglichst ganzheitliches Bild zu erhalten. Diese Auffassung vertritt auch Fritjof Capra in seinem Buch „Lebensnetz": „Alle lebenden Systeme sind Netzwerke aus kleineren Komponenten, und das Netz des Lebens als Ganzes ist eine vielschichtige Struktur von lebenden Systemen, die in anderen lebenden Systeme nisten – Netzwerke in Netzwerken."[158] Im Abschnitt 1.4.2 „Dynamik, Schichtenmodell und dissipative Strukturen" und im Abschnitt 1.5.5 „Decartes Update I: Ganzheit und Verbundenheit der Wirklichkeit" ist uns das Modell der Mehrschichtigkeit bereits begegnet: in den Heilsystemen alter Kulturen, in den Naturwissenschaften und in der Software der Informatik, als wir Herrn Tanenbaum zitierten, Schichtenstrukturen seien Hilfsmittel, um komplexe Netze softwaremäßig zu beherrschen; Hilfsmittel, um Komplexität (be-)greifbar zu machen. Dadurch ergibt sich nicht nur die Möglichkeit, komplexe Systeme und deren Strukturen zu erfassen, sondern auch die Gleichzeitigkeit eines Geschehens in allen unterschiedlichen Ebenen berücksichtigen zu können.

Diese Vorstellung ist für unsere Vernunft, die alles in kausal-lineare Zusammenhänge zerlegen will, natürlich schwer fassbar. Wir sind es gewohnt, uns erst eine Sache vorzunehmen, dann eine andere; erst eine Schicht, dann die nächste, nach und nach, Stück für Stück und mit dem Verständnis von Ursache und Wirkung. Das ist nur allzu verständlich. Mir geht es da nicht anders. Denn die Herausforderung, Dinge in ihrem Wesen zu verstehen und zu erfassen und dann zu benennen, ihnen einen Namen zu geben, ist bereits bei solchen Bestandteilen der Wirklichkeit schwierig, die materiell vor uns in Erscheinung treten. Um wie viel schwieriger verhält es sich da erst mit ihren nichtmateriellen Komponenten und dem Verhältnis der beiden zueinander?

Diese Schwierigkeit ist vergleichbar mit der Schwierigkeit bei Übersetzungen von Wörtern in eine andere Sprache: Die Übersetzung beginnt nicht erst beim Wort, sondern bereits bei der möglichen Mehrdeutigkeit. Gibt es das Wort, das ich ausdrücken will, in der anderen Sprache überhaupt? Wie viele verschiedene Bedeutungen hat es in ihr, wenn allein in meiner Muttersprache schon mindestens drei Sinngehalte mitschwingen? Bei dem englischen Wort *mind* sind es sogar acht Bedeutungen: Es kann für Sinn, Seele, Geist, aber auch für Verstand, Gedanke, Absicht, Animus oder Ansicht stehen. Schließlich soll mich der andere ja richtig verstehen, auch wenn in vielen unserer Worte unsere unterschiedlichen Kulturen zum Ausdruck kommen.

Hier spielt der Kontext eine wichtige Rolle. Im Zusammenhang mit dem Schichtenmodell und der Komplementarität wurde die wichtige Bedeutung des Kontextes bereits erwähnt (die verschiedenen Perspektiven auf die Stadt). Gerade der Umgang des Hilfsmittels Computer ist ein sehr gutes Beispiel dafür: hier hat sich auch eine „eigene Sprache" entwickelt und auch hier ist der Kontext wichtig: Wird der Schirm wegen Regen oder am PC geöffnet? Ist mit Herausgehen das Herausgehen aus einem Raum oder aus einem Programm des PCs gemeint? Das berühmte „Ich bin drin". Öffne oder schließe ich ein Fenster eines Raumes oder das eines PC-Programms?

Wie die *Übersetzungs-* und die *Kontext-Problematik* zeigt, gibt es entsprechend zu den fassbaren Dingen wie Worte mindestens genauso viele Dinge im Nichtfassbaren: Bedeutungen, kulturelle Codes und vieles mehr. Die vielen Deutungsmöglichkeiten finden bei der Übersetzung in unserem Verstand nicht immer eine adäquate Entsprechung. Als wir

---

[158] Capra, 1996; S. 239

mit dem Navigator unterwegs waren, hatten wir bereits, im Zusammenhang mit dem Schichtenmodell und der Komplementarität, die Wichtigkeit verschiedener Perspektiven auf die Stadt erwähnt. So macht es auch Sinn, dass ein Wort verschiedene Bedeutungen hat. So wie auch Leben und Körper unterschiedliche Bedeutungen haben können. Dabei kommt es eben auf den Kontext an: wer spricht? Was wollen wir wissen? Dieser Gesichtspunkt ist außerordentlich wichtig, denn die komplementäre Sicht, die wir anstreben, muss so viel Kontext wie möglich berücksichtigen. Dass Begriffe und ihre Bedeutungen auch ohne ihre Übersetzung schon genügend Schwierigkeiten mit sich bringen können, zeigt Thomas Görnitz in „Quanten sind anders: Die verborgene Einheit der Welt", indem er die „unermessliche Diskussion zu dem Begriff „Wahrheit" beleuchtet. Görnitz beruft sich dabei auf einen Artikel von Carl Friedrich von Weizsäcker, in dem der Physiker und Wissenschaftsphilosoph verschiedene Wahrheitsdefinitionen miteinander in Beziehung setzt: Platons Wahrheit als Übereinstimmung von Gedanken und Sachverhalt, Heideggers Terminus der „Unverborgenheit", Habermas' Satz, Wahrheit sei „das regulative Prinzip eines herrschaftsfreien Diskurses" und Nietzsches These, Wahrheit sei „derjenige Irrtum, ohne den eine bestimmte Art von Lebewesen nicht leben kann."[159] Dabei potenzieren sich nicht nur die Schwierigkeiten des Verstehens, hier ergibt sich auch die Gefahr der Beliebigkeit. Um diese Gefahr einzugrenzen, stützen wir uns auf die Erkenntnisse der modernen Mathematik und Physik: Genau hier sind sie für uns von Nutzen.

Gerade weil ein tieferes Verständnis von den Funktionen unseres Körpers durch eine Erweiterung der bestehenden Physiologie entscheidend zu einer Verbesserung von Diagnose und Therapie beitragen kann, brauchen wir das BWW-Modell. Es kann uns helfen, die Vielfalt dieser Ebenen sowie die Komplexität der Vorgänge auf diesen Ebenen und ihre Wechselbeziehungen untereinander besser zu begreifen. Deshalb bitte ich Sie, bei allem, was ich Ihnen hier kapitelweise, Schritt für Schritt, vorstelle, zu berücksichtigen, dass die Schichten sich überlagern, ineinander greifen, parallel kommunizieren. Gerade das macht ja Ihren ganz individuellen Körperkosmos so faszinierend und genau darin liegt die Stärke der Perspektive, die ich vorschlage!

„Die klassischen und quantischen Teilstrukturen eines Lebewesens bilden ein dynamisches Gewebe, in dem ständig durch Wechselwirkungen neue zeitweilige Einheiten und wiederum durch Messprozesse ständig neue Trennungen und neue Differenzierungen geschehen", bestätigen Thomas und Brigitte Görnitz. Leben ist aus ihrer Sicht „ein einheitlicher Prozess, der aber trotz dieser Einheitlichkeit sowohl solche Aspekte besitzt, die besonders zutreffend mit dem Modell der Quantenphysik zu verstehen sind, als auch andere, die besser mit dem Modell der klassischen Physik beschrieben werden."[160] Ein mechanistisches Modell reicht allein nicht aus, um die Komplexität dieses „dynamischen Gewebes" auch nur annähernd zu erfassen. Doch genau das wollen wir. Und dabei geht uns das BWW zur Hand.

---

[159] Görnitz, 2008; S. 88
[160] Görnitz, 2002; S. 15, S. 156

2.1.4 Vernetztes Denken im BodyWideWeb (BWW)

Beim WWW stellen die miteinander verbundenen Internetseiten eine Software dar. Wie sieht es nun mit unserem BodyWideWeb bezüglich Software und Hardware aus? In jedem Computer gibt es Hard- und Software. Diese Begriffe sind den Meisten heute geläufig. Losgelöst von seiner Hardware ist ein Computer aber vor allem ein Prinzip, mit dem sich Daten und Informationen verarbeiten lassen. Deshalb sind die Begriffe „Hardware" und „Software" durchaus variabel und lassen sich mühelos auf unser Bild vom Internet des Körpers übertragen. Ähnlich argumentiert auch der Physiker Douglas R. Hofstadter anhand des Protein-Beispiels: „Proteine sind aktive Moleküle und führen alle Funktionen der Zelle aus; deshalb ist es ganz angemessen, sie als Programme in der „Maschinensprache" der Zelle aufzufassen (wobei die Zelle selbst der Prozessor ist). Da andererseits Proteine Hardware sind und die meisten Programme Software, ist es vielleicht besser, die Proteine als Prozessoren aufzufassen. Drittens wirken Proteine auch auf andere Proteine ein, was bedeutet, dass Proteine oft Daten sind. Schließlich kann man Proteine auch als Interpreter sehen; dies bedingt, dass man die DNS als eine Sammlung von Programmen in Sprache höherer Stufe versteht, und in diesem Fall führen die Enzyme einfach die im DNS-Code geschriebenen Programme aus, was bedeutet, dass die Proteine als Interpreter handeln."[161]

In der Sprache der Computerwissenschaften können demnach Proteine zugleich Programme, Prozessoren, Daten und Interpreter sein; das heißt, die Grenze zwischen Hard- und Software gestaltet sich je nach perspektivischer Sicht und je nach Kontext unterschiedlich. Diese Austauschbarkeit ist unter anderem wichtig, wenn wir eine Parallele zwischen den Regeln der Computertechnik, den Körperfunktionen und der Natur ziehen wollen. Ob es Begriffe wie Hardware, Software, Betriebsprogramme, Autopilot, Elektronen oder Photonen betrifft, eine Parallele zwischen den Regeln der Computertechnik, der Körperfunktionen und der Natur existiert. Wie wir sehen werden, ist es sinnvoll und ertragreich, diese Parallele zu ziehen.

Diese Annahme wird außer durch das bereits erwähnte Potenzgesetz auch durch eine aktuelle Veröffentlichung des Max-Planck-Instituts für Dynamik und Selbstorganisation (2012) gestützt. Es geht darin um die Konstruktion eines komplexen Netzwerkcomputers (*complexnetworkcomputer* = CNC), als dessen Grundbausteine die Autoren Marc Timme und Fabio Schittler Neves prinzipiell alle Systeme ansehen, die schwingen können. Das können Pendel, Stromkreise oder eben, wie in unserem Fall, der Laser in Form des Biophotonenfeldes des Körpers oder die Oszillationen von Muskeln beim Muskeltest sein.[162]

Stehen mehrere solcher Grundbausteine miteinander in Verbindung, wie zum Beispiel mehrere unterschiedliche Laserfrequenzen als Systeme gekoppelter Laser, so zeigen sie „ein spezielles dynamisches Verhalten, das sich geschickt zum Verarbeiten von Daten nutzen lässt", so Timme und Schittler Neves.[163] Unser Körperinternet, das Biophotonennetz, ist solch ein gekoppelter Laser. Während beim CNC mit fünf schwingenden Elemen-

---

[161] Hofstaedter, 2011; S. 584
[162] siehe Abschnitt 2.1.1. „Organisation, Regulation und Integration im Licht des Muskeltests"
[163] Anm.: Hier entsteht durch die Koppelung verschiedener Laserfrequenzen eine dissipative Struktur!

ten lediglich zehn verschiedene Systemzustände erreicht und somit zehn verschiedene Rechnungen ausgeführt werden können, ergeben sich für 100 Elemente bereits fünfmal 10^{20} verschiedene Zustände und Rechnungen. Diese Anzahl entspricht dem 10.000-fachen aller Buchstaben in allen Büchern in sämtlichen Bibliotheken der Welt – eine unvorstellbar große Menge. Da in unserem Biophotonenfeld alle Elemente des Körpers vereinigt sind und mitschwingen, gibt es hier eine weitaus höhere Anzahl miteinander schwingender Elemente. Mit relativ wenigen Hardwareelementen eröffnet sich somit eine beeindruckend große Anzahl von Möglichkeiten der Informationsverarbeitung, die somit durch Koppelungen der Vielzahl unterschiedlicher Frequenzen im Organismus zur Verfügung stehen.

Diese so große Anzahl von Möglichkeiten der Informationsverarbeitung mit relativ wenigen Hardwareelementen war bereits Jahre zuvor mit synergetischen Computern nach der Synergetik[164] von Hermann Haken gelungen. Der Physiker hatte bereits in den 1960er Jahren für Furore gesorgt, als er das Laserprinzip als Selbstorganisation von Nichtgleichgewichtssystemen interpretierte und damit der Anfertigung synergetischer Computer den Weg ebnete. Sowohl CNC als auch synergetische Computer finden seit längerem Anwendungen in der Praxis, beispielsweise in der industriellen Qualitätssicherung, bei der Bewegungserkennung, angewandten Mustererkennungsproblemen und seit neuestem auch in der Neurobiologie. Der *complexnetworkcomputer* (CNC) und der synergetische Computer dienen den Wissenschaftlern als Verfahren, um diese enorme Anzahl von Möglichkeiten der Informationsverarbeitung zu erfassen, zu beschreiben und anzuwenden. Analog zu den *complexnetworkcomputer* (CNC) und dem synergetischen Computer ermöglicht uns das BWW im NetzwerkMensch, die komplexen Netzwerkschichten unseres Körpersystems mit deren Informationsverarbeitung wiederzugeben und Anwendungen für Diagnostik und Therapie zu entwickeln. Hinweise, die dieses Vorgehen bestärken, geben Veröffentlichungen wie zum Beispiel über die „neuronale Oszillation kortikaler Netzwerke".[165] Erinnern wir uns auch an den Antagonismus der Muskeln und die muskulären Synchronisationseffekte bei Interaktion zwischen zwei Personen.

---

[164] Die Synergetik ist die Lehre vom Zusammenwirken von Elementen gleich welcher Art, die innerhalb eines komplexen dynamischen Systems miteinander in Wechselwirkung treten (bspw. Moleküle, Zellen oder Menschen). Sie erforscht allgemeingültige Prinzipien und Gesetzmäßigkeiten des Zusammenwirkens (auch Synergie genannt), die universell in Physik, Chemie, Biologie, Psychologie und Soziologie vorkommen und liefert eine einheitliche mathematische Beschreibung dieser Phänomene. Die spontane Bildung synergetischer Strukturen wird als Selbstorganisation bezeichnet (aus Wikipedia).

[165] Uhlhaas, 2008; http://www.mpg.de/373982/forschungsSchwerpunkt

Muskulär Synchronisationseffekte bei Interaktion zwischen zwei Personen (siehe Abschnitt 2.1.1)

Das allgemeine Prinzip das dahinter steht:

- In Anlehnung des Beispiels der beiden Kieselsteine, die beim Fallen ins Wasser Wellenmuster und nach dem Einfrieren ein Hologramm bilden. Lassen sich hier weitere Schlüsse ziehen. Genauso wie bei den beiden Kieselsteinen, bilden die überlagernden Schwingungen von Muskeln zweier Personen Interferenzen und ein Hologramm, aus dem die primären Informationen zum Beispiel mittels Laser sichtbar gemacht werden könnten.

- Schwingungen unterschiedliche Frequenzen (Oszillationen) treten in Resonanz und bilden eine neue Schwingung kohärenter Frequenz. Dies stellt eine Form der Informationsweiterleitung und Vermittlung dar, die unter Anwendung von technischen Laserfrequenzen in Computern zur Anwendung kommt. [166]

Werfen wir in diesem Zusammenhang zunächst einen kurzen Blick auf den Namenspaten des BWW – das WWW: „Das WorldWideWeb ist eine großräumige Hypermedia-Initiative zur Informationsbeschaffung mit dem Ziel, den allgemeinen Zugang zu einer großen Sammlung von Dokumenten zu erlauben",[167] beschrieb der Physiker und WWW-Gründer Tim Berners-Lee seine Erfindung. Die Bezeichnung Web erschien ihm als Bild deshalb besonders passend, weil es in der Mathematik ein Netz von Knoten bezeichnet, von denen jeder Knoten mit jedem anderen Knoten verbunden sein kann. Mit Bezug zum BWW können wir somit an etwas anschließen, worüber wir im Abschnitt 1.3 gesprochen haben und worum es im Sinne unseres kybernetischen Ansatzes geht: die Vernetzungen innerhalb komplexer Systeme, deren Eigenschaften durch die Netzwerkwissenschaft (be-)greifbar gemacht werden können. In Kapitel 2.1.2 habe ich Ihnen die Gesetzmäßigkeiten im vernetzten System des Organismus dargelegt. Ich bin sicher, Sie werden diese oder jene Regel der „zehn Gesetze des NetzwerkMensch" im folgenden Beispiel mit Leichtigkeit wieder erkennen. Damit Sie sich nun auch die verlinkten Seiten des BWW besser vorstellen können, möchte ich Ihnen vorab Herrn Ludewig vorstellen:

Herr Ludewig, 16 Jahre alt: Hüftschmerzen.

Vorgeschichte: Herr Ludewig ist ein begeisterter Sportler, der täglich viel trainiert und auch im Mannschaftssport aktiv ist. Grund seines Besuches in meiner Praxis waren Schmerzen in der linken Hüfte. Sie tauchten schon bei alltäglichen Bewegungen, erst recht aber bei sportlicher Betätigung auf. Seit einem Feldhockeyspiel am Vortag litt Herr Ludewig unter vermehrten Beschwerden.

Untersuchung: Nachdem er sich auf den Rücken gelegt hatte, gelang es dem Patienten nicht, das linke Bein aktiv von der Liege zu heben. Hielt Herr Ludewig jedoch einen Finger

---

[166] http://www.ds.mpg.de/185509/news_publication_5990686?c=148862

[167] http://de.wikipedia.org/wiki/World_Wide_Web: "The WorldWideWeb (W3) is a wide-area hypermediainformationretrieval initiative aimingtogive universal accessto a large universeofdocuments."

auf den Weisheitszahn links oben, auf die Schneidezähne oder das linke Kiefergelenk, so konnte er, nach wie vor auf dem Rücken liegend, das linke Bein problemlos aktiv heben.

Dafür gibt es folgende Erklärung: Ein Hauptmuskel, den wir zum Heben des Beins in liegender Position brauchen (Musculus Iliopsoas), übernimmt viele Funktionen: Außer der vorderen Stabilisierung des Hüftgelenks gibt er der Wirbelsäule eine seitliche Führung, dem Iliosakralgelenk eine Führung in der vorderen und hinteren Beweglichkeit und dient außerdem als wichtiger Beinheber. Dieser Muskel ist nicht angesteuert und steht damit dem System für die Stabilisierung von Wirbelsäule, Becken und Hüfte auf der linken Seite oder für das Heben des Beines nicht zur Verfügung. Durch das Berühren des Weisheitszahns mit einem Finger ändert sich das elektromagnetische Feld und die Ansteuerung des Muskels: der Muskel wird in das System integriert, angesteuert, *angeschaltet*. Betrachten wir diesen Muskel im Zusammenhang mit den Gesetzmäßigkeiten der Vernetzung, dem Netzwerk der elektronischen, dissipativen Strukturen, das sich unter anderem in dem Meridiansystem zeigt und das in den Gesetzen der Elektronik und der Funktionskreise des Körpers bei Diagnose und Therapie als Leitstruktur dient, so ist dieser Muskel (M. Iliopsoas) dem Funktionskreis Niere zugeordnet, ebenso wie die Schneidezähne (Gesetz der Funktions-Regelkreise). Die Funktions-Regelkreise werden der energetisch-informellen nichtmateriellen Ebene im BWW zugeordnet. Diese tritt mit der strukturellen materiellen Ebene des BWW in Wechselwirkung; quantenphysikalisch sprechen wir dabei von einer Verschränkung in „Nullzeit", instantan.[168] Sowohl die Schneidezähne als auch das linke Kiefergelenk sind in der strukturellen materiellen Ebene des BWW in ihrer Funktion durch einen Fehlbiss beeinträchtigt, der durch erheblichen Platzmangel am Weisheitszahn oben links verursacht wird. Der Weisheitszahn übt somit Druck auf die Schneidezähne und das Kiefergelenk aus und irritiert sie. Gleichzeitig beeinflusst er über die Struktur des Kranio-Mandibulären-Systems und des Kiefergelenks das Kranio-Sakrale System (Gesetz des CSS) negativ.

Therapie: Eine Chirotherapie des CSS senkt die Gesamtbelastung zunächst soweit, dass die Eigenregulation des Patienten verbessert wird und er vorerst das Bein von der Liege heben kann. (Gesetz der Gesamtbelastung). Zwar ist nach diesen ersten Schritten mit Hilfe einer chirotherapeutischen Maßnahme kurzfristig eine relative Beschwerdefreiheit eingetreten; doch steht sie auf recht wackligen Beinen. Denn das Kernproblem ist erkannt, aber noch nicht behoben: Solange der Druck durch den Weisheitszahn wirksam bleibt, stellt dieser das gesamte System immer wieder auf die Probe. Auf Dauer wird das System diesem Druck nicht standhalten können. Der nächste Schritt für Herrn Ludewig wäre demnach der Gang zum Zahnarzt, um sich des Weisheitszahns als eines der Störfaktoren anzunehmen. Parallel dazu bietet die Therapie in meiner Praxis durch ihre ganzheitliche Herangehensweise zusätzlich eine Möglichkeit für eine nachhaltigere Lösung an. Denn wie bereits dargelegt, deuten Symptome in der Regel auf eine Überschneidung von verschiedenen Störungen hin (Gesamtbelastung und Überschneidungen von Störfaktoren). Daher enthält die weitere Therapie folgende Schritte: Unter Einbeziehung der sieben anderen Gesetze prüfe ich als nächstes den Magen-Darm-Bereich (Gesetze der Symbiosen und der Entgiftungsfunktionen) und wende zugleich das Gesetz der Umweltein-

---

[168] Ein Begriff der Quantenphysik: ohne Zeitverzögerung über weite Strecken im Raum

flüsse an. Möglicherweise führt aber auch das Gesetz der psychosozialen Faktoren näher zum Ziel? Oder das Gesetz der Körperelektronik? Um einen möglichst ganzheitlichen Blick auf die Störungen zu erhalten, von denen der Patient betroffen ist, kombiniere ich also verschiedene Zugänge und Untersuchungsmethoden, wobei auch klassisch schulmedizinische Herangehensweisen weiterhin eine wichtige Rolle spielen.

Wie das Beispiel von Herrn Ludewig zeigt, gibt es dank des Schichtenmodells viele Perspektiven, um das Problem zu betrachten, viele Möglichkeiten, sich ihm zu nähern und viele verschiedene Wege, die zum Ziel führen. Dabei sind vor allem folgende Fragen entscheidend: Was nützt dem Patienten? Welche Schritte führen am ehesten zum Ziel? In welcher Zeit können wir gemeinsam dieses Ziel erreichen?

Wir haben davon gesprochen, dass das BWW ein Schichtenmodell ist. Damit spiegelt es in großem Maße Gesetze und Vorgänge wider, auf die wir vorrangig in der Natur stoßen und denen wir beim Internet wiederbegegnen. Die drei Schichten des BWW sind die materielle, die nichtmaterielle sowie die Ebene des elektromagnetischen Feldes. Die elektromagnetische Ebene verbindet die ersten beiden Ebenen miteinander und beinhaltet dadurch die materielle und nichtmaterielle Ebene. Somit schließen diese drei Ebenen sämtliche Systeme, Strukturen und Funktionen des menschlichen Körpers mit ein. Sie erfassen das lebende System als Ganzheit und stellen dessen Gesamtheit als ein Schichtenmodell dar. Dies gibt uns die Möglichkeit, auf einer wissenschaftlichen Basis ganzheitliche Diagnostik und Therapie durchzuführen.

Die IT-Experten und Informatiker unter Ihnen mögen es mir nachsehen, dass mein BWW-Modell keine 1:1-Schablone zum WWW darstellt. Das ist von meinem Anspruch her auch gar nicht notwendig. Bei dem Versuch, die technische Systematik des WWW auf das BWW zu übertragen, stellte sich heraus, dass die technische Systematik des WWW zu *primitiv* zu sein scheint, um diese auf einen Organismus eins zu eins zu übertragen. Es geht bei meinem Vergleich nicht um Vollständigkeit. Vorlage für unsere Analogien, bei denen ich mich technischer Bilder bediene, ist die Natur und das Leben. Mein Anliegen ist es also, mit Hilfe der technischen Strukturen und Funktionen grundlegende Vergleiche zwischen den Computer-Metaphern und der Natur der Lebewesen darzustellen. Bestimmte Naturgesetze, die auf das Internet und die Verlinkungen der Webseiten zutreffen, sind ebenso für das BWW anwendbar. Denken Sie allein an das Potenzgesetz, die fraktale Selbstähnlichkeit und die Selbstorganisation der Flussverläufe!

Doch noch ein weiterer Faktor, vielleicht der weitest reichende von allen, lässt Rückschlüsse vom WWW auf ein Körper-Internet mit Körper-Webseiten, unseren BWW, zu: die unglaubliche Schnelligkeit der *instantanen* Informationsübertragung in beiden Systemen, die auf das Vorhandensein von schwingenden Grundbausteinen der Quantenphysik wie die gekoppelten Laser des Biophotonennetzes zurückzuführen sind.[169] Der Vergleich zwischen WWW und BWW liegt aber auch deshalb nahe, weil in beiden letztlich quantenphysikalische Phänomene darstellbar sind. Schließlich sei Leben, so Görnitz, „die ganzheitlichste Erscheinung, die man im Kosmos finden kann, daher wird eine Beschreibung

---

[169] siehe Abschnitt über den CNC=Coupling Network Computer und den Synergistischen Computer auf S. 21

und naturgesetzliche Auffassung von Leben mit Quantentheorie zu tun haben müssen."[170] Außer der Parallelität zwischen Körper/Leben und Computer/Internet gibt es aber noch eine andere Argumentation: Die Natur ist unser Vorbild. Die physikalische Forschung, die theoretische Physik, hat für eine Beschreibung der „natürlichen Wirklichkeit" quantenphysikalische Theorien entwickelt, auf deren Erkenntnissen die Computertechnik aufbaut. Nun werden diese Theorien zurückübertragen auf die Beschreibung unseres *natürlichen* Körpers. Hierzu schauen wir uns zunächst einmal die ‚Hardware unseres Körpers an.

Merke:

Zur Beschreibung der komplexen, vielschichtigen Prozesse in Lebewesen ist das Modell des Internet mit Biolaser und gekoppeltem Laser sowie des BWW nützlich. Mein Anliegen ist es, mit Hilfe der technischen Strukturen und Funktionen der Computertechnik und Informatik grundlegende Vergleiche zwischen den Computer-Metaphern und der Natur der Lebewesen darzustellen. Denn wir hatten zuvor das Modell des *Bordcomputers* ausgewählt, um die wissenschaftlichen Grundlagen für eine ganzheitliche Medizin in diesem Modell zusammenzufassen.

---

[170] Görnitz, 2002; S. 85

2.2 Der Körper als „Quanten-Computer"-Modell mit seiner „Hardware"

Wie wir schon im vorangegangenen Kapitel festgestellt haben, ist ein Computer weit mehr als reine Hardware oder Software. Völlig losgelöst von diesen Begriffen ist er vor allem ein Prinzip, wie sich Daten und Informationen verarbeiten lassen. Gerade deshalb ist es für Therapie und Diagnose von Vorteil, die Hardware-Elemente unserer KörperInformatik herauszufiltern. Von entscheidender Bedeutung ist dabei der Elektronenfluss. Die Vorstellung vom Elektronenfluss als dem Herzstück der KörperInformatik ermöglicht es uns zum einen, die Computermetapher samt Hardware und Software auch aus theoretisch-wissenschaftlicher Sicht für die Funktionen in Lebewesen zu nutzen. Gleichzeitig versetzt uns diese Vorstellung in die Lage, Wechselwirkungen zwischen elektromagnetischen Feldern in der Natur und weiteren Feldern im menschlichen Körper aufzuspüren. Denn wie schon der Biophysiker Ulrich Warnke erkannte, bauen „Elektronen mit ihren Kommunikationskräften (…) unseren Körper auf und nehmen an allen Funktionen unseres materiellen Körpers teil."[171] Ein Beispiel, in dem genau diese Wechselwirkungen des Organismus mit Stoffen zur Anwendung kommen, ist die Homöopathie.

Warnkes Sicht ist die logische Schlussfolgerung aus der Tatsache, dass Veränderungen der elektrischen Ströme, des Elektronenflusses also, elektromagnetische Felder erzeugen, die miteinander in Wechselwirkung treten. Diese Ströme und Felder bringen erst so richtig Leben in die Hardware. Gleichzeitig entsteht durch ihre Wechselwirkungen untereinander neue Hardware in Form dissipativer Strukturen, so wie zum Beispiel die Akupunkturmeridiane (siehe Kapitel 2.4). Wir bleiben in diesem Abschnitt anfänglich bei den rein statischen Strukturen der Hardware und wollen uns zunächst die begriffliche Bandbreite anschauen, mit der sich die „Körper-Hardware" am ehesten beschreiben lässt.

Elektronische Begriffe wie Halbleiter, Chips, Transistoren und Datenspeicher kennen wir heute im Zusammenhang mit unterschiedlichsten Bereichen des Alltags. Die geläufigsten von ihnen finden wir als Bestandteile von Mikroelektronik, Optik, Computertechnologie und Medizintechnik. Stellen Sie sich bitte vor, all diese Bauteile gäbe es auch in unserem Körper. Und nicht nur das. Wir könnten dieses Universum der Elektronik in unserem Körper sogar auf der zellulären Ebene darstellen – als Hardware der KörperInformatik. Diese Hardware der zellulären Ebene bildet eine Einheit, die ich im Folgenden als die „Lebende Matrix", im Englischen *living matrix*, zusammenfasse.[172] Auch andere Komponenten wie elektromagnetische Steuerung, Antennen, Sender und Empfänger sind Begriffe, die Sie im weitesten Sinne mit der Übertragung von Informationen verbinden, sei es bei Ihrem Auto, Ihrem Radio oder Ihrem Fernseher. Diese Elemente finden sich auf der subzellulären Ebene, der molekularen Ebene. Wir werden sehen, dass Moleküle und Atome als „elektronische Bauteile" fungieren. Als dritte Ebene der „Körperhardware" werde ich Ihnen in diesem Abschnitt, in Anlehnung an das BWW, die elektromagnetische Ebene des elektromagnetischen Feldes vorstellen, die unmittelbar mit den anderen beiden beschriebenen, der zellulären und der molekularen, Ebenen zusammenhängt. Ich beginne mit der rein „statischen Struktur der KörperInformatik".

---

[171] Warnke, 2001; S. 54
[172] Oschman, 2006; S. 36-61

2.2.1 Kommunikation in der lebenden Matrix

Halbleiter, Chips, Transistoren, Kondensatoren, Speicher, elektromagnetische Steuerung, Antennen, Sender und Empfänger, Begriffe also, die Ihnen aus Technologie und Elektronik vertraut sind, machen auch die Bauteile unserer „KörperInformatik-Hardware" aus. An welchen Stellen unseres vielschichtigen Körpersystems diese elektronischen Bauteile strukturell vorkommen und wie die einzelnen Elemente der „lebenden Matrix" und der anderen Ebenen funktionieren, das möchte ich Ihnen im Folgenden genauer skizzieren, indem ich „elektronische" Bauteile der Hardware mit der Möglichkeit von Speicherung, Transport und Verarbeitung von Informationen des Körpers nun vorstelle.

A. Die ExtraZellulärMatrix (ECM)

Das erste Element unserer Körper-Hardware ist die extrazelluläre Matrix (ECM). Sie ist auch bekannt als „Pischinger-Raum", benannt nach dem Wiener Ordinarius für Histologie und Embryologie Alfred Pischinger (1899-1983). Dieser Raum beschreibt das Bindegewebe, in dem die Flüssigkeiten außerhalb der Zellen kreisen. „Die Gesamtheit der ECM... macht zirka dreißig Prozent vom Gesamtvolumen des Körpers aus und ist damit das größte Organ im Körper".[173] Alfred Pischinger und sein Schüler Hartmut Heine rückten das Bindegewebe in den Mittelpunkt ihrer Untersuchungen. Sie belegten, dass die verschiedenen Systeme des Körpers – z. B. lymphatische, arterielle, venöse und nervale Systeme, zusammengefasst als Endstrombahn bezeichnet – weitreichend durch das Bindegewebe miteinander verbunden und somit vernetzt sind. Dabei werden Informationen in Form von Stoffen und Energie ausgetauscht. Pischinger und Heine bezeichneten den „Pischinger Raum" deshalb auch als das „System der Grundregulation". Pischinger erkannte, dass das System der Grundregulation für alle lebenswichtigen Funktionen, wie Ernährung der Zellen, Ausscheidung von Abbauprodukten, Entzündungsreaktionen, Abwehr- und Reparaturvorgänge verantwortlich ist. Kleinster gemeinsamer Nenner des Lebens ist daher im Wirbeltierorganismus die Triade aus Kapillargefäßen, Matrix und Zelle."[174] Die (Extrazelluläre) Matrix fungiert als Transitstrecke zwischen Endstrombahn und den zu versorgenden Zellen.

Der Austausch von Informationen in diesem Bindegewebe funktioniert zusätzlich zur Informationsübermittlung per Botenstoff mit der Gewebeflüssigkeit wie bei jedem elektronischen Gerät. Denn die Hauptbestandteile der ECM sind Silizium und kristallines Wasser, die außerhalb der Zellen im Bindegewebe (ECM) in der extrazellulären Vernetzung (Cross Link) von Kollagen und Elastin eingebettet sind.[175] Auch für einen Halbleiter sind Silizium und kristallines Wasser zwei unverzichtbare Grundbausteine. Sie ahnen sicher, worauf ich hinaus will. Richtig, das Bindegewebe fungiert im Körper wie ein Flüssigkristall oder Halbleiter.[176] Mehr noch: Silizium und das eingelagerte kristalline Wasser machen den Organismus zu einem einzigen riesigen Halbleiter! Halbleiter sind zwar in aller

---

[173] Heine, 2006; S. 12

[174] Oschman; 2006; S. 52

[175] Heine, 2006; S. 31, 35, 42

[176] Als Flüssigkristall bezeichnet man eine Substanz, die einerseits flüssig ist wie eine Flüssigkeit, andererseits aber auch richtungsabhängige physikalische Eigenschaften aufweist, wie ein Kristall. Wikipedia

Munde; aber bei der Frage nach einer Erklärung von Halbleitern kommen doch viele Menschen schnell ins Stottern. Deshalb eine kurze Erklärung zum Thema Halbleiter.

Leiter sind zum Beispiel Metalldrähte, die elektrischen Strom gut leiten. Im Gegensatz dazu bewirken Isolatoren oder Isolierschichten eine Blockade des elektrischen Stromflusses. Was die elektrische Leitfähigkeit betrifft, so stehen Halbleiter zwischen Leitern und Isolatoren. Das Besondere an Halbleitern ist aber, dass ihre Leitfähigkeit genau kontrollierbar ist. Daher können Halbleiter zur Herstellung kleinster elektronischer Apparate verwendet werden, zum Beispiel für Schalter, Verstärker, Detektoren, Oszillatoren, Stromwandler und Speichergeräte. Sie sind der Stoff, aus dem unsere modernen elektronischen Geräte und Computer gemacht sind.[177]

Das Bindegewebe des Körpers, die extrazelluläre Matrix, kann also als ein körpereigenes elektronisches Informationstransportnetz in Form eines Halbleiters angesehen werden, dessen elektromagnetisches Feld mit anderen äußeren Feldern kommunizieren kann. Und die Phänomene des körpereigenen elektromagnetischen Feldes, das unter anderem vom Bindegewebe gebildet wird, werden technisch bereits angewandt.

Das Bindegewebe (ECM): Der Halbleiter des Körpers als Vermittler zwischen Mensch und Gerät.

Viele Autohersteller bieten in ihren Sonderausstattungen einen Komfortzugang zum Auto an: den schlüssellosen Zugriff und Motorstart. Um das Auto aufzuschließen und zu starten, reicht der bloße Körperkontakt aus: Sie müssen den Schlüssel nicht einmal in die Hand nehmen! „Sobald Sie sich Ihrem Fahrzeug bis auf 1,50 Meter nähern, erkennt der Komfortzugang den mitgeführten Schlüssel (z. B. in der Jackentasche) und lässt sich bei Berührung des Türgriffs öffnen... Das berührungslose Öffnen der Hecklappe ist eine weitere innovative Technologie. Hierbei erkennt ein Sensor eine kurze, gerichtete Fußbewegung unterhalb des Stoßfängers und sendet daraufhin ein Signal zum automatischen Öffnen der Heckklappe."[178] Zu diesem System gehört auch, dass es auch an anderer Stelle auf das Körperfeld reagiert. Zum Beispiel stoppt es den Mechanismus des sich automatisch bewegenden Faltdaches, sobald ein Körperteil in dessen Aktionsradius ragt und beugt so potentiellen Verletzungsgefahren vor.

B. Die Zellmembran

Das zweite Element der Hardware ist die Zellmembran. Sie bildet nicht nur die äußere Hülle der Zelle, sondern auch Organellen wie Mitochondrien, Golgy-Apparate und Zellkerne sind aus Membranen aufgebaut. „Biologische Membranen stellen Barrieren zwischen wässrigen Medien dar. So trennt beispielsweise die Zellmembran das Zellinnere vom Bindegewebe (das Zytosol vom Interstitium). Elektrische Potentialdifferenzen und Ionengradienten über Membranen stellen die treibenden Kräfte für einen Ionenstrom

---

[177] Oschman, 2006; S. 54

[178] www.bmw.com/com/de/insights/technology/technology_guide/articles/comfort_access_system.html?
         source=categories &article=comfort_access_system

dar. Dabei wirkt die Membran einerseits wie ein elektrischer Widerstand, der den Ionen-strom begrenzt und andererseits wie ein Kondensator, der Ladungen an der Membran speichert."[179] Komplementär zu den vorgenannten Eigenschaften als Kondensator und Widerstand hat die Membran, wie die ExtraZellulärMatrix, Halbleiter-Charakter: ordnen sich Lipide (Fett) zu einer Membran zusammen, so bilden sie einen Flüssigkristall.[180] „Die Membran ist ein flüssiger, kristalliner Halbleiter mit Toren und Kanälen", so der Zellbio-loge Bruce Lipton.[181] Nach Lipton bildet die Zellmembran eine hochkomplexe, dynami-sche Struktur, die alle Wechselbeziehungen zwischen der Zelle und ihrer Umgebung regu-liert – die Zellmembran als das „eigentliche Gehirn der Zellfunktionen".[182] Doch was meint Bruce Lipton mit Toren und Kanälen? Und vor allem: Welche Schlussfolgerungen können wir daraus ziehen?

Neben den Halbleiter-Bauteilen der eigentlichen Membran verfügt die Zellmembran über weitere Bausteine, die sie zu einem aktiven Informationsübermittler aufwerten: Proteine. Sie sind die „Tore" und „Kanäle", von denen Bruce Lipton spricht. Neben ihrem Halbleiter-Charakter ähnelt die Zellmembran aufgrund ihrer Struktur und Funktion einem Chip. Denn: Was ist ein Chip anderes als ein kristalliner Halbleiter mit Toren und Kanälen? „Die Tatsache, dass die Zellmembran einem Computer-Chip ähnelt, bedeutet, dass man sich die Funktionsweise einer Zelle besser vorstellen kann, wenn man sie mit einem PC ver-gleicht. Die erste große Erkenntnis dabei ist, dass Computer und Zellen programmierbar sind. Die zweite Erkenntnis ist, dass der Programmierer außerhalb des Computers bezie-hungsweise der Zelle sitzt. Biologisches Verhalten und Gen-Aktivität stehen in dynami-scher Beziehung zu den Informationen aus der Umgebung, die in die Zelle heruntergela-den werden." [183]

Weil die Membran genauso wie ein Chip funktioniert, machte sich der australische Wis-senschaftler Bruce A. Cornell diese Eigenschaft zunutze: Im Jahr 1997 verwandelten er und sein Team eine biologische Zellmembran in einen digital lesbaren Chip. Cornell legte damit eine wesentliche Grundlage in der Nano-Biotechnologie.[184] Der Zellmembran-Chip oder auch „Biosensor" ist in entsprechenden Apparaturen nicht nur für Messungen des Blutzuckerspiegels von Nutzen, sondern auch für Zelltypisierungen, die Erfassung von Proteinen, Viren, Antikörpern, Elektrolyten, Drogen und Giften.

---

[179] http://www.mh-hannover.de/fileadmin/institute/neurophysiologie/download/Versuchsskripte/ E0_widerstand_kondensator.pdf

[180] „Flüssigkristalle können wie eine Flüssigkeit fließen und zugleich eine innere Ordnung besitzen, die an Festkörper erinnert. Sie begegnen uns im Alltag in vielen technischen Anwendungen, beispielsweise in Displays von elektronischen Geräten. Seit Millionen von Jahren sind sie schon zentrale Bausteine von biologischen Systemen. Dazu zählen zum Beispiel die DNS, viele Proteine und die Membran, die lebende Zellen umschließt." Mathelitsch, Repik et.al., 2003; S. 134-139

[181] Lipton, 2009; S. 88

[182] Lipton, 2009; S. 29

[183] Lipton, 2009; S. 89

[184] Cornell et al.1997: in Lipton, 2009; S. 89

Zellmembran: Biosensoren finden einzelne Moleküle, Atome und Ionen

Der Biochip von Bruce A. Cornell macht es möglich, kleine und kleinste Moleküle, wie auch Ionen oder Atome, aufzudecken. Das geschieht beispielsweise mittels eines akustischen Resonators oder Techniken, die physikalische Eigenschaften der mit den zu untersuchenden Materialien gefüllten Membranschicht messen. Durch die Kombination eines Sensors mit dem Reservoir und der Membran kann die Durchlässigkeit von Membranen wie Zellmembranen, Doppellipidschichten und Zellwände für Substanzen (wie zum Beispiel Wirkstoffen) untersucht werden.

Wie eingangs bereits erwähnt – der Elektronenfluss bringt Leben in die Hardware. Für Thomas und Brigitte Görnitz sind Membranen deshalb „eine zentrale Voraussetzung für Leben (...), da sie die Vorbedingung für eine Trennung zwischen Innen und Außen darstellen. Und ein Lebewesen, das nicht von seiner äußeren Umwelt durch so etwas wie eine Membran getrennt ist, die zugleich einen Austausch mit dieser ermöglicht und dennoch den Innenraum schützt, so dass es in seinen Inneren Informationen verarbeiten kann, ist nicht vorstellbar."[185]

Außer den Funktionen von räumlicher Abtrennung, elektrischem Widerstand und Kondensator sowie einem elektronischen Chip können an Membranen hohe Feldstärken des elektrischen Feldes nachgewiesen werden, die größer sind als die Feldstärke bei einem Blitz.[186] An dieser Stelle könnte ich bereits aufhören. Denn wenn in unserem Organismus Halbleiter, Chips und Kondensatoren mit hohen Feldstärken an der Membran im Spiel sind, erklärt sich der Hardware-Vergleich schon fast von selbst. Doch genau genommen geht es jetzt erst richtig los. Folgen Sie mir jetzt bitte weiter in die Welt der Körperelektronik und KörperInformatik zu dem elektromagnetischen System der DNA.

C. Das Elektromagnetische System der DNS

Das dritte Element unserer Körperhardware ist das elektromagnetische System der DNS. Zusätzlich zu der DNS des Zellkerns findet sich außerhalb des Zellkerns unter anderem DNS auch in Form ringförmiger DNS als wichtiger Baustein der Mitochondrien, wie wir bereits im Kapitel 1.2 von der Forscherin Lynn Margulis hörten. In der DNS regulieren Elektronen die elektromagnetisch empfindlichen Gene, in deren genetischen Codes die gesamte Information des Körpers und seiner Entwicklung gespeichert ist – und das in jeder einzelnen der Billionen Zellen unseres Körpers. Nach Marco Bischof ist die DNS das „zentrale Molekül im Organismus" und so wie der Chef eines „Teams". Zu diesem „Team" lichtaktiver, schwingender Biomoleküle zählen nach M. Bischof die RNS (Ribonukleinsäure), in erster Linie die Proteine, das Chlorophyll der Pflanzen, das Hämoglobin des Blutes, ATP und andere. Marco Bischof gibt in seinem Buch „Das Licht in unseren Zellen" für die DNA „eine Informationsmenge von 10^{20} Bit" an.[187] Diese Informationsmenge reiche tatsächlich aus, um wie eine übergeordnete Zentrale-Prozessor-Einheit (CPU) zum Beispiel

---

[185] Görnitz, 2002; S. 46

[186] Smith; 1989; S.64: 10^7 V/m und http://btmdx1.mat.uni-bayreuth.de/smart/physik/2 _elektro/elektrischesfeld/elektrischesfeld.pdf: Spannung 90mV / 4,5 nm = 2x 10^7 V/m

[187] Bischof, 1998; S. 202

die enzymatische Regulation im Köper steuern zu können. Sie stimme übrigens mit der messbaren Speicherkapazität, der „Resonatorgüte" der DNA überein, die Popp auf Grund seiner Experimente berechnet und gemessen habe. „Eine solche Informationsmenge kann nur die DNA leisten – keines der anderen Biomoleküle vermag das."[188] Das schwingende DNS-Molekül ist ein Oszillator, der elektromagnetische Energie aufnimmt und sie wieder abgibt. Die Zeit zwischen Energieaufnahme und Energieabgabe ist ein Maß für die Fähigkeit zur Energiespeicherung und wird Resonatorgüte genannt. Eine hohe Resonatorgüte bedeutet, dass die Schwingungsverluste zwischen Energieaufnahme und Abgabe sehr gering sind und dass bei dem gesamten Prozess zwischen Energieaufnahme und Abgabe keine Verluste durch Widerstände auftreten. „Die DNA ist ein organischer Supraleiter,[189] der noch dazu bei normaler Körpertemperatur arbeiten kann!"[190] Einigen Wissenschaftlern ist es sogar gelungen, nicht nur den Informationsfluss, die Kommunikation zwischen Proteinen, sondern auch zwischen Atomen mit einer Reihe von Experimenten nachzuweisen.[191] Einer der Wegbereiter dafür ist der russische Molekularbiologe und Biophysiker Pjotr P. Garjajev.

> Der Biologe und seine Forschergruppe von der Russischen Akademie der Wissenschaften machten es 1995 in ihrem Moskauer Labor erstmalig sichtbar. „Wir Menschen tragen (...) in jeder Zelle unseres Körpers ein technisches Hochleistungsgerät: einen Mikrochip mit 3 Gigabits Speicherfähigkeit, der elektromagnetische Informationen aus der Umwelt aufnehmen, speichern und – möglicherweise in veränderter Form – auch wieder abgeben kann."[192]

Während Sie sich diese Zusammenhänge ganz in Ruhe auf der Zunge zergehen lassen, möchte ich nochmals auf unser erstes Hardware-Element zurückkommen, das Bindegewebe. Nehmen wir es noch einmal genauer ins Visier. Denn es ist der Schlüssel zum Verständnis für das vierte Hardware-Element, das Sie gleich kennen lernen werden. Dem Bindegewebe sind Sie ja eingangs bereits als „Pischinger Raum" oder auch als extrazellulärer Matrix (ECM) begegnet. Es ist eine der beiden Komponenten der lebenden Matrix. Die zweite Komponente ist die Zellmatrix. Als Zellmatrix wird der Verbund aller Zellen eines Gewebes bezeichnet.

Jede dieser beiden Komponenten, sowohl die Zellmatrix als auch die Extrazelluläre Matrix, sind jeweils miteinander verbunden; innerhalb der extrazellulären Matrix durch Proteinfäden, die Tonofilamente; zwischen den Zellen der Zellmatrix durch Proteine, die alle Zellmembranen durchqueren, die Integrine. Dadurch verbinden die Integrine einzelne Zellen und schließen einzelne Zellen zu einem Verbund zusammen, der Zellmatrix. Die

---

[188]　Bischof, 1998; S. 202

[189]　Supraleiter sind Materialien, deren elektrischer Widerstand beim Unterschreiten der so genannten Sprungtemperatur (-140° oder -273° Celsius) auf null abfällt. Die Supraleitung wurde 1911 von Heike Kamerlingh Onnes, einem Pionier der Tieftemperaturphysik, entdeckt. Wikipedia

[190]　Absatz und Fenster nach Fosar und Bludorf; 2001; S. 203-209 / Bischof, 1998; S. 199

[191]　siehe auch Hofstadter, 2011; S. 584 im Text S. 16

[192]　http://www.schautafel.de/muster/natur_geht_online/index.htm

Integrine wiederum haben zum Inneren der Zellen hin mit einem Skelettsystem der Zellen direkten Kontakt: dem Zytoskelett.

D. Das Tubulin-Skelett-System

Die Hauptelemente des Skeletts innerhalb der einzelnen Zellen, dem Zytoskelett, von dem hier die Rede sein wird, heißen Mikrotubuli. Hauptbestandteil der Mikrotubuli ist das Protein Tubulin. Diese Mikrotubuli mit ihrem wendeltreppenförmig-helikal angeordneten Tubulin-Protein-Gitter sind entscheidend an der Kommunikation innerhalb der Zellen beteiligt, sei es über den Nährstofftransport oder in Form mechanischer Informationsvermittlung, sei es elektrisch oder elektronisch oder in Form von Licht. Das Zytoskelett der Zellen ist über das Integrin-System spezieller Proteine der Zellmembranen mit den Tonofilamenten der ECM verbunden. Es bilden also der Zellverbund und das Bindegewebe, die Zellmatrix und die Extra-Cellular-Matrix (ECM), durch diese verbindenden Strukturen (Zytoskelett-Integrine-Tonofilamente) eine funktionelle Einheit. Vor dem Hintergrund dieser Verbindungen wird deutlich, warum sich der Begriff „Lebende Matrix" anbietet. ECM und Zellmatrix verschmelzen zu einer vernetzten Matrix, zu einer funktionellen Einheit, obwohl sie voneinander getrennte Räume mit eigenen Funktionen sind. In dieser vernetzten Matrix findet in den einzelnen Räumen, aber auch zwischen ihnen, ein geregelter Informationsaustausch auf den dargestellten Datenautobahnen statt. Auf dem Weg zu weiteren Hardware-Schätzen, die unser Modell bereithält, würde ich mir diesen kleinen Umweg über die weit verzweigten Datenhighways nicht erlauben, wenn er nicht von entscheidender Wichtigkeit für unseren Bordcomputer wäre. Wie im Abschnitt Decartes Update im ersten Kapitel bereits erwähnt, dient uns diese Metapher des *Bordcomputers* dazu, die wissenschaftlichen Grundlagen der Kybernetik, der Netzwerke, der Informatik, der offenen thermodynamischen Systeme, der mitochondrialen Medizin und der Quantenphysik *unter einen Hut* zu bringen. Wir befassen uns bisher mit den strukturellen Aspekten – sozusagen mit den Datenautobahnen, auf denen Information innerhalb der Zellen, der Gewebe, der Organe und im ganzen Körper transportiert wird.

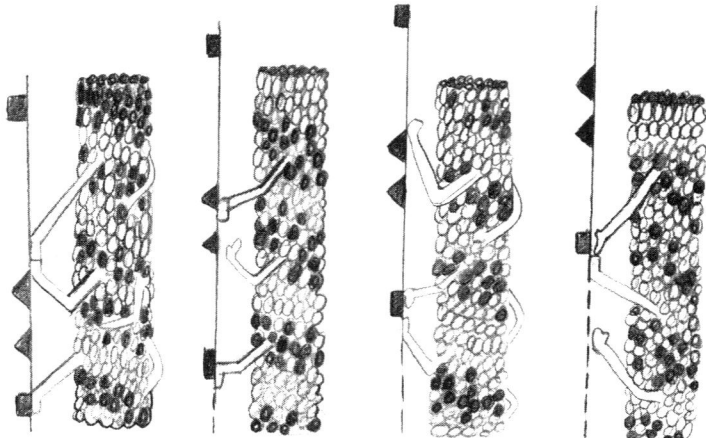

Abb. 20: Transmitter (Nährstoff)-Transport der Mikrotubuli-Röhrchen mit „Händen".

Die Mikrotubuli mit ihrem wendeltreppenförmig-helikal angeordneten Tubulin-Protein-Gitter sind wesentlich an der Kommunikation innerhalb der Zellen beteiligt: über den Nährstofftransport in Form mechanischer Informationsvermittlung, elektrisch, elektronisch oder in Form von Licht.

Die Verbindung zwischen dem Zellinnern (dem Zytoskelett einschließlich des Zellkerns) mit dem Zellverbund eines Gewebes (der Zellmatrix) und dem Bindegewebe (der Extrazellulären Matrix) bildet ein Netzwerk äußerst ausgefeilter Kommunikationswege, durch die sich Informationen im gesamten Organismus verbreiten können. Diese Kommunikationswege dienen dem unablässigen Informationsaustausch. Das ist es, was ich Ihnen mit diesem kleinen Umweg zeigen wollte. Doch damit nicht genug. Wie wir im nächsten Abschnitt sehen werden, sind diese Wege der Kommunikation auf sehr unterschiedlichen Ebenen darstellbar: auf mechanischer, biochemischer, elektromagnetischer sowie auf der Ebene des Lichts, der Biophotonen. Dabei ist hinter diesen verschiedenen Ebenen der Funktionen der Mikrotubuli und des Zytoskeletts ein Echtzeit-Code entdeckt worden, der als biomolekulare Information in allen eukaryotischen Zellen vorhanden ist; in allen Zellen also, die über einen Zellkern und Mitochondrien verfügen. Dieser Code bildet die Brücke zwischen mechanischer, biomolekularer Aktivität, dem elektromagnetischen Informationssystem und dem Biophotonenfeld in Lebewesen. [193]

So winzig diese Röhrchen mit ihrem wendeltreppenförmigen Aufbau (Helix-Form, ganz ähnlich dem der DNS-Helix) auch sind, so gehören sie doch nicht nur zum vierten Hardware-Element unseres Bordcomputers, dem Tubulin-Skelett-System. Darüber hinaus sehe ich sie, in ihrer Funktion innerhalb des verbindenden Systems der lebenden Matrix, als elementare Bausteine der KörperInformatik an. Zum Tubulin-Skelett-System gehört das Skelett, das in jeder unserer Zellen zu finden ist, das Zytoskelett.

E. Tensegrity und „schwingende Matrix"

Bisher haben wir gesehen, inwiefern das Tubulin-Skelett-System als einer der Hauptbestandteile der lebenden Matrix eindeutig ein Transportsystem für Informationen ist. Parallel dazu stellt es über den „Tensegrity-Effekt" auch eine Verbindung zu der mechanischen Funktion des Zytoskeletts her. Diese Tensegrity-Funktion des Zytoskeletts ist ganz entscheidend für den mechanischen Informations-Transport innerhalb und zwischen den Zellen aber auch im Bindegewebe.

Der Begriff „Tensegrity" stammt ursprünglich aus der Architektur. Er bedeutet Spannungsintegrität. Als Konzept beschreibt er ein durchgehendes Netz aus gespannten Elementen (Seile-Sehnen) sowie einen nicht zusammenhängenden Satz komprimierbarer Stützelemente (Querstreben-Knochen) – nicht nur in der Architektur. So bestehen beispielsweise Knochen sowohl aus komprimier- wie auch dehnbaren Fasern. Damit sind sie ein Tensegrity-System. Zusammen mit den Sehnen-, Faszien- und Muskelansätzen bilden Knochen ein dreidimensionales Tensegrity-Netzwerk, das dem Körper als Stütz- und

[193] Priel A, Ramos AJ, Tuszynski JA, Cantiello HF., 2006; S. 4639-43 und Craddock, Travis JA., Tuszynski, JA., Hameroff, S; 2012, DOI: 10.1371/journal.pcbi.1002421 und PubMed–NCBI http://www.ncbi.nlm.nih.gov/pubmed/16565058

Bewegungsapparat dient. Doch nicht nur Knochen sind ein Tensegrity-System. Tensegrity-Systeme finden sich überall im Körper. Tensegrity bewirkt auch den Zusammenhalt der Zelle. Der Mediziner Stephen Levin spricht in diesem Zusammenhang auch von „Biotensegrity". Denn die Tonofilamente des Bindegewebes bilden gemeinsam mit den Zytoskeletten der Zellmatrix eine durchgehende fibröse Matrix.[194]

Als Erklärungsmodell, das übergreifend für viele Disziplinen gilt, ist das Tensegrity-System auf Zell-Strukturen übertragbar. Darauf wies 1998 auch der Physiker Donald Ingber hin. In seiner Studie beschreibt er, wie sich die Gerüstspannung des Tensegrity-Systems durch physikalische Kräfte auf biochemische Prozesse auswirkt.[195] Das Zytoskelett hat Tensegrity-Struktur, wie in der Abbildung 21 zu sehen ist: Die an Integrine (den Proteinen in der Zellmembran) befestigten Magnetknöpfe setzen die Zelloberfläche unter Spannung, wenn sie sich in einem Magnetfeld drehen. Aus dem Verhältnis zwischen Drehkraft und Drehungsumfang lässt sich dann ablesen, dass das Zytoskelett eine Tensegrity-Struktur hat.[196] Mittels dieser Tensegrity-Funktion können nicht nur innerhalb der Zelle Informationen auf mechanischem Weg weitergeleitet werden. Die Tensegrity-Funktion mit ihrer mechanischen Informationsweitergabe reicht über die Integrine der Membranen und die Tonofilamente der ECM bis in jeden Bereich der lebenden Matrix.

---

[194] Oschman, 2006; S. 56 -59

[195] Ingberg DE. 1998; S. 48-57, aus Oschman, 2006; S. 56

[196] Heidemann SR 1993; S. 1080-1081 aus Oschman, 2006; S. 57

Tensegrity - Magnete an der Zellmembran sind im Zellinneren wirksam

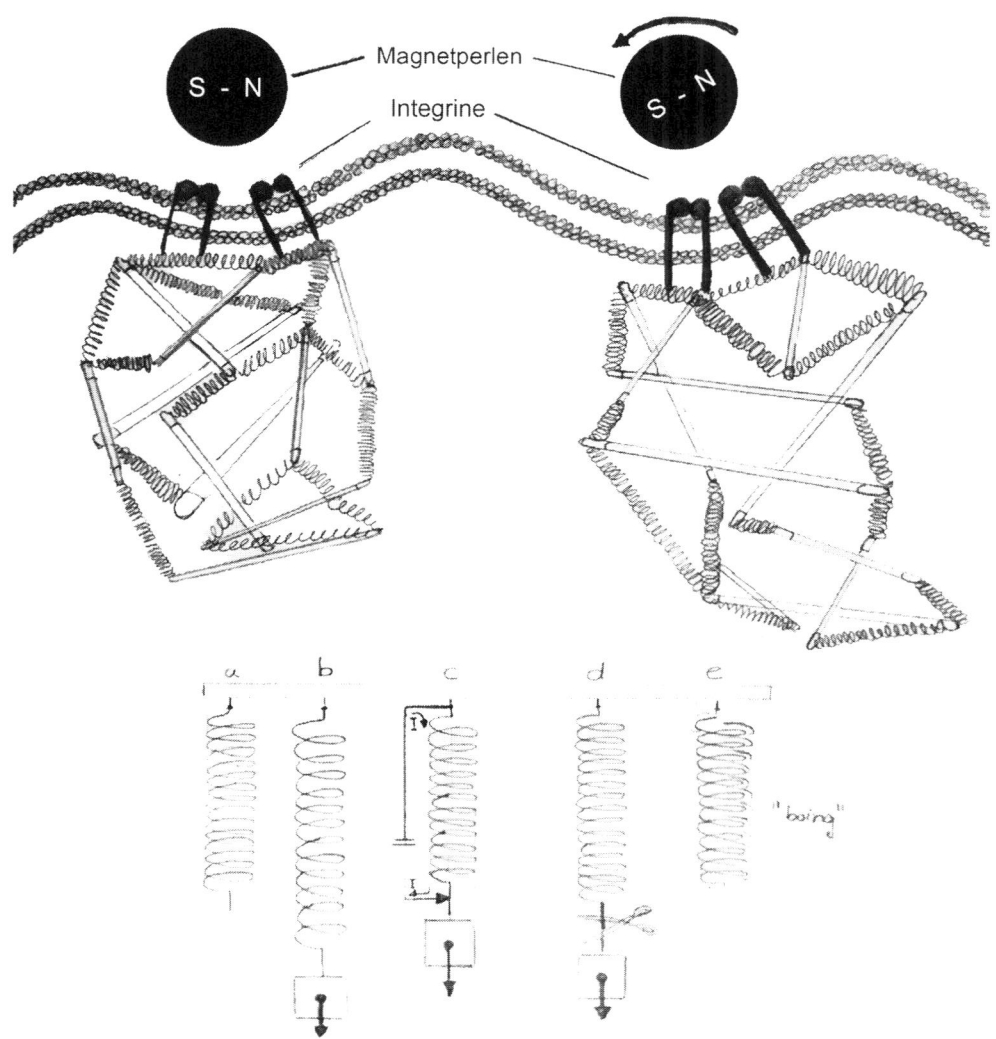

Abb. 21: Tensegrity: Magnete an der Zellmembran sind im Zellinneren wirksam.

Aus dem Verhältnis zwischen Drehkraft und Drehungsumfang lässt sich ablesen, dass das Zytoskelett eine „Tensegrity"-Struktur hat. (nach „Energiemedizin" Oschmann S. 56 Abb. 4.4)

a+b: Die Schwerkraft wirkt auf die Haltestrukturen der Zelle.

c: Bei Koppelung mit der Elektrizität entsteht ein elektrischer Schwingkreis, der wechselweise ein elektrisches und ein magnetisches Feld aufbaut.

d+e: Darstellung der in der Haltestruktur der Zelle innewohnenden potentiellen Energie.

Gibbons hatte bereits 1968 aufgezeigt, dass das Tubulin-Skelett-System neben mechanischen auch chemische Informationen in Form von Transmittern weiterleitet.[197] Die Botenstoffe (Transmitter) werden von dem Zytoskelett regelrecht weitergereicht (siehe Abb. 20). Genau wie ca. 10 Jahre später Donald Ingberg hat er die Schnittstelle zwischen mechanischer und biomolekularer Informationsvermittlung auf zellulärer Ebene nachgewiesen. Das Tubulinsystem bildet somit eine mechanisch-chemische Schnittstelle: Zum einen wird durch Tensegrity mechanische Information weitergeleitet, zum anderen findet aber auch biomolekulare Informationsvermittlung über die Weitergabe von biochemischen Stoffen statt.

James L. Oschman berichtet über fünf Ansichten bezüglich der lebenden Matrix: Außer dem System der Grundregulation von Alfred Pischinger mit der Extra-Zellulär-Matrix und dem Tensegrity-System in Form der Gewebe-, Zell- und Zellkernarchitektur werden die elektronische Leitung von Albert Szent-Györgyi, das perineurale Kontrollsystem von Robert O. Becker und die biologische Kohärenz von Herbert Fröhlich dargestellt. Diese fünf Konzepte wurden von K. J. Pienta und D. S. Coffey unter dem Titel *Cellular harmonic information transfer through a tissue tensegrity-matrix system* – zusammengefasst; auf Deutsch: die schwingende Matrix.[198]

„Zellen und intrazelluläre Elemente sind imstande, in dynamischer Weise und in komplexer Harmonie zu schwingen; die Schwingungsfrequenz kann mithilfe der Fourier-Analyse (und anderer Methoden) quantitativ gemessen und analysiert werden. Dass sich Vorgänge auf zellulärer Ebene wie Formänderungen, Membrandepolarisation, Motilität und Signaltransduktion räumlich und zeitlich als harmonische Schwingungen abspielen, hat möglicherweise Bedeutung für die Steuerung/Regulation. Unter dem Einfluss von Wachstumsfaktoren und der Karzinogenese könnten sich diese Schwingungen ändern. Es ist wichtig, den direkten Übertragungsmechanismus dieser vibratorischen Information in der Zelle (und dem ganzen Organismus) zu verstehen.... Ein Tensegrity-Gewebe-Matrix-System ermöglicht den spezifischen Informationstransfer durch die Zelle (und den ganzen Körper hindurch) in Form einer Direktübertragung der vibratorischen chemomechanischen Energie durch harmonische Wellenbewegungen".[199]

Der Charakter des Tubulin-Skelett-Systems hilft uns vor diesem Hintergrund, besser zu verstehen, wie verknüpft die Schichten und Vorgänge in unserem Körper sind. Denn die Struktur des Tubulin-Skelett-Systems fungiert nicht nur als Schnittstelle zwischen der mechanischen und biomolekularen Kommunikation, sondern zusätzlich dient das Zytoskelett auch, wie wir im nächsten Absatz sehen werden, der elektronischen Kommunikation. Damit finden wir hier die verschiedenen Schichten, wie wir dies mit dem BWW besprochen haben. Die elektronische Kommunikation des Zytoskeletts haben Hameroff et al. im Januar 2012 in einer Veröffentlichung von Stuart nachgewiesen. Er zeigte, dass der Transport und die Verarbeitung von elektronischen Informationen dabei wie die Transis-

---

[197] Gibbons, 1968; S. 521-546 aus Fröhlich, 1988; S. 247

[198] Oschman, 2006; S. 51-61

[199] Pienta, Coffey, 1991; S. 88-95 aus Oschman, 2006; S. 59-60

toren in elektronischen Geräten funktionieren.[200] Das Tubulin-Skelett-System ist dem-nach ein treffendes Beispiel dafür, wie vernetzt die verschiedenen Ebenen unserer Kör-perhardware sind, die für die meist parallel in atemberaubender Geschwindigkeit ablau-fenden Prozesse von Lebewesen die Grundlage sind. Es ist die Verbindung zwischen Kör-perstruktur und Energie- bzw. Informationssystem. Schauen wir uns das einmal bildlich an:

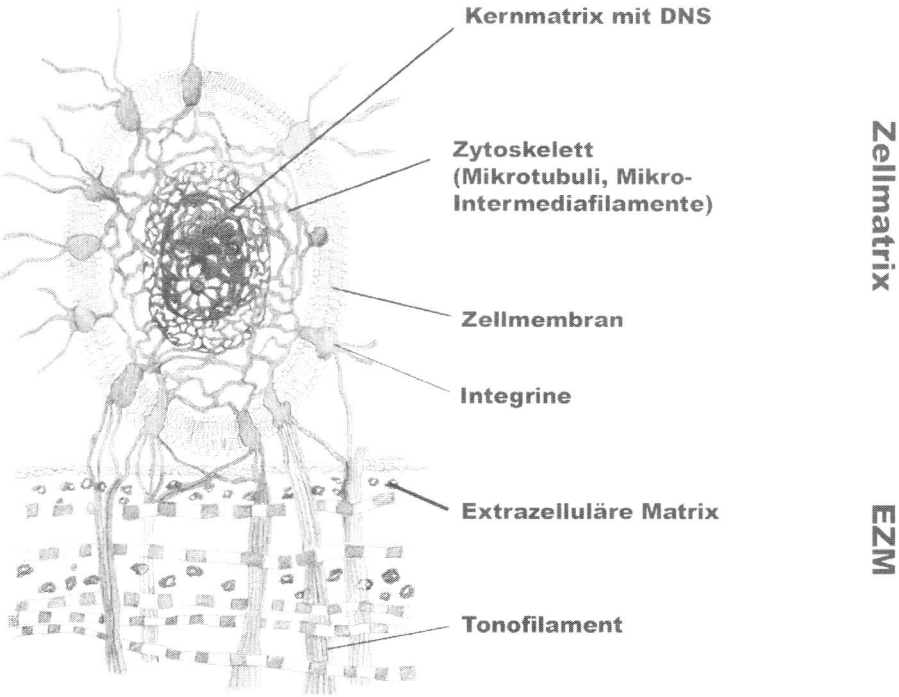

Abb. 22: Die materiell-strukturelle Grundlage der lebenden schwingenden Matrix als Verbindung zwischen körperlicher Struktur, Energie- und Informationssystem.

---

[200] Ein Transistor ist ein elektronisches Bauelement zum Schalten und Verstärken von elektrischen Signalen, ohne dabei mechanische Bewegungen auszuführen. Transistoren sind die weitaus wichtigsten „aktiven" Be-standteile elektronischer Schaltungen, welche beispielsweise in der Nachrichtentechnik, der Leistungselektronik und in Computersystemen eingesetzt werden. Besondere Bedeutung haben Transisto-ren in integrierten Schaltkreisen, was die derzeit weit verbreitete Mikroelektronik ermöglicht. Der Begriff „Transistor" ist eine Kurzform des englischen *transferresistor*, was in der Funktion einem durch eine ange-legte elektrische Spannung oder einen elektrischen Strom steuerbaren elektrischen Widerstand entspricht. Da die Wirkungsweise einer entsprechenden Elektronenröhre, nämlich der Triode, ähnelt, wird der Tran-sistor auch als „Halbleitertriode" bezeichnet. Wikipedia

- The First Transistor Information zur Herkunft des Wortes „Transistor" auf der Webseite der *The Nobel Foundation*
- J.R. Pierce: *The naming of the transistor*. In: *Proceedings of the IEEE*. 86, Nr. 1, 1998, S.37-45, doi:10.1109/5.658756.
- Patent CA272437: *Electric Current Control Mechanism*. Veröffentlicht am 19. Juli 1927, Erfinder: Julius Edgar Lilienfeld (Eintrag beim kanadischen Patentamt).

In seiner weiter oben bereits erwähnten aktuellen Publikation von Januar 2012 gibt uns Stuart Hameroff aktualisierte Informationen und Erklärungen – die uns wiederum geradewegs zur KörperInformatik führen (siehe Abb. 23):

Auf biochemischer Ebene ist die Phosphorylierung von Molekülen durch das Anhängen einer Phosphatgruppe wie zum Beispiel hier an ein Protein, in diesem Fall unser Tubulin der Mikrotubuli, verantwortlich für die Regulation von Zellprozessen. Die einzelnen phosphorylierten und die einzelnen nicht phosphorylierten Tubulin-Moleküle ergeben im Gitter der Tubuli unterschiedliche Muster. Aus den verschiedenen Mustern der Phosphorylierung resultieren auf den Gittern Verbindungen aus entweder zwei oder drei Elementen (binärer oder ternärer Modus). In der Abbildung sehen Sie ein Tubulin-Gitter mit dem für die Phosphorylierung von Tubulin verantwortlichen (Calcium-Calmodulin-Kinase) Enzym. Die Phosphorylierung des Tubulin ist abhängig von ATP und von der Calcium- und damit von der Vitamin-D3- sowie der Vitamin-K2-Konzentration. Die Autoren haben für die jeweiligen verschiedenartigen Muster der Tubulin-Gitter unterschiedliche Mengen an Bits von Informationen berechnet, abhängig von den unterschiedlichen (PatchesA- oder B-) Gittern und auch in Abhängigkeit vom jeweiligen (binären oder ternären) Modus. Diese Wechsel der Muster der Tubulin-Gitter durch verschiedene Phosphorylierungen entsprechen Umschaltungen in Transistoren; also von elementaren Bauteilen elektronischer Geräte. Die Funktion der elektronischen Umschaltungen an den Mikrotubuli hängt sowohl von ATP als auch vom Kalziumhaushalt ab, der direkt von Vitamin D3 und Vitamin K2 gelenkt wird. Berechnet wurde schließlich der quantitative Informationsgehalt der unterschiedlichen Tubulingitter in Abhängigkeit von deren Phosphorylierung. Hier sind der direkte Zusammenhang und die Verbindung unterschiedlicher Schichten der Zelle – zwischen Biochemie, Elektronik und Informatik – sozusagen zum *Greifen nah*.

Cytoskeletal "Signaling"

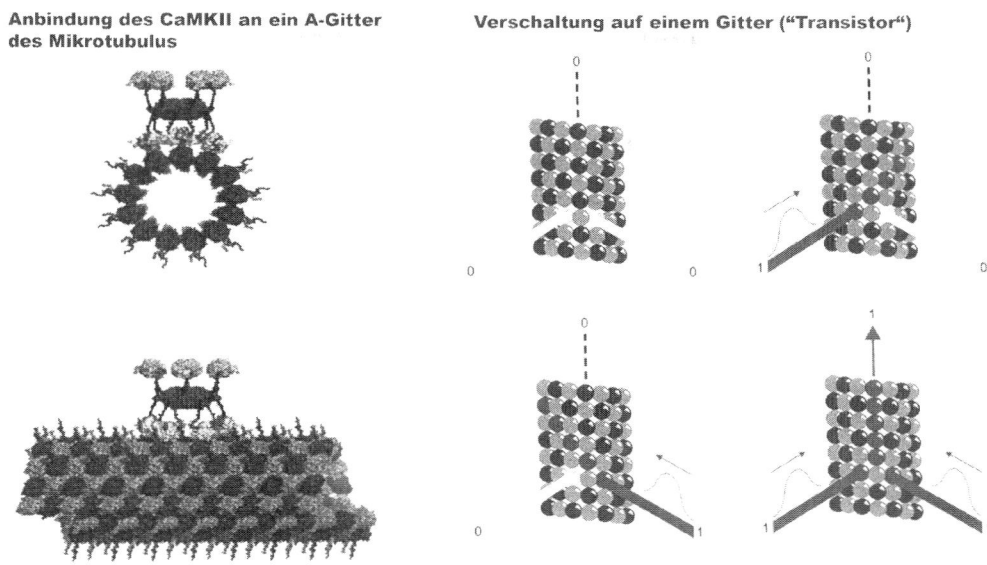

Anbindung des CaMKII an ein A-Gitter des Mikrotubulus

Verschaltung auf einem Gitter ("Transistor")

Abb. 23: Cytoskeletal Signaling: Der Zusammenhang und die Verbindung der biochemischen, elektronischen und informatorischen Schichten der Zelle sind zum Greifen nah.

Lassen Sie uns noch einmal einen Blick auf die Tubulin-Struktur im Zellinnern werfen. Als Grundlage dafür dient uns die Struktur des Zytoskeletts, die innerhalb der Zelle unter anderem die Funktion für die mechanische und biochemische Informationsweiterleitung hat. „Bewiesen und akzeptiert ist..., dass Mikrotubuli optimale Lichtleitereigenschaften besitzen. Sowohl der Frankfurter Biologe Bereiter-Hahn als auch der amerikanische Wissenschaftler Stuart Hameroff sehen in den Wellenleitereigenschaften der Mikrotubuli einen Hinweis darauf, dass Lichttransport in diesen Röhrchen verschiedene biologische Musterungen in der Zelle steuert. Hammeroff postuliert sogar den Aufbau eines optischen Bio-Computers durch Mikrotubuli."[201] Die Mikrotubuli fungieren demnach zusätzlich als Lichtleiter, ähnlich den Glasfaserleitungen, die im Alltag Informationen weiterleiten. Demnach gibt es deutliche Hinweise darauf, dass in dem Netzwerk des Zytoskeletts Licht in Form von Biophotonen weitergeleitet wird, die an der Steuerung und Regulierung der Zellen maßgeblich beteiligt sind. Hameroff geht sogar noch einen entscheidenden Schritt weiter und belegt damit sein Postulat, dass Mikrotubuli einen Bio-Computer aufbauen, dessen Funktionen lichtgesteuert sei.

Fassen wir noch einmal zusammen: Auf der zellulären Ebene wird die Hardware am besten durch den Begriff „lebende Matrix" beschrieben. Diese setzt sich aus der extrazel-

---

[201] Bischof, 1998; S.271 und Popp, 1996; S. 148

lulären Matrix und der Zellmatrix zusammen. Die oben beschriebenen **vier Elemente der Hardware** haben ihren Platz jeweils in diesen beiden Bereichen:

Im Bereich der **Zellmatrix** befinden sich Membran-Chips als Zellmembran, aber auch als Membranen der Organellen (Mitochondrien, Golgy-Apparate, Membranen der Zellkerne). Die Zellmatrix beherbergt darüber hinaus auch die DNS-Datenspeicher-CPU, und zwar in erster Linie in den Zellkernen. Zusätzlich auch in Form zirkulärer DNA als wichtiger Baustein der Mitochondrien. Das Mikrotubuläre System (MT-System) von Transistoren kommt innerhalb der Zellen der Zellverbände (Zellmatrix) als Zytoskelett vor und ist über die Integrine der Zellmembranen mit den außerhalb der Zellen im Bindegewebe (ECM) befindlichen extrazellulären Vernetzungen (Cross Link) von Kollagen und Elastin verbunden.[202]

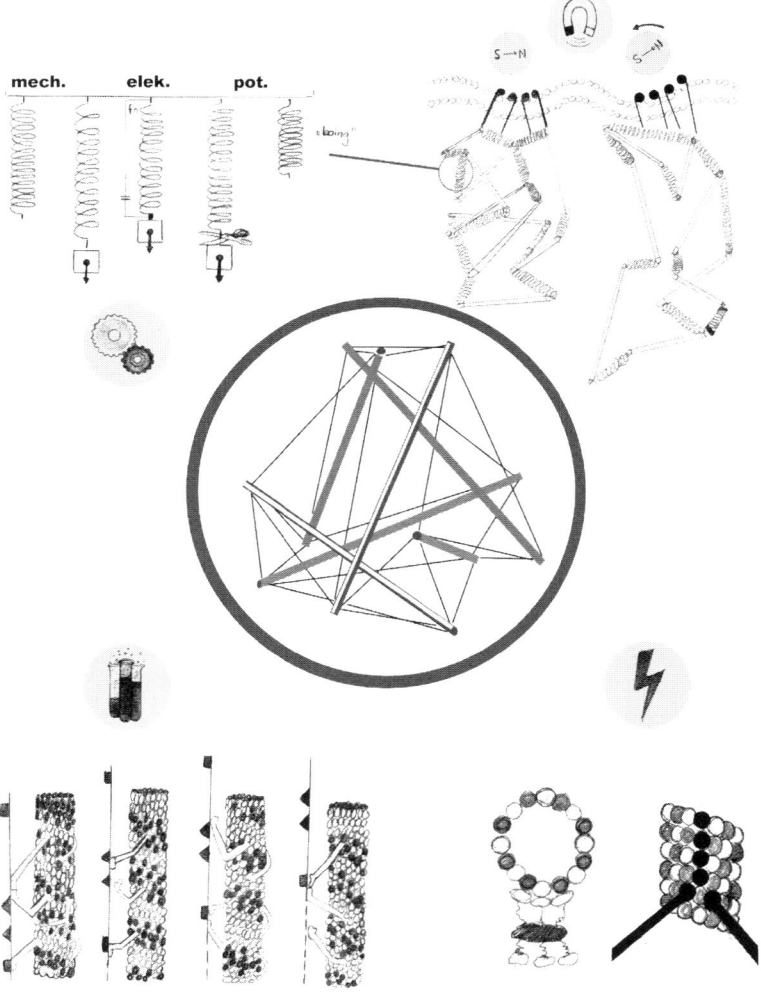

Abb. 24: Das NetzwerkMensch und seine Informationsvermittlung.

---

[202] Heine, 2006; S. 31, 35, 42

Über das Kommunikationssystem verschiedener voneinander getrennt erscheinender Bereiche des Körpers verbreiten sich Energie und Information mit Lichtgeschwindigkeit im Organismus und steuern die Strukturen sowie deren Funktionen.

Die **ExtraZellulärMatrix** dient für die Stoffe, die von der Zelle benötigt und die von der Zelle *ausgeschieden* werden, als unverzichtbare Transitstrecke mit Verbindung zu allen Systemen des Körpers – Zentrales und Vegetatives Nervensystem; arterielles, venöses und lymphatisches Gefäßsystem und Immunsystem. Sie hat aber darüber hinaus durch die Polymere mit ihrem eingelagerten Silizium und kristallinen Wasser die Funktion eines Halbleiters.

Gemeinsam bilden die Zell- und die Extrazelluläre Matrix die *lebende Matrix* der Funktion eines durchlaufenden Kommunikationssystems verschiedener voneinander getrennt erscheinenden Bereiche des Körpers. Sie bilden einen wichtigen Teil des Netzwerk-Mensch, über das sich Energie und Information mit Lichtgeschwindigkeit im Organismus verbreitet und die Strukturen sowie Funktionen steuern. Dies kommt mit dem Begriff der *schwingenden Matrix* zum Ausdruck. Wie in der Einleitung erwähnt, vereinigt die lebende Matrix aber auch die *Zell-Sichtweise* der konventionellen Medizin mit der *Bindegewebs-Sichtweise* der komplementär-alternativen Medizin(CAM) und bietet sich dadurch als gemeinsame wissenschaftliche Basis für eine gemeinsame, erweiterte ganzheitliche Medizin an. Die *lebende Matrix* kann als eine Metaebene einer integrativen Physiologie bezeichnet werden. Die integrative Physiologie ist die Grundlage einer integrativen Medizin.

2.2.2   Kommunikation zwischen lichtaktiven Molekülen lebender Systeme

Bisher haben wir Hardwareelemente der zellulären Ebene kennen gelernt. Parallel dazu finden wir aber auch auf der molekularen Ebene Hardware-Komponenten mit kommunikativen Funktionen. Hier begegnen wir zum Beispiel der DNS, Proteinen sowie ATP und ATP-ähnlichen Molekülen wie beispielsweise dem zyklischen AdenosinMonoPhosphat (cAMP), einem von ATP abgeleiteten Molekül, das entscheidend an der Signalübertragung von der Zellmembran ins Zellinnere beteiligt ist; der Ribonukleinsäure (RNS) als Bote zwischen Zellkern und Zellleib für die Information zur Eiweißsynthese; den unzähligen Arten von Proteinen mit ihren sehr spezifischen Funktionen; dem Chlorophyll (in Pflanzen) mit seiner Photosynthese, dem Hämoglobin der roten Blutkörperchen; organischen Ringverbindungen wie die einzelnen Basen der DNS. Sie alle gehören auch zusätzlich zu den „elektronischen" Bauteilen der Hardware mit der Möglichkeit von Speicherung, Transport und Verarbeitung der Informationen des Körpers. Wir hatten ja schon gehört, dass einzelne Moleküle gleichzeitig der molekularen, aber auch der zellulären Ebene angehören. Das passt ja auch gut zu dem uns bekannten Schichtenmodell: Ein und dasselbe Molekül – zum Beispiel das DNS-Molekül – kann unter verschiedenen Blickwinkeln, dass heißt unter dem Gesichtspunkt der zellulären Ebene oder unter dem Gesichtspunkt der molekularen Ebene, unterschiedliche Eigenschaften und Funktionen haben. Ein Molekül kann also vieles zugleich sein – je nach Perspektive (siehe GEB: Proteinfunktion aus verschiedenen Perspektiven in 2.1.4).

Die Hierarchie lichtaktiver Molekülsysteme, die miteinander ein Kommunikationsnetz im Körper aufbauen, beschreibt Marco Bischoff als die „DNS und ihr Team" mit folgenden Worten: „Auch wenn die DNS (...) das zentrale Molekül im Organismus sein muss,(...) so ist doch klar, dass sie diese Aufgabe nur im Verbund mit anderen wichtigen Molekülen erfüllen kann."[203] In erster Linie kämen wohl für diese Rolle *als enge Mitarbeiter der DNS*, Moleküle infrage, die sich durch ähnliche Besonderheiten wie die DNS selbst hervorheben: Die Ribonukleinsäure (RNS) als Bote zwischen Zellkern und Zellleib für die Information zur Eiweißsynthese, die unzähligen Arten von Proteinen mit ihren sehr spezifischen Funktionen, das Chlorophyll (in Pflanzen), das Hämoglobin der roten Blutkörperchen, das ATP, organische Ringverbindungen wie die einzelnen Basen der DNS. Alle diese Moleküle (zu denen aber nicht alle Makromoleküle gehören) bilden Hohlraumresonatoren, hätten die Fähigkeit zur Selbstvermehrung (Autokatalyse) und zur Informationsspeicherung. „Sie sind auch ‚optisch aktiv', d. h. sie lenken durch ihre Spiralstruktur Licht oder andere elektromagnetische Wellen entweder nach links oder nach rechts ab, was von großer Bedeutung für ihre Wechselwirkung mit dem Biophotonenfeld der Zelle und des Organismus ist."[204]

Bei solch einer Wechselwirkung könnte ein Chromosomenfeld als Teil des Biophotonenfeldes eine Rolle spielen. So ein Chromosomenfeld wurde von Antonio Lima-de-Faria 1975/76 postuliert. Antonio Lima-de-Faria beschreibt mit der Chromosomenfeldtheorie, wie die Chromosomen als ganzheitliches System koordiniert und integriert werden und „das sich aufgrund molekularer Botschaften organisiert. (...) Dies steht im Gegensatz zur herkömmlichen Auffassung, nach welcher Chromosomen sich nach den Gesetzen von Zufall mit natürlicher Selektion entwickeln. Während das prokaryotische Chromosom eine fixierte Sequenz und eine feste Anzahl von Operonen besitzt, wäre nach Lima-De-Farias Theorie das eukaryotische Chromosom ein dynamisches selbstorganisierendes System, das seine operationellen Einheiten je nach den von der Zellumgebung und den eigenen Genen verlangten physiologischen Funktionen laufend abbauen und neu aufbauen kann." Struktur und Funktion seien also nicht fixiert, sondern würden gemeinsam evolvieren. „Doch ist dabei zu beachten, dass das Chromosom selbst kein komplettes autopoietisches System darstellt, da es für diese Dynamik noch der metabolischen Funktionen der Zelle bedarf. Die Selbstorganisations-Dynamik wird erst auf der Ebene der Zelle koordiniert." Die Idee des Chromosomenfeldes sei ein neues Ordnungsprinzip auf supramolekularer Ebene, das in der Natur schon seit Ewigkeiten existiert und deshalb nur für uns so neu ist. Es könnte – „wie es der ‚Eigensche Hyperzyklus' auf molekularer Ebene tat – im Prinzip auch Fehler korrigierend wirken." Die DNS der Chromosomen bleibt damit weiter im Zentrum des Lebens, im Gegensatz zu der bisherigen Sichtweise ist aber die DNS kein isoliertes Supermolekül. Die DNS ist nun bei der neuen Sicht in einem kybernetischen Netzwerk des gesamten Organismus – dem Netzwerk Mensch – und in die Evolution unter kybernetischen Gesichtspunkten eingebunden.[205]

---

[203] Bischof, 1998; S. 196
[204] Bischof; 1998; S. 197
[205] Jantsch, 1992; S. 208

2.2.3 ATP – ein USB-Stick der Natur?

Als weiteres Beispiel für ein Hardwareelement auf molekularer Ebene schauen wir uns das Adenosintriphosphat an, besser bekannt als ATP. Das ATP, das uns im Zusammenhang mit der Energieversorgung der Zellen im Rahmen des Mitochondroms und bei der Transistorfunktion des Zytoskeletts beschäftigt hat, ist ein Molekül aus sehr energiereichen chemischen Verbindungen. Als universeller Energieträger und -speicher ist es Quelle und Regulator für alle energieverbrauchenden Prozesse in unserem Körper. Sein Entstehungsort sind, wie wir wissen, die Mitochondrien, die Sie im Kapitel 1.2. als „Transformatoren" für Energie und Information in der Zelle kennen gelernt haben. Dort entsteht das ATP als Ergebnis aus der Atmungskette oder auch Elektronentransportkette.

In unsere Computermetapher fügt sich das ATP geradezu nahtlos ein: Es kann gewissermaßen als „USB-Stick" für Energie und Informationen angesehen werden, als ein Speichermedium also, um Energie und Informationen, an das ATP-Molekül gebunden, zu transportieren. Der Biophysiker Changlin Zhang[206] vergleicht diese Funktion des ATP mit dem *Briefverkehr* im Gegensatz zum *Telefonverkehr* der Nerven über ein *Festnetz* – dem Nervensystem – und zum *Funkverkehr* des elektromagnetischen Feldes. Diesen *Funkverkehr* haben wir weiter oben bereits bei der Rolle der Biophotonen für die Funktion der DNS und anderer lichtaktiver Molekülsysteme kennen gelernt. Er führt uns auch zu der Frage nach dem *wie* der Kommunikation zwischen den Molekülen dieser Ebene zu der dritten Hardware-Ebene. In dieser Ebene geht es vornehmlich um funktionelle Mechanismen von Sender-Empfänger-Kommunikation und Steuerung, die auf Elektronen in ihrem Welle-Teilchen-Charakter basieren.

Und genau hier stoßen wir an unsere Grenzen. An die Grenze unserer Alltagswahrnehmung. Wir haben ja bereits vom Biophotonenfeld und vom Chromosomenfeld gesprochen und dabei auf die neue Sicht eines kybernetischen Netzwerkes des gesamten Organismus – dem NetzwerkMensch – und auf die kybernetische Sicht der Evolution hingewiesen. Handelte es sich bei der Hardware von Lebewesen um die Hardware im engeren Sinne, so reichten die Betrachtung der Grundelemente der *lebenden Matrix* und der Vergleich mit den Computern unseres Alltags. Jetzt sind wir zur Hardware im erweiterten Sinne gekommen: zu Molekülen und Atomen mit ihren subzellulären Kommunikationsnetzwerken. Hier gilt es, die Wechselwirkungen zwischen den einzelnen Elementen zu berücksichtigen und vor allem die Funktionen zu beachten, die sich aus der Kommunikation ergeben.

Wie sieht die Kommunikation zwischen diesen Molekülen und Atomen aus? In welcher Form treten sie in Beziehung? In welcher Form sind Sie vernetzt? Wodurch und womit werden die Zwischenräume ausgefüllt, die von Molekül zu Molekül, von Atom zu Atom klaffen? Wir können diese *leeren Stellen und Räume* mit den Erkenntnissen vorheriger Abschnitte füllen. Hier bietet es sich an, es drängt sich einem buchstäblich auf, die Fülle des vorgenannten Wissens einzusetzen und anzuwenden, um ein bisschen mehr von den ganzheitlichen Funktionen zu erfassen, zu erahnen und in der täglichen Diagnostik zu

---

[206] Zhang, 2007; S. 123-125

erfassen und um die daraus resultierenden Ergebnisse als therapeutische Werkzeuge dem Kranken, Leidenden, den Patienten zur Verfügung stellen zu dürfen.

Immer wieder müssen wir uns dabei erinnern, dass es sich bei den hier dargestellten Ebenen um willkürliche Einteilungen handelt. In der Realität gibt es keine voneinander getrennt funktionierenden Ebenen. Alle Ebenen funktionieren und wirken gleichzeitig. Deshalb ist es auch schwierig, die folgende Ebene einzeln darzustellen: es ist die elektromagnetische Ebene in der Form des elektromagnetischen Feldes des Körpers. Sie dient den Nachrichten zwischen Atomen, Molekülen und Zellen als Transportmedium und wird von mir deshalb der Hardware zugerechnet.

2.2.4 Elektromagnetische Kommunikation und Steuerung

Auf der dritten unserer Hardwareebenen, der elektromagnetischen Ebene, findet sich der wahre *Funkverkeh*r. Auf ihr begegnen wir Sendern und Empfängern elektromagnetischer Energie und Information im Organismus. Hier sehen wir eine Problematik, die ich kurz streifen muss. Sowohl mit der mechanisch-strukturellen, zellulären als auch mit der molekular-biochemischen, subzellulären Ebene ist die elektromagnetische Ebene eng verknüpft und muss daher bei beiden immer mitbedacht werden. Allein in der molekularen Ebene unseres Körpers befinden sich unzählige Sender und Empfänger elektromagnetischer Strahlung, die mit ihren Aktivitäten maßgeblich die Funktionen unserer Organismen steuern. „Die elektromagnetische Kommunikation zwischen Molekülen kann die schnelle, subtile und integrierte Funktionsweise lebender Systeme erklären. Millionen Moleküle können auf diesem Weg miteinander kommunizieren. Die Obergrenze für die Ausbreitung der Signale ist dabei die Lichtgeschwindigkeit."[207]

Aus unserem Alltag kennen wir viele Beispiele für Vorgänge, die über Funkverkehr gesteuert werden. Die Kommunikationsprotokolle[208] dieser Alltags-Funkverbindungen, also die Vereinbarungen und Bedingungen, nach der die Datenübertragung zwischen zwei oder mehreren Parteien abläuft, sind bekannt; die *Kommunikationsprotokolle* der Moleküle und Molekülstrukturen unserer Organismen hingegen, sowie die Art und Weise, wie sie Informationen miteinander austauschen, sind fast gänzlich unerforscht. So wissen wir schon seit mehr als einem Jahrhundert, dass Atome und Moleküle bei der Absorption oder Emission elektromagnetischer Wellen schwingen. Dabei entstehen elektromagnetische „Signaturen", die in der Spektroskopie dazu benutzt werden, molekulare Strukturen zu bestimmen und unbekannte Moleküle, unter anderem auch bei Medikamenten, zu identifizieren. Oder denken wir an Radioteleskope.[209] Sie können die typischen Signale

---

[207] Oschman, 2006; S.181

[208] Kommunikationsprotokolle unterscheiden sich stark in Zweck und Komplexität. Die meisten Protokolle legen eine oder mehrere der folgenden Vorgehensweisen fest: Feststellen der zugrunde liegenden physikalischen Verbindung (z.B. LAN oder W-LAN) oder der Existenz des anderen Endpunkts der Verbindung; die Datenflusskontrolle (Handshaking); die Vereinbarung der verschiedenen Verbindungscharakteristiken. Wie eine Botschaft beginnt und endet; Wie eine Botschaft formatiert ist; Was mit beschädigten oder falsch formatierten Botschaften getan wird (Fehlerkorrekturverfahren); Wie unerwarteter Verlust der Verbindung festgestellt wird und was dann zu geschehen hat; die Beendigung der Verbindung

[209] Fernrohre, mit denen astronomische Objekte beobachtet werden, die elektromagnetische Wellen im Spektralbereich der Radiowellen ausstrahlen.

von Molekülen selbst noch über eine Entfernung von Milliarden Lichtjahren aufspüren. Es gibt Hinweise, dass ähnliche Mechanismen und Phänomene wie diese elektromagnetischen Signaturen in Lebewesen existieren und bei der Kommunikation innerhalb biologischer Systeme beteiligt sind.[210]

Erweitertes Schlüssel-Schloss-Prinzip

Die Wirkungen elektromagnetischer Felder auf und in biologischen Organismen wurden von vielen Wissenschaftlern erforscht: Alexander S. Presman, William Ross Adey, M.F. Barnothy, Robert O. Becker, E. Stanton Maxey, G. Altmann, G. Becker, R. Wever, H. L. König und H.W. Ludwig.[211] Der französische Zellforscher Jaques Benveniste gehört neben Cyril Smith und Albert Szent-Györgyi zu den Forschern, die nachgewiesen haben, dass Signalmoleküle ihre entsprechenden Rezeptorstellen ohne direkten Kontakt aktivieren können. Sie senden einfach Signalfrequenzen aus, die den Rezeptor ebenfalls dazu bringen, in Resonanz mit ihnen zu schwingen. „Wenn Sie sich z. B. in Gefahr befinden, wird das Adrenalin es ‚seinen' Rezeptoren ‚mitteilen', die dann das Herz schneller schlagen lassen, Pupillen und oberflächliche Blutgefäße weiten und andere ‚Kampf-oder-Flucht'-Reaktionen (*fight-or-flight*) auslösen." Benveniste vermutet sogar, dass die Wirkung bestimmter Biomoleküle (wie Histamin, Koffein, Nikotin, Adrenalin, Insulin usw.) genauso wie die Wirkung viraler oder bakterieller Antigene eher auf elektromagnetischen Interaktionen als auf direktem Kontakt beruht.[212]

In der Abbildung unten sehen Sie Benvenistes Versuch, diesen Informationsaustausch plausibel zu erklären und damit das gängige Schlüssel-Schloss-Modell zu ergänzen.

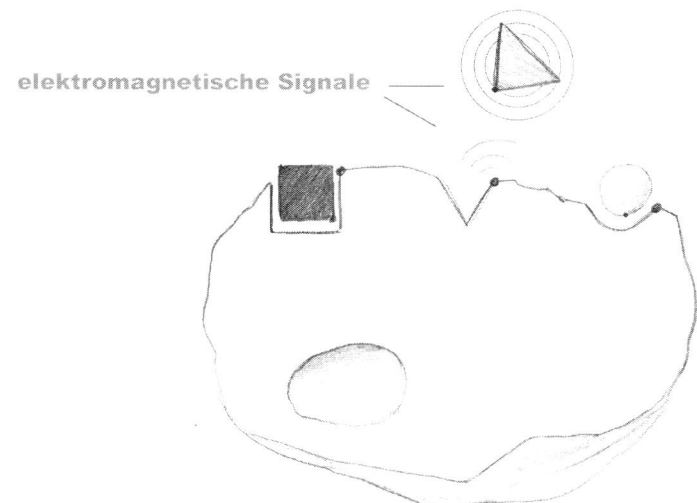

elektromagnetische Signale

Abb. 25: Schlüssel-Schloss und elektromagnetische Signale: Es reicht nicht, dass für ein Fahrzeug eine passende Garage existiert; der Fahrer muss die Garage finden und das Fahrzeug erfolgreich hineinsteuern.

---

[210] Oschman, 2006; S. 181

[211] Bischof, 1998; S. 148

[212] Bischof, 1998; S. 311

Wie Sie dem linken Teil der Abbildung entnehmen können, geht das herkömmliche Modell davon aus, dass Schlüssel und Schloss (Hormon/Botenstoff und Rezeptor) immer durch Zufall zueinander finden. Aus meiner Sicht ist diese Theorie jedoch unvollständig. Wenn die Natur die Wirkung einem Zufall überließe, so hieße das auch, dass beispielsweise Hormone auch unter Berücksichtigung einer hohen Anzahl von Botenstoffen und Rezeptoren eine extrem unzuverlässige Funktion hätten. Dieses Phänomen allein über das Schlüssel-Schloss-Prinzip zu erklären, greift zu kurz, um zu verstehen, wie Moleküle grundsätzlich zueinander finden können. Ich vermute eher, dass auch dieses herkömmliche Modell durch die elektromagnetische Wirkung ergänzt werden müsste: Die elektromagnetischen Signale ermöglichen das zielgerechte und zuverlässige Andocken des Schlüssels in seinem Schloss. Denken Sie beispielsweise an eine Raumfähre, die an der Raumstation ISS andocken soll („Paketpost"). Ich nehme nicht an, dass die NASA ein solches Unterfangen dem Zufall überlässt. Das Andocken ist ein Vorgang mit hochkomplexer Kommunikation („Funkverkehr"), auf das die Raumfahrt zu Recht stolz ist.

> „Die Technik lässt zwei Russen und einen Amerikaner auf dem Weg zur Internationalen Raumstation ISS im Stich. Während der Start der Sojus-Kapsel ohne Probleme verlief, kann das Raumfahrzeug nun nicht am Außenposten der Menschheit andocken. Schuld sei eine Computerpanne. Grund seien Probleme mit dem Navigationssystem, teilte der Chef der russischen Raumfahrtbehörde, Oleg Ostapenko, am Mittwochmorgen nach Angaben der Agentur Interfax mit."[213]

Oder können Sie sich vorstellen, dass vollbeladene Ozeanfrachter mit ihren Lasten zufällig im Hamburger Hafen einlaufen? Dass Flugzeugpassagiere rein zufällig in New York, Tokio oder Shanghai landen? Dass es purer Zufall ist, der Autofahrer den Weg nach Hause finden lässt? Das sind nur einige Beispiele für die Funktionsweise von Antennen als Sendern und Empfängern. An ihnen können Sie zudem die Vielschichtigkeit des Vorgangs ablesen, der zuallererst im Kopf der Menschen beginnt, wo Wünsche und Pläne Gestalt annehmen. Sind diese Pläne ausgereift, überlegen sie als nächstes, wie sie am besten an ihr Ziel kommen. Darüber hinaus muss das Gefährt, das sie dazu auswählen und benutzen, in der Lage sein, sie zu transportieren. Es muss also geeignet und funktionstüchtig sein. Hinzu kommen ferner die äußeren Gegebenheiten: Das Wetter und die Straßenverhältnisse müssen diesen Weg auch gewährleisten. Und schließlich, *last but not least*, braucht jeder Mensch für alle diese Informationen, egal wo er gerade ist oder wohin er gelangen möchte, eines: eine funktionierende Navigation.

Für Marco Bischoff ist das Schlüssel-Schloss-Prinzip, das sich an Ehrlichs Rezeptortheorie anlehnt, noch aus einem anderen Grunde fragwürdig: „Der menschliche Körper hat ungefähr 80 Billionen Zellen. Jede dieser Zellen besitzt an ihrer Oberfläche hunderte oder tausende von Rezeptoren. Schon der kleinste Krankheitsherd besteht damit aus Millionen Zellen mit Billionen von Rezeptorbindungsstellen, die nach der Rezeptortheorie mit ebenso vielen Wirkstoffmolekülen besetzt werden müssten, um eine Wirkung zu erzielen.

---

[213] http://www.spiegel.de/wissenschaft/weltall/sojus-kapsel-mit-russen-und-amerikaner-kann-nicht-an-iss-andocken-a-960785.html / März 2014

Man braucht nicht Homöopath zu sein, um zu wissen, dass bedeutend weniger Moleküle schon wirksam sind."[214]

Also, wie stellen Sie sich das nun vor mit den Hormonen oder beliebigen anderen Botenstoffen? Geistern diese Substanzen einfach so im Blut ziellos herum, um dann zufällig an irgendeinem passenden Rezeptor anzudocken? Geht es nur nach dem Schlüssel-Schloss-Prinzip, soll die Evolution mit all ihrer Vielfalt und ihren Naturwundern also das Ergebnis puren Zufalls sein? Oder finden sich hinter den Phänomenen der Natur allgemeingültige zielgerichtete Regeln und Mechanismen? Mit anderen Worten: Allein durch das Schlüssel-Schloss-Modell werde „die falsche Vorstellung vermittelt, dass es sich bei der Wechselwirkung zwischen ‚Boten'-Molekül und ‚Empfänger'-Molekül nur um eine mechanische Kraft handele". So jedenfalls beschreibt es der Biophysiker Changlin Zhang in seinem Buch „Der unsichtbare Regenbogen und die unhörbare Musik". In Wahrheit, so der Wissenschaftler weiter, spielt hier „nicht mehr die mechanische Kraft die Hauptrolle, sondern die elektromagnetische Wechselwirkung".[215]

Das, was wir im Rahmen der KörperInformatik voraussetzen, wird im Labor nachgewiesen! Es gibt faszinierende Experimente, die sich der elektromagnetischen Navigation auf molekularer Ebene widmen und damit unser erweitertes Physiologiemodell stützen. So hat beispielsweise das ausgefeilte Navigationssystem winziger Bakterien auf elektromagnetischer Basis ein Forscherteam am Potsdamer Max-Planck-Institut für Kolloid- und Grenzflächenforschung auf eine originelle Idee gebracht: Mit den Bakterien als Vorbild haben sie im Jahr 2012 einen Baukasten für Nanotransporter entwickelt, mit dessen Hilfe Wirkstoffe einer Chemotherapie, Mittel zum Korrosionsschutz oder Vitaminsubstanzen in winzige Polymer-Container verpackt werden sollen, um sie an ein Ziel nach Wunsch – bei Bedarf auch im menschlichen Körper – zu verfrachten und dort zu entladen.

Baukasten für Nanotransporter

Ziel des „Baukastens" ist es, einen so genannten Wirkstoffcontainer am Immunsystem „vorbeischleusen und gezielt entladen zu können", ein Verfahren, das insbesondere für die Chemotherapie von Belang sein könnte. Wie bei unseren anderen Beispielen, dem Containerschiff im Hamburger Hafen oder der Raumfähre auf dem Weg zur Raumstation ISS gilt auch hier: Erfolgreich ist das Unterfangen nur dann, wenn der Transport auch den Weg zum Ziel findet. Darin sind sich die Forscher unter Leitung des Physikers Helmuth Möhwald vom Max-Planck-Institut einig. „Was beim Auto das Navigationsgerät übernimmt, erledigen bei den Wirkstoffcontainern Signalpeptide, die wie interaktive Adresszettel wirken: an die Polymerhülle gekoppelte Anhängsel, die nur zu Rezeptoren auf der Zielzelle passen. Sie dirigieren die Kapsel dorthin, weil sie so lange durch den Körper wandern, bis ihre Adressanhängsel an den passenden Rezeptoren der Zielzelle andocken."[216]

---

214 Bischoff, 1998; S. 68
215 Zhang, 2007; S. 126
216 Möhwald, 2012; S. 63- 68

Das Adressenanhängsel dirigiert die Polymerhülle, den „Container", nicht nur zufällig zu den passenden Rezeptoren der Zielzelle, sondern weil sie auf Grund des elektromagnetischen Feldes gezielt andocken kann. Diese Signalpeptide, die als Adressanhängsel genutzt werden, fungieren unter anderem wie „elektromagnetische Navigatoren".

Damit haben wir einen kleinen Blick über die Grenze unserer Alltagswahrnehmung gewagt und haben dazu ein Beispiel aus der wissenschaftlichen Forschung gesehen. Bei der Hardware der *lebenden Matrix* kommen wir im Vergleich mit den Computern aus unserem Alltag sehr gut klar. Nun haben wir mit Hilfe der elektromagnetischen Wirkung ein besseres Verständnis für die Funktionen zwischen Molekülen erreicht und konnten damit das Schlüssel-Schloss-Prinzip erweitern. Schauen wir uns jetzt die unzähligen Sender und Empfänger elektromagnetischer Strahlung, die mit ihren Aktivitäten maßgeblich die Funktionen unserer Organismen steuern, genauer an. Millionen Moleküle können auf diesem Weg miteinander kommunizieren. Die Moleküle brauchen für die Kommunikation in ihrem *Funknetzwerk* zwischen Sender und Empfänger nicht nur das elektromagnetische Feld sondern auch Antennen.

2.2.5   Antennen-Funktionen der Moleküle: Sender und Empfänger

Neben der Daten-Speicher-Funktion von Molekülen müssen wir auch regelrechte Antennen-Funktionen der Moleküle annehmen. Auch hierfür finden wir Hinweise. Beginnen wir mit den Arbeiten von Philip S. Callahan, der die Antennenaktivität der Insektenfühler nachwies.[217] Das elektromagnetische Spektrum des elektromagnetischen Feldes enthält für uns sichtbares und nicht sichtbares Licht definierter Frequenzen. Das kleinste masselose Teilchen des elektromagnetischen Feldes und des Lichtes ist das Photon. Das Licht ist das Transportmedium für Energie und Informationen, wie ein „Bio-Laser": „Nach Schrödinger spielt... nicht nur der Energiegehalt, sondern vor allem auch der Informations-oder Ordnungsgehalt des Sonnenlichts eine Rolle."[218] Und so kommt es, dass letztlich das Sonnenlicht selbst die Essenz der Energie und Information in unserer Nahrung ist.

Das Sonnenlicht gelangt in Form elektromagnetischer Frequenzen über die Pflanzenzelle direkt oder indirekt, auf Umwege über Tiere, zum Menschen. Hierbei spielt der Prozess der Photosynthese in den Pflanzenzellen mit seinem Antennenmolekül Chlorophyll eine zentrale Rolle. Das lichtaufnehmende (-absorbierende) Pigment Chlorophyll ist die Antenne, über die Photonen in der Pflanzenzelle aufgenommen werden. „Die Chlorophyllmoleküle sind... in spiralförmige Proteinketten eingebettet, die das Licht einsammeln und auf die Chlorophyllantennen hin konzentrieren."[219] Ähnlichkeiten zu einem System von Kollektoren sind nicht zu übersehen. Der Prozess der Photosynthese bildet aus Kohlenstoffdioxid, Wasser und Sonnenlicht energiereiche Zucker (Kohlenhydrate, Glukosen), in denen Energie, Information und Ordnung gespeichert wird. Energie und Informationen werden also mit Hilfe des sichtbaren Lichts durch die Photosynthese in Glukosemolekülen gespeichert und dienen uns dann als Energie und Informationslieferant.

---

[217] Bischof, 1998; S. 282

[218] Bischof, 1998; S. 175

[219] Bischof, 1998; S. 175

Auch auf direktem Wege kommen unsere Körper mit Sonnenlicht in Berührung. In unserer Haut gibt es Melanine, die mit ihren „Breitbandantennen" eine wichtige Aufgabe innerhalb der Hierarchie eines „lichtaktiven Molekülsystems" im Körper haben.[220] So haben die Melanine eine wichtige Rolle in der Weiterleitung des Lichts in der Form von Photonen von der Haut[221] zur DNS und umgekehrt.[222] In den lichtempfindlichen Zellen der Netzhaut (Retina) sind es das Rhodopsin der „Stäbchen" und ähnliche Pigmente der „Zäpfchen", die Lichtreize mit ihren Antennen empfangen und in elektrische Impulse umwandeln.[223] Die Zellmembran selbst wird von spiralförmigen Alphahelix-Proteinen durchquert, die eine wichtige Aufgabe bei der Signalübermittlung zwischen Zellen und Zellumgebung erfüllen. Die Fortsetzungen dieser Proteine an der Zelloberfläche dienen vermutlich als Antennen für elektromagnetische Signale.[224]

Im System der lichtaktiven Moleküle spielt die DNS eine zentrale Rolle. Der Hierarchie lichtaktiver Molekülsysteme mit der „DNS und ihrem Team", die miteinander ein Kommunikationsnetz im Körper aufbauen, sind wir ja bereits begegnet. Eine wichtige Aufgabe scheint dabei die „Antennengeometrie" der DNS zu übernehmen. Ihre Helixform fungiert als Antenne und besitzt unter anderem die Eigenschaft, durch Schwingungen in der Längs- und Querachse, sich selbst auf bestimmte Frequenzen einzustellen. Es handelt sich hierbei um verschiedene Positionen, die das DNS-Molekül gegenüber elektromagnetischen Signalen einnehmen kann. Dies ist eine weitere Erklärung für die hohe Datenmenge, die durch die DNS über Biophotonen geregelt werden kann.[225]

Hier finden wir auch eine weitere Perspektive der Evolution. Die Evolution könne als Entwicklung immer besserer und raffinierterer Lichtspeicher angesehen werden. „Hier wird eine sich ständig erweiternde Kommunikationsbasis in Form eines holographischen Trägerwellenfeldes aufgebaut. Sich entwickelnde biologische Systeme können demnach als expandierende Antennensysteme betrachtet werden."[226] Marco Bischof stellt fest, dass die Materie der Erde sich im Strahlungsfeld der Erde entwickelt habe. Die Abmessungen und Strukturen dieser Materie wurden durch das Strahlungsfeld der Erde bestimmt. Deshalb stellen Atome, Moleküle, Zellen und Organismen in kybernetischer Weise der Rückkoppelung wiederum optimale Antennen für eben dieses Strahlungsfeld dar.[227] Letztlich geht es um die Frage, wie wir Lebewesen verstehen: Sind sie „[...] ein mechanischen Gesetzen gehorchendes, chaotisches Reaktionsgemisch oder ein hochsensitives, regulatives Antennensystem?"[228] Und ich füge hinzu: ein hochsensitives, regulatives Antennensystem, in dem wir die chaotisch wirkenden Prozesse mit Hilfe der „Wissenschaften des Zufalls" mehr und mehr verstehen lernen?

---

[220] Bischof, 1998; S. 198

[221] Hinweis auf die Rolle des D3 als Regulator des Kalziumhaushaltes und damit für den Energiehaushalt und die Informationsverarbeitung

[222] Barr, 1983; S. 1- 140 ; in Bischof, 1998; S. 199

[223] Bischof, 1998; S. 176

[224] Bischof, 1998; S. 265

[225] Bischof, 1998; S. 200-201

[226] Bischof, 1998; S. 236

[227] Bischof, 1998; S. 228

[228] Bischof, 1998; S. 159

2.2.6 „Quantenphysikalische" Synergie zwischen Wissenschaft, Technik und Wirtschaft

Im ersten Kapitel haben wir die Wechselwirkung zwischen Wissenschaft und Technik, Forschung und Wirtschaft und die dabei auftretenden Synergieeffekte erwähnt. Hier knüpfen wir an. Die Entwicklung der Elektrotechnik vor allem im Bereich der Computer stößt bei fortschreitender Miniaturisierung und komplexeren Aufgaben an ihre physikalischen Grenzen. Einen Ausweg erhofft sich die Forschung durch den Einsatz von Molekülen und Atomen in Zusammenhang mit quantenphysikalischen Effekten der Lebewesen, die wir im ersten Kapitel erwähnt hatten, wie zum Beispiel den Dualismus von Welle und Teilchen oder die Informationsweiterleitung im Mitochondrium von Elektron zum Proton, aber auch die Elektronen der *Radikalszene* und die Membranen, die in der Technik angewandt werden.

Wie es zur Weiterentwicklung der Quanteninformationstechnik kam, berichtet der Quantenphysiker Anton Zeilinger.[229] Der Titel seines Vortrages lautete „Die neue Art des Zufalls in der Quantenwelt". Er verwies auf einen interessanten Aspekt der Ideengeschichte. Im Jahr 1905 habe Einstein das Konzept von Lichtteilchen eingeführt. „Ab etwa 1909 begann seine Kritik an der Quantenphysik. Diese seine Kritik war wesentlich dafür verantwortlich, dass seit ca. 1970 Experimente an einzelnen und verschränkten Quantenteilchen durchgeführt wurden, die letztlich zeigten, dass diese Kritik nicht haltbar ist. Es ist zu betonen, dass diese Experimente primär philosophisch motiviert waren, also motiviert durch sehr tiefe Fragestellungen an die Natur." Ein weiteres interessantes Phänomen sei jedoch, dass aus diesen Experimenten seit etwa 1990 neue Ideen für eine neue Quanteninformationstechnologie entstanden seien. Diese Entwicklung war von keinem der frühen Experimentatoren in irgendeiner Weise erwartet, geschweige denn vorhergesehen worden. „Heute, hundert Jahre nach Einstein, können wir von Quantenkryptographie sprechen, von Quantencomputern und Quantenteleportation. Bei allen diesen neuen Technologien spielen Anwendungen des Zufalls eine zentrale Rolle. Ohne Einsteins Kritik wäre die Entwicklung wohl heute noch nicht so weit. „Die Physik ist eine ‚Physik des Zufalls' geworden!"

Das Ziel der Entwicklung der Elektrotechnik sind „Molekulare Nano-Computer". Die Medizinforschung und die Biotechnologie machen sich die Erkenntnisse zunutze, die sie der Natur abgeschaut haben und die ihnen das weit reichende Informationsnetz von Lebewesen liefert. Das Bild von „Hardware" der KörperInformatik drückt dieses Informationsnetz von Lebewesen aus, das auf den unterschiedlichsten Ebenen wechselwirkt: Die biochemische Ebene interagiert mit der mechanischen Ebene, während beide eng mit der elektromagnetischen und der Ebene der Biophotonen verwoben sind, die den „Funkverkehr" in unserem Körper aufbauen.

Informationsaustausch findet demnach „im Quantendialog" statt. Diesen Austausch, diesen Dialog zwischen Atomen, haben Physiker des Max-Planck-Instituts für Quantenoptik in Garching nachgestellt. Was dabei herausgekommen ist, ermöglicht nicht nur grundlegende Einsichten, wie Quantenkommunikation (unser „Funkverkehr" also) funktioniert,

---

[229] Zeilinger, 9. Dezember 2005 und 5. Mai 2006; Heft 5

sondern eignet sich auch hervorragend dazu, Daten zwischen Computern auszutauschen, wenn diese künftig einmal mit Quantenbits rechnen sollen; zum Beispiel im Rahmen der Quantenkryptographie. Darüber hinaus können Anordnungen wie diese es Physikern künftig ermöglichen, bisher unverstandene Quantensysteme zu untersuchen.

Den Garchinger Wissenschaftlern gelang dieser Durchbruch, indem sie in ihrem Labor die elementare Form eines Quantennetzwerks nachbauten: mit der Übertragung von Quanteninformation zwischen zwei in räumlich entfernten, isolierten Atomfallen (in Resonatoren) gefangenen Atomen. Dabei haben sie Quantenbits in Form einzelner Photonen über ein 60 Meter langes Glasfaserkabel – einem *Nachbau* unseres Zytoskeletts – von einem Atom zum anderen befördert und im Empfänger-Atom abgespeichert.

Kommunikation zwischen einzelnen Atomen

„Physiker der von Gerhard Rempe geleiteten Abteilung Quantendynamik am Max-Planck-Institut für Quantenoptik in Garching haben Quanteninformation nun erstmals kontrolliert und reversibel übertragen. Wenn man so will, lassen die Forscher einzelne Atome miteinander sprechen, und zwar in der Sprache einzelner Quantenbits, die von einzelnen Photonen übermittelt werden. Dabei ist den Garchinger Physikern gelungen, was für ein Gespräch selbstverständlich sein sollte und auch in der klassischen Datenverarbeitung funktioniert, in der Quantenkommunikation bislang aber noch nicht möglich war. ‚Unser Ansatz zeichnet sich dadurch aus, dass jedes System aus Atom und Resonator als Sender und Empfänger dienen kann, wir die Information in den Atomen auch abspeichern können und sie zwischen ihnen kontrolliert und reversibel austauschen können', sagt Stephan Ritter, der maßgeblich daran beteiligt war, den Quantendialog zu vermitteln. Jedes Atom kann also die Quantensprache sprechen und die in ihr enthaltene Information weitergeben. Und das alles, ohne dass der empfindliche Quantencharakter der Information verloren geht. (...) Die besondere Stärke der einzelnen Atome in Resonatoren liegt jedoch darin, dass sie alle Funktionen, nämlich das Senden, Empfangen und Speichern von Quanteninformation, gleichermaßen ermöglichen."[230]

Bei der Darstellung des Quantendialogs im Labor konnte gleichzeitig gesehen werden, dass Quanteninformation von einzelnen Atomen gesendet, empfangen und gespeichert werden kann. Ein weiteres Beispiel aus Wissenschaft und Forschung zeigt uns, dass Moleküle als Schalter benutzt werden können. Ein Teil des roten Blutfarbstoffs könnte zukünftig in technischen Geräten Verwendung finden, wenngleich in leicht veränderter Form. Denn Wissenschaftler vom Schweizer Paul Scherrer Institut (PSI) erforschen das Hämoglobin im Hinblick auf nanoelektronische Anwendungen. Im Jahr 2010 haben sie „entdeckt, wie sich die Magnetisierung von Porphyrin nach Ersetzen eines Eisenatoms durch ein Kobaltatom sehr einfach an- und ausschalten lässt."[231]

---

[230] Rempe, Gerhard et al., 2007; MPI und http://www.scinexx.de
[231] Ballav, Nirmalya, 2010

Moleküle als magnetische Schalter

Das Hämoglobinmolekül besteht aus vier Porphyrinmolekülen, die je ein Eisen-Atom enthalten, an das sich der Sauerstoff binden kann. Das besondere Interesse der Forscher vom PSI galt bei den Untersuchungen den Porphyrin Molekülen, die auch interessante magnetische Eigenschaften entwickeln, wenn „[...] statt des Eisens Kobalt als Zentralatom eingebaut wird. Das Kobaltatom verhält sich dann wie ein winziger Magnet. Befestigt man das Molekül auf einer magnetisierten Oberfläche, passt sich sein magnetisches Moment an die Magnetisierungsrichtung der Oberfläche an – das Molekül funktioniert wie ein winziger magnetischer Schalter(...) Aufgrund unserer Ergebnisse kann man sich (...) vorstellen, dass man auch einzelne Prozesse an einzelnen Molekülen auslösen kann", so Nirmalya Ballav vom PSI. Das sei interessant für zukünftige magnetische Datenspeicher: „Um ein Bit zu speichern, würde man dann die beiden Zustände ‚reagiert auf Magnetisierung' und ‚reagiert auf Magnetisierung nicht' eines einzelnen Moleküls oder einer kleinen Molekülgruppe nutzen. Durch Erwärmen kann so ein Speicher wieder gelöscht werden. Da ein einzelnes Molekül nur etwa einen Nanometer groß ist, könnte man so Daten wesentlich dichter speichern als es heutzutage möglich ist." Auch Anwendungen in vielen anderen Bereichen haben die Forscher im Blick. So könnte man mit den Porphyrin Molekülen beispielsweise die für Quantencomputer benötigten ungewöhnlichen quantenphysikalischen Zustände erzeugen.[232]

Auch bei anderen Forschergruppen geht es um Datenspeicher mit bislang unbekannter Speicherdichte. Am Potsdamer Max-Planck-Institut untersuchte im Jahr 2010 ein Forscherteam um den Biochemiker Damien Faivre Bakterien, die bei der Suche nach Tumoren helfen könnten, und zwar aufgrund elektromagnetischer Eigenschaften. Bei diesem Beispiel handelt es sich wieder um Funktionen und Prozesse, die sich nicht in ein rein materielles Bild einordnen lassen; es geht auch hier um die nichtmaterielle Sphäre.

Mini-Nano-Magnete

„Nicht nur für Seefahrer früherer Zeiten war der Kompass ein unverzichtbares Mittel, um sicher das Ziel zu erreichen. Auch manche im Wasser lebende Bakterien orientieren sich am Magnetfeld der Erde. Als inneren Kompass tragen sie eine Kette aus winzigen Nanopartikeln des magnetischen Minerals Magnetit in sich. Diese Teilchen, die die Bakterien selbst herstellen, haben so einzigartige magnetische Eigenschaften, dass sie für die Medizintechnik und andere technische Anwendungen von großem Interesse sind. Allerdings weiß bislang nur die Natur, wie man sie herstellt. Der Chemiker Damien Faivre des Potsdamer Max-Planck-Instituts für Kolloid- und Grenzflächenforschung will mit seinem siebenköpfigen Team das Geheimnis lüften. Wenn die Forscher verstehen, wie die Bakterien die Nanopartikel herstellen, dann, so ihre Hoffnung, kann ein Verfahren entwickelt werden, um die Teilchen zunächst im Reagenzglas und später in industriellem Maßstab zu fertigen. (...) Doch auch für andere Anwendungen außerhalb der Medizintechnik eröffnen Faivres Forschungsergebnisse neue Horizonte. Denn die besonderen Eigenschaften der

232 Ballav, Nirmalya, 2010

Magnetit-Nanoteilchen liefern eine ideale Grundlage für viele technische Anwendungen, etwa für magnetische Datenspeicher mit bislang ungekannter Speicherdichte."[233]

Die Entwicklung der Technik geht immer weiter in den Mikrokosmos, zu den Atomen und den Photonen mit deren Wechselwirkungen, zu den kleinsten Teilchen der Physik und weiter über deren Wechselwirkungen zwischen Materiellem und nicht Materiellem sowie über Progogines dissipative Strukturen (siehe das Beispiel der *Clouds*), da die Grenze zwischen Hard- und Software letztlich willkürlich ist. Wir haben auch von Laser verschiedener Frequenzen gehört, die mit ihren oszillierenden Schwingungsmustern in synergetischen Computern vernetzt und gekoppelt sind. Dies lässt uns an Herbert Fröhlich und an sein Modell denken. Wesentlich an Fröhlichs Modell ist der Hinweis auf kohärente elektromagnetische Kopplungen in biologischen Systemen.[234] Gibt es eine Erklärung für diesen Koppelungsmechanismus? Als Kopplungsmechanismus bietet sich in Lebewesen der Photoelektrische Effekt an.

2.2.7   Der Photoelektrische Effekt als Integrator lebender Systeme

Lassen Sie uns zunächst zurückgreifen auf drei Personen, die in der physikalischen Welt Geschichte gemacht haben. Der erste ist Heinrich Hertz, der zusammen mit W. Hallwachs 1887/1888 den Photoelektrischen oder Photoeffekt erkannt hatte. Der photoelektrische Effekt steht als allgemeiner Begriff für die Bildung und Freisetzung von elektrisch geladenen Teilchen aus Materie, wenn diese Materie mit elektromagnetischer Strahlung bestrahlt wird.[235] Bis zu diesem Zeitpunkt hatte man angenommen, Licht sei eine elektromagnetische Welle und alle Phänomene des Lichts ließen sich durch den Wellencharakter beschreiben. Erst durch die Entdeckung des Photoelektrischen Effekts wurde klar, dass Licht in bestimmten Situationen auch Teilcheneigenschaft besitzt. Diese Erkenntnisse wurden durch Max Planck 1900 ergänzt durch die Quantelung der Energie bei deren Abstrahlung von festen Körpern. Die Quantelung wurde von Einstein dann auf den photoelektrischen Effekt bezogen und damit war der Welle-Teilchen-Dualismus geboren. Denn nur wenn man annimmt, dass Licht aus einzelnen gequantelten Lichtteilchen besteht, lässt sich der photoelektrischen Effekt erklären.[236] *A star was born*: der elektromagnetische Effekt.

Im Mittelpunkt der vernetzten biologischen Strukturen stehen aus der lokalen Perspektive die Elektronenflüsse, und zwar auf sämtlichen Ebenen im Körper der Lebewesen: in den Atomen, den Molekülen, den einzelnen Bestandteilen der Zellen, den Zellorganellen und damit in den Zellen und allen Zellverbänden und Geweben bis hin zu allen Organen und Organsystemen, in der Elektronen-Transport-Kette der Mitochondrien und bei den Elektronen der *Radikalszene*. In dieses *Hardware-Informationsnetz* sind auch die DNA-Moleküle unserer Gene eingebunden. Da diese Vernetzung von Information sich auch auf die Umwelt erstreckt, liegt die Vermutung nahe, dass Umwelteinflüsse über Regelkreise

---

[233] Faivre, D. et al, 2/2010; S. 71 und 2/2013

[234] Bischof, 1998; S. 55 und Hinweis auf 2.2.1.A.

[235] Physik. http://www.TU-berlin.de

[236] http://www.naklar.at : „Wie Einstein die Lichtteilchen erfand"

konkret die Gene steuern. Die Umwelt kommuniziert unter anderem mit der DNS. Dabei haben Zellforscher wie Bruce Lipton nachgewiesen, dass „Schalter" aufgrund von Signalen von außen „an- und ausgeknipst" werden. Ein gutes Beispiel dafür ist der so genannte Transkriptionsfaktor NF-Kappa-B, der sich aus mehreren Proteinen zusammensetzt und praktisch in allen Zelltypen und Geweben vorkommt. Über die Bindung an bestimmte Abschnitte der DNA kann er die Übertragung bestimmter Gene beeinflussen – abhängig von dem äußeren Signal. Als Verbindung zwischen Umwelt und Genetik gilt seine Aktivierung als mitverantwortlich für die Entstehung von Entzündungen, der so genannten Hintergrundentzündung (engl.: *silent inflammations*).

Inwieweit äußere Einflüsse durch deren Kommunikation somit die Mobilisierung unserer Gene beeinflussen, hat Bruce Lipton umfassend beschrieben.[237] Daher wollen wir diesen Zusammenhang hier an dieser Stelle nur anschneiden. Denn auch ohne weitere Exkurse in die Welt der Zellforschung dürfte eines deutlich geworden sein: Ohne Kommunikation geht es nicht. Weder in der Wirtschaft noch auf Reisen. Weder in der Raumfahrt noch im Universum unseres Körpers.

Bevor wir uns der Software zuwenden, lassen Sie uns noch einen Moment lang auf der Ebene von Molekülen, Atomen, Elektronen und Photonen bleiben, um damit von der lokalen Ebene der Elektronen zu sprechen. Denn neben der DNA gibt es hier viele weitere interessante Details zu entdecken, die zugleich Teil des Ganzen sind. Auch der Biophysiker James L. Oschman und viele Jahre zuvor Herbert Fröhlich lenken unser Augenmerk dabei insbesondere auf die elektromagnetischen Wechselwirkungen zwischen diesen winzigen Lebensbausteinen: „Mit ihren Schwingungen gestalten Moleküle alle Lebensprozesse. An jedem Vorgang im Körper sind Moleküle beteiligt, die auf andere Moleküle einwirken. Alle Heilmethoden wirken sich unabhängig von der angewandten Technik oder der dahinter stehenden Philosophie stets auf Moleküle aus". Zwar seien sie so klein, dass selbst das stärkste Mikroskop nur einen verschwommenen Eindruck von ihrem Aussehen erahnen lässt, „trotzdem wissen wir sehr detailliert über ihre Bau- und Funktionsweise Bescheid", schreibt der Wissenschaftler. Wie ist das möglich? Die Antwort ist so einfach wie unfassbar: Moleküle bestehen aus Atomen. Atome wiederum bestehen in ihrer äußersten Schale aus Elektronen. Für den Biophysiker liegt daher der Schluss nahe, dass wir „praktisch unser gesamtes Wissen über Moleküle – und über Materie ganz allgemein – (...) eingehenden Untersuchungen verdanken, wie Licht mit Elektronen interagiert."[238] Der Großteil der heutigen wissenschaftlichen Erkenntnisse, mit denen tagtäglich in Laboren und im Alltag umgegangen wird, wie zum Beispiel bei der Gewinnung von Daten von sehr weit entfernten Planeten des Makrokosmos mit dem Radioteleskop, bezieht sich letztlich auf diesen Effekt.

Fällt Ihnen etwas auf? Ganz am Anfang unseres Kapitels hatte ich den genialen photoelektrischen Effekt von Heinrich Hertz, Max Planck und Albert Einstein erwähnt. Was James L. Oschman hier sagt, ist nichts anderes, als dass der Photoelektrische Effekt in der Untersuchung der Struktur der Materie bereits eine der Hauptrollen spielt. Ein Star unter den vielen Stars der anderen Wunder der Natur. Wir haben letztlich feststellen können,

---

[237] Lipton, 2009; S. 67-74
[238] Oschman, 2006; S. 112 (Alle Zitate in diesem Absatz)

dass die Elektronen mit ihrer Masse bei lokalen Phänomenen der Organismen ihre Wirkung auf die Funktionen haben. Sobald aber die Perspektive zur globalen körperlichen Ebene wechselt, erklären sich die Phänomene und Funktionen mit einem Feld der masselosen Biophotonen.

Ich möchte dem hinzufügen, so jedenfalls erlebe ich es täglich in meiner Praxis, dass der Photoelektrische Effekt nicht nur in der Untersuchung der Materie, sondern auch bei den Funktionen der Lebewesen, insbesondere bezogen auf die Wechselwirkungen zwischen materiellem (Elektronen-) und nichtmateriellen (Photonen-)Bereich, die Hauptrolle spielt. Er ist das Bindeglied zwischen Materiellem, dem Körper, und dem Nichtmateriellem, dem Denken des Geistes und den Emotionen der Seele. Das Nichtmaterielle umfasst mehr als die Psyche. Der photoelektrische Effekt verbindet beide Bereiche, so dass die Einheit-Ganzheit der Lebewesen ermöglicht wird. Als „Wechselwirkung" zwischen Elektron und Photon ist er somit der Integrator lebender Systeme und damit ein wesentlicher Teil einer integrativen Medizin.

Wir haben mit den vorstehenden Ausführungen „Decartes Update" angewandt. Wenn wir über die Alltagswahrnehmung hinausgehen, so nehmen wir für uns zufällige Prozesse wahr. Diese Zufälle wurden wissenschaftlich untersucht, um die „Gesetze des Zufalls" zu erkennen. Die Mathematik ist über die Chaostheorie, über Fraktale und Potenzgesetze zur Netzwerkwissenschaft gelangt – zur „Mathematik des Zufalls". Die Physik hat über die Relativitätstheorie Einsteins, die Quantenphysik, die Quantenelektrodynamik und weitere Gebiete zuletzt über die von Zollinger erwähnten Anwendungen bis hin zur Quantenphilosophie der Beziehungen die „Physik des Zufalls" begründet. Die Biologie sollte unter Zusammenfassung aller von der Mathematik und der Physik in der Natur beschriebenen *zufälligen* Mechanismen und Erkenntnisse, die wir nun zum großen Teil erwähnt haben, die Grundlage der Wissenschaft von Lebewesen erweitern – als theoretische Biologie, als „Biologie des Zufalls". Dabei geht es letztlich um „die Gesetze des Zufalls im Netzwerk der Beziehungen".

Die bisher vorgestellte Hardware ist mit den von uns dargestellten zellulären, molekularen und elektromagnetischen Ebenen, in ihrer Gesamtheit als Netzwerk, die Grundlage, mit und in der die in dem nächsten Kapitel beschriebene Software funktionieren kann.

Zusammenfassend können wir Folgendes festhalten:

Der Elektronenfluss und dessen Auswirkungen auf das elektromagnetische Feld sind das Herzstück der KörperInformatik. Die Hardware der KörperInformatik befindet sich in der lebenden Matrix. Sie setzt sich zusammen aus vier Elementen: aus der Extrazellulären Matrix als Halbleiter, den Membranen als Chips und Kondensatoren, der DNA als organischer Supraleiter und dem Tubulin-Skelett-System, das nicht nur als *Glasfaserleitung* mit Licht Informationen weitergibt, sondern gleichzeitig auch als mechanisches, chemisches und elektronisches Informationssystem fungiert. Zusätzlich gibt es den Verbund der Moleküle, die als Informations- und Kommunikationssystem zur Verfügung stehen sowie den *Funkverkehr*, der über die elektromagnetische Ebene Informationen vermittelt (Antennen, Sender, Empfänger). Viele der Quantendialoge und Quantenkommunikationen, die wir in Lebewesen annehmen und mit großer Wahrscheinlichkeit auch existieren, werden in der Zwischenzeit in Forschungslaboren nachgewiesen (Kommunikation zwischen einzelnen Atomen, Mini-Nano-Magnete, Moleküle als magnetische Schalter, Baukasten für Nanotransporter). Die beschriebenen Kommunikationen reichen über die Grenzen der Lebewesen hinaus und bilden die Grundlage für Wechselwirkungen von Lebewesen mit ihrer Umwelt. Die Hauptrolle bei den Funktionen von Lebewesen spielt der Photoelektrische Effekte, der zwischen Materiellem und Nichtmateriellem vermittelt und der Integrator lebender Systeme ist.

Bevor wir nun zu der Software unseres Bordcomputers weitergehen, möchte ich Ihnen die Behandlungen im Bereich der „Hardware" zweier Patienten vorstellen, die unter Depressionen litten. Sie werden sehen, dass es bei aller Ähnlichkeit doch einige wichtige Unterschiede gibt, die sich hinter den identischen Diagnosen darstellen und behandeln lassen.

Vincent M., 41 Jahre: Schwere Depressionen mit Angst- und Panikstörungen

Vorgeschichte: Vincent M.s Leiden begann ungefähr zehn Monate vor dem ersten Besuch in meiner Praxis. In dieser Zeit unterzog er sich mehrfach voll- und teilstationärer psychiatrischen Behandlungen sowie einer Kur, begleitet von einer Psychopharmaka-Therapie. Sämtliche Versuche, die medikamentöse Therapie abzusetzen, schlugen fehl. Hinzu kamen erhöhte Leberwerte als unerwünschte (Neben-) Wirkung. Vincent M. kam an einen Punkt, an dem er wegen seiner Angst und Panik nicht mehr allein, sondern nur noch in Begleitung Auto fuhr. Die erste Episode dieser Panikstörung berichtete Vincent M. folgendermaßen: „Plötzlich traten Sehstörungen auf. Alles fiel schwerer. Ich hatte Angst vor Menschen."

Diagnose und Therapie: Bei der ersten Untersuchung wurde Selen-, D3-, Q10-, Tryptophan- und Vitamin-B-Mangel festgestellt. Außerdem stellten wir eine Nahrungsmittelunverträglichkeit gegen Fructose sowie eine Unverträglichkeit der Medikamente fest und sahen darüber hinaus, dass sich zwölf Amalgamfüllungen im Gebiss befanden. Die ersten Therapiemaßnahmen betrafen demnach auf der Stoffwechselebene das Auffüllen der Mangelzustände als Unterstützung der körpereigenen Entgiftung und auf der elektromagnetischen Ebene die Ausleitung der Medikamente und des Amalgams. Schon nach drei bis vier Wochen kam es zwischendurch zu Zuständen, die Vincent M. folgendermaßen beschrieb: „Es ist so, wie es früher einmal war, bevor die Ängste und Depressionen losgingen." Darüber hinaus fand eine regelmäßige Therapie der „Software" mit der „Neurologischen Integration" statt (NIS). Eine Laboranalyse bestätigte den Verdacht auf eine Quecksilber-Allergie („LTT-Test"). Neben der regelmäßigen Gabe mit Radikalfänger-(*Protokoll-*)Infusionen wurde kontinuierlich die Dosierung der Medikamente reduziert. Nach der Sanierung der Zähne (Entfernung der 12 Amalgamfüllungen) wurde mit Chelat-DMPS-DTPA-Infusionen die stärkere Ausleitung durchgeführt. Nach einem dreiviertel Jahr, dreizehn *Protokollinfusionen*, mehreren Ausleitungen mit DMPS-DTPA-DMSA-Entgiftungsmitteln und EDTA-Zäpfchen wurde unter Beibehaltung einer geringen Dosierung der Psychopharmka (ca. 1/10) eine stabile Situation erreicht. Heute kann Vincent M. wieder „aufrechter durch die Stadt gehen" und „den Leuten wieder in die Augen schauen". Auch mit Belastungssituationen, die er bereits im Vorfeld besser wahrnehmen kann, kann Vincent M. mittlerweile gut umgehen.

Evelyn R., 23 Jahre: Depressionen und Angststörungen

Vorgeschichte: Evelyn R. litt seit fünf Monaten unter starken Depressionen mit erheblichen Angststörungen. Sie suchte Hilfe, weil sie ihr Studium dadurch gefährdet sah. Die Depression äußerte sich durch innere Unruhe, Ängste und Hyperaktivität. Es bestanden zwar keine Schlafstörungen, jedoch beschrieb Evelyn R. ihre Angstsymptome „morgens nach dem Aufwachen" als „am schlimmsten". Als die Patientin in meine Praxis kam, war sie bereits in psychotherapeutischer Behandlung und nahm parallel zur Therapie drei verschiedene Psychopharmaka ein. Ihr war aufgefallen, dass ihre Beschwerden sich durch sportliche Aktivitäten wie Joggen und Yoga besserten. Aufgrund von Beschwerden im rechten Knie konnte sie diese jedoch nur eingeschränkt wahrnehmen. Die Symptome, insbesondere die Angst, brachte die Patientin auch in Zusammenhang mit ihrer Regelblutung. Frau R. nahm seit ihrem 14. Lebensjahr, also seit etwa 9 Jahren, die „Pille" ein. Seit drei Jahren litt sie unter „Magen-Darm-Problemen".

Diagnose und Therapie: Bei der Prüfung der Grundregulation stellte ich zunächst auf der biochemischen Ebene Unverträglichkeiten aller drei Psychopharmaka, der „Pille" und von Fructose fest. Hier fand ich bereits eine mögliche Erklärung. Denn Fructose behindert die Aufnahme von Tryptophan im Darm; je weniger Tryptophan, desto weniger Serotonin, das die Aminosäure Tryptophan in seine Eiweißstruktur einbauen muss; je weniger Serotonin, desto weniger Melatonin, das aus Serotonin gebildet wird und den Tag-Nacht-Rhythmus steuert. Fehlt Serotonin, also das so genannte „Glückshormon", entspricht dieser Mangel häufig Depressionen. Als Gewebshormon und Neurotransmitter kommt Serotonin nahezu überall vor: im Zentralnervensystem, Darmnervensystem, Herz-Kreislauf-System und im Blut. Neben seiner Funktion als Spannungsregulierer in den Blutgefäßen wirkt es auf die Magen-Darm-Tätigkeit sowie auf die Signalübertragung (!) im zentralen Nervensystem. Das Weglassen von Nahrungsmitteln mit hohem Fructosegehalt ist demnach der Teil der Therapie, den die Patientin durch Nahrungsumstellung selbst aktiv unterstützen kann.

Hinzu kamen auf der stofflichen Ebene zusätzlich Metallvergiftungen durch Quecksilber, Zinn, Arsen, Blei, Aluminium und Abbauprodukte von Kunststoff. Zunächst erfolgte eine Ausleitung der Medikamente und später der Metalle über die elektromagnetische Ebene. Zur medikamentösen Entgiftung verwendeten wir Selen, Chlorella-Algen, „Heilerde" und ein homöopathisches Komplexpräparat als Lymphmittel. Zur Unterstützung der hormonellen Situation bekam die Patientin Phyto-ADR und Tryptophan zur Besserung des Serotoninhaushalts sowie Koenzym Q10, D3- und B-Vitamine. Diese Mittel sollten dazu beitragen, die ATP-Produktion in den Mitochondrien wieder anzukurbeln und so der Erschöpfung der Zellen entgegenzuwirken.

Nun können wir uns der Systematik der Software zuwenden und werden in diesem Zusammenhang noch einmal auf die beiden Patientenbeispiele zurückkommen.

2.3 Die Software-Architektur im NetzwerkMensch

Wie wir gesehen haben, bilden Äquivalente von Flüssigkristallen („Biochips") und Kondensatoren, Transistoren, Datenspeichern, Antennen (Sender und Empfänger) und Glasfaserleitungen die Bauteile der *Hardware* im Körper: im Bindegewebe (ECM), in den Membranen und in der DNS (Zellmatrix) sowie im Tubulin-Skelett-System (Zytoskelett und Tonofilamente); in der gesamten lebenden Matrix. Die Sinnesorgane und die Rezeptoren in den Gelenken, der Haut, den Hohlorganen, den Gefäßen etc. bieten dem Organismus ein Spektrum von Informationen als Input an. Diese Informationen verarbeitet der Organismus mit seiner *Software*. Mit unserer Computeranalogie, mit der wir Körperprozesse unter der quantenphysikalischen Perspektive betrachten, wird die Vielfalt an, durch die Hardware bereitgestellten, Information durch eine „Körpersoftware" im weit verzweigten NetzwerkMensch verarbeitet. Dies ermöglicht es uns, vorher nicht erkennbare Vorgänge der Informationsverarbeitung zu entschlüsseln, deren Zusammenhänge wir uns dann in der Therapie zunutze machen können. Mit dem Softwarevergleich wird der Vernetzungscharakter der Körperinformation in den Blick gerückt, was zu einem erweiterten Verständnis führt – eine Methode, die auch der Biophysiker James L. Oschman nahe legt: „Betrachtet man die gesamte Matrix (Zellen und Bindegewebe) als ein Netzwerk von Elektronen und Photonen (Lichtteilchen), ermöglicht diese Sicht eine weitaus bessere Erkenntnis." [239]

So einsichtig die Entdeckungen im Bereich der Hardware der KörperInformatik sind, so sollten wir uns stets eines vor Augen halten: Ein Lebewesen ist kein Computer! Vielmehr geht es bei der KörperInformatik um das Grundprinzip von Informationsverarbeitung und Kommunikation in Lebewesen, bei der die Vernetzungen der Lebewesen im Sinne der Kybernetik hervortreten. Über diese Grundprinzipien als Basis für ein erweitertes Physiologieverständnis gelangen wir zu einer funktionalen Beschreibung von Lebewesen, bei der wir uns die Terminologie der modernen Computerwissenschaft zu Hilfe nehmen. Wir können dann mit Begriffen wie Hardware, Software, Betriebssystem, Arbeitsprogramm und Autopilot unseren Blickwinkel für die Funktionen von Lebewesen sogar maßgeblich erweitern. Letztlich geht es um die Frage, wie wir Lebewesen verstehen: Sind sie „[...] ein mechanischen Gesetzen gehorchendes, chaotisches Reaktionsgemisch oder ein hochsensitives, regulatives Antennensystem?"[240]

Schon allein die Geschwindigkeit selbst alltäglichster Abläufe wie beispielsweise Gehen oder Treppensteigen zeigen uns, welche Schnelligkeit und Komplexität der Informationsverarbeitung das reibungslose Funktionieren dieser Tätigkeiten im Körper erfordert. Was schon auf einfache Bewegungen zutrifft, gilt erst recht für den Sport. Tennis, Schwimmen, Joggen, Reiten, Golf oder Fußball bedürfen sogar einer noch gezielteren, noch schnelleren Koordination und Reaktion – das weiß jeder von uns aus eigener Erfahrung.

Mit nervalen Strukturen allein sind – aufgrund ihrer „Langsamkeit" – diese schnellen Reaktionen nicht erklärbar. Das trifft auf alle Lebewesen zu. Wenn man sich zum Beispiel

---

[239] Oschman, 2006; S. 51
[240] Bischoff, 1998; S. 159

einen jagenden Gepard anschaut, dann fällt auf, dass er mit anderen Mechanismen arbei-ten muss als nur mit Nervenreizleitung. Denn bis der Sinnesimpuls von der Pfote, die er zum Laufen braucht, im Gehirn angekommen ist, hat er bereits einen beträchtlichen Weg zurückgelegt. „Wenn man die Nervenleitung nähme, bis der Impuls von da oben (vom Gehirn, Anm. des Autors) bis zur Pfote ankommt, ist der Gepard acht Meter weiter (ge-rannt, Anm. des Autors). Acht Meter unkontrolliertes Verhalten kann sich der Gepard nicht leisten."[241] Letztlich sind es aber mindestens 16 Meter, die der Gepard zurücklegt. Denn die acht Meter beziehen sich nur auf den Output; die zentrale Verarbeitung und der Input sind dabei noch gar nicht mit berechnet. Andererseits spielt es kaum eine Rolle, ob der Gepard nun acht, 16 oder 32 Meter unkontrolliert zurücklegt. Hinzu kommt, dass der Gepard ja nicht nur laufen, sondern auch auf Hindernisse, veränderte Laufrichtung der Beute usw. reagieren muss und das bei seiner beachtlichen Laufgeschwindigkeit. Um all diese Dinge gleichzeitig *unter einen Hut zu bringen*, benötigt der Körper des Geparden sicherlich eine schnellere Reaktion und eine effektivere Informationsverarbeitung.

Worauf es uns ankommt – und das zeigt dieses Beispiel ganz deutlich –, ist der Hinweis, dass die Geschwindigkeit der nervalen Reizleitung nicht ausreicht, um die Schnelligkeit und die Parallelität der Bewegungen des Alltags plausibel zu erklären. Nach der Literatur von Cyril Smith, Herbert Fröhlich, Jean Monro und anderen sind lebende Organismen durch elektromagnetische Wechselwirkung (quantenphysikalische Vorgänge) dominiert. Unter anderem werden auch molekulare Vorgänge auf diese Weise gesteuert. Da die mo-derne Quantenphysik nur eine ganzheitliche Vernetzung kennt, ist sie auch eine wichtige Basis der selbstorganisierenden Prozesse im Organismus.[242] Auch zur Aufrechterhaltung der Homöostase (dem Ausgleich des inneren Milieus [siehe 1.5.7 ‚Wissenschaftliche Grundlagen des Electromagnetic man']) des Organismus reicht die Geschwindigkeit einer nervalen Reizleitung allein nicht aus. „Der lebende Organismus hat das Bestreben, gewis-se Körperfunktionen wie Stoffwechsel, Temperatur, Blutdruck, Blut-und Gewebs-PH und so weiter, also das innere Milieu, konstant zu halten."[243]

Die statischen und dynamischen Strukturen für diese Art von komplexer und schneller Koordination müssen zumindest Eigenschaften von Computern, elektronischen Schalt-kreisen bzw. drahtloser Kommunikation haben; es reicht nicht, die Informationen per Paketpost weiterzuleiten, hier muss zusätzlich der Funkverkehr beteiligt sein. Hierzu einige Vergleiche zwischen elektronischen Schaltkreisen und der Neuronenentladung im Gehirn: Elektronische Schaltkreise sind über eine Million mal so schnell wie die Neuro-nenentladung im Gehirn. Moderne Computerprozessoren haben auf einem Siliziumplätt-chen von der Größe eines Daumennagels über zwei Milliarden Transistoren, die pro Se-kunde jeweils viele Milliarden Anweisungen ausführen können. Die elektronischen Schaltkreise sind im Hinblick auf Zeittakt und Schaltgenauigkeit viel präziser als Neuro-nen. Insgesamt scheint die Rechenleistung der *Verdrahtung* der Neuronen theoretisch der sorgfältigen und genauen Organisationen elektronischer Schaltkreise wesentlich unterle-gen.[244] Aus der Gesamtbetrachtung der Summe der Koordination von Lebewesen können

---

[241] Meißner, 2009; DVD

[242] In Anlehnung an Fischer, 2007; S. 2-11

[243] Dosch, 1995; S. 31

[244] Penrose, 1994; S. 12

wir ableiten, dass komplexe Bewegungsabläufe eine Art *elektronischer Verschaltung* und eine Verarbeitung von Information voraussetzen: dazu wird Software mit Programmen benötigt.

Programme sind organisierte Listen von Anweisungen, die, wenn ausgeführt, den Computer veranlassen, sich in einer vorbestimmten Art und Weise zu verhalten. Ohne Programme sind Computer unbrauchbar. Ein Programm ist wie ein Rezept. Es enthält eine Liste der Zutaten (Variablen) und eine Liste der Richtungen (Aussagen), die den Computer anweist, was er mit den Variablen tun soll. Die Variablen können numerische Daten repräsentieren, Text oder graphische Bilder.[245]

Einzelne Programme dieser Software in Lebewesen bilden eine vernetzte Hierarchie von Programmsystemen und Hyperprogrammen, die sich, wie wir zuvor bei den hierarchischen Netzen gesehen haben, durch eine hohe Stabilität des Systems auszeichnen: mehrere Programme werden zu übergeordneten Programmen zusammengefasst, abgespeichert und können jederzeit abgerufen werden.[246] Wie sieht die Architektur der einzelnen Programme und der hierarchischen Netze dieser Software im NetzwerkMensch aus?

2.3.1. Einzelne Softwareprogramme

Sowohl bei routinierten Bewegungsabläufen – umso mehr bei sportlichen Aktivitäten- als auch bei der Aufrechterhaltung des inneren Milieus des Organismus laufen Programme dieser Software ab. Diese Programme werden durch Übungen und Training auf einer Ebene von Automatismen etabliert und sind von dieser bei Bedarf abrufbar. Diese erlernten Abläufe sind auf diese Weise im Gesamtsystem von Lebewesen integriert und vernetzt. In unserem Computervergleich bildet dieses Gesamtsystem den so genannten Autopiloten, mit dem wir uns im folgenden Verlauf noch eingehend beschäftigen werden (Abschnitt 2.4.). Die einzelnen Programme stellen jeweils Untereinheiten des Autopiloten dar und lassen sich isoliert darstellen.

Einige dieser Software-Programme lösen bei Ihnen möglicherweise einen „Aha-Effekt" aus; andere dürften weniger bekannt sein. Beginnen wir mit den geläufigeren. Dazu zählen beispielsweise Herzkreislauf-, Blutdruck-, und Pulsprogramme. Auch Programme zur Regulierung der Atemfrequenz (z.B. beim Sport) gehören dazu, sowie Programme, die Hormon- und Stoffwechselregelkreise steuern. Darüber hinaus gibt es weniger offensichtliche, aber ebenso im Gesamtsystem verankerte Software-Programme. Beispiele für solche Programme sind das Gangmuster sowie Programme, die den Wasser- und den Wärmehaushalt regeln.

Zu den weniger auffälligen Programmen gehört das Schluckprogramm und, damit verbunden, die Doppelfunktion des Kehlkopfdeckels, die den Wechsel zwischen Atmen und Schlucken regelt. Über dieses Software-Programm gelangen wir zu Programmen, die sich mit der Aufnahme der Nahrung beschäftigen: Der Mund-Kiefer-Bereich gibt dem gesamten Magen-Darm-Trakt präzise Informations-Inputs: Bereits im Mund registrieren die

---

[245] Übersetzt aus http://www.webopedia.com/TERM/P/program.html

[246] Hier ließe sich durchaus eine Theorie des Lernens und des Erinnerns herleiten.

Zell-„Antennen", ob sich Magen und Darm in Kürze auf Protein oder Kohlenhydrat, auf feste oder flüssige Nahrung einstellen müssen, und geben diese Information blitzschnell weiter. Die genannten Programme (Herzkreislauf-, Blutdruck-, Puls-, Atemfrequenzprogramm; Programm der Hormonregelkreise und Stoffwechselregelkreise; Gangmuster; Wasser-, Wärmehaushalt; Schluckprogramm) sind in einer vernetzten Hierarchie der Programme eingebunden, den „Hyperprogrammen". Einige dieser Programme und Hyperprogramme bezeichnen wir einfach als Reflexe, die dann in angeborene und erlernte Reflexe eingeteilt werden. Die Vielfalt dieser programmierten Abläufe reicht von Gangmustern und Schlucken über Bewegungsabläufe im Alltag (Treppensteigen) und Sport (Tennis, Fußball) bis zu Programmen, die uns die Steuerung von kleinen und großen Apparaten ermöglichen (Autofahren, Flugzeugführung...).

Am Beispiel vom Programm für das Fangen, Schlagen, Werfen und Schießen von Bällen bei sämtlichen Ballsportarten können wir uns solch ein erlerntes Programm genauer anschauen. Hier muss der Spieler zu einer Stelle laufen, die es ihm ermöglicht, den ankommenden Ball zu treffen. In seinem Buch „Inkognito" greift der amerikanische Hirnforscher David Eagleman sich daraus ergebende Fragen wie „Wie kommt ein Spieler zu dem Ball, den er schlagen möchte?" anhand eines Baseball-Beispiels auf. Er beschreibt, wie die frühere Annahme, das Gehirn würde die Flugbahn des Balls berechnen und der Spieler zielstrebig über eine gerade Strecke zu dem errechneten Punkt laufen, anhand von Luftaufnahmen widerlegt wurde. Die Aufnahmen von 1995 in der Veröffentlichung des Hirnforschers und Baseballfans Mike McBeath zeigten, dass die Spieler nicht zielstrebig auf den Punkt zusteuern, an dem der Ball landet, sondern dass sie in einem Bogen zu dem Ort laufen, an dem sie den heranfliegenden Ball schlagen möchten.

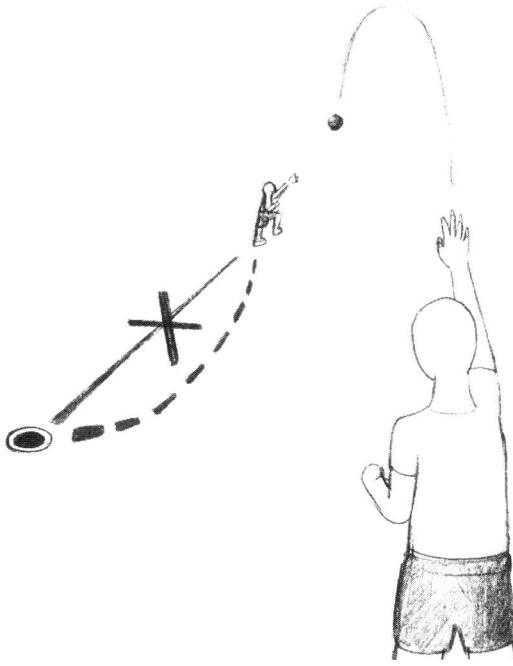

Abb. 26: Der Ballwurf: Der Spieler (Ballfänger) läuft in einem Bogen zu dem Ort, von dem aus der heranfliegende Ball gefangen/geschlagen werden soll.

Die alte Theorie schlug vor, dass Baseball-Feldspieler fliegende Bälle fangen, indem sie einen Laufweg mit Hilfe der *optical acceleration cancelation*, der optischen Beschleunigungs-Berechnung, voraussagen. Doch bei Menschen scheint die Fähigkeit, Beschleunigungen genau zu unterscheiden, zu fehlen. Diese Studie unterstützt die Idee, dass dieses zeitliche Problem in eine für das Gehirn lösbare räumliche Problematik umgewandelt wird, indem es eine Laufbahn auswählt, die eine Flugbahn eines Balls für einen *linear optical trajectory* (LOT), die lineare optische Flugbahn, hält und für die unser „Automat" für jeden einzelnen Moment die Flugbahn des Balls berechnet. Die Berechnung der Flugbahn erfolgt also Schritt für Schritt bzw. nach jedem Schritt erneut. So entsteht statt der erwarteten geraden Laufstrecke eine gebogene, wie die Aufnahmen zeigen.[247]

Wir haben jetzt Programme der Alltagsbewegungen angeschaut. Wie sehen die Programme der Wahrnehmung aus?

2.3.2 Vom Wahrnehmen mit dem Auge – und vom Sehen mit dem Sehzentrum

Dieses Ballfangen sei letztlich nur deshalb möglich, so Eagleman, weil „wir physikalische Modelle in die Schaltkreise unseres Gehirns eingebaut haben."[248] Hier geht es um Modelle im Gehirn, so genannte interne Modelle, zur Kontrolle der Bewegung (Motorische Kontrolle) und zur Integration der Bewegung mit dem Sehen (visuell-motorisch) sowie mit dem *Input* aller Sinne (sensomotorisch).[249] Diese Schaltkreise und Programme der Software, so Eagleman weiter, seien erfolgreiche Programme, die über Tausende, ja Hunderttausende, von Generationen fest in die Platine des Gehirns eingebrannt worden seien.[250] Erstaunlich ist dabei, dass das Gehirn trotzdem eine hohe Flexibilität bewahrt. Jetzt verstehen Sie, warum ich Sie eingangs auf die Gratwanderung hingewiesen habe: Unser Gehirn kann den gewohnten Input sehr flexibel durch einen anderen Input ersetzen, obwohl es Programme beinhaltet, die alt und beständig sind und damit den Eindruck erwecken, dass eine Veränderung unmöglich wäre. Dazu zunächst die Darstellung zweier unterschiedlicher Herangehensweisen, die sich mit der Erforschung des Sehens beschäftigen: als erstes ein rein mechanistisches Herangehen:

„Naturwissenschaftler, Ingenieure und Neurologen im Forschungsverbund Bioanaloge Sensomotorische Assistenz (FOR-BIAS) entwickeln die blickgesteuerte Kopfkamera. Ziel der Wissenschaftler ist es, das menschliche Sehen als biologisches Gesamtsystem technisch nachzubilden. Dazu gehört auch die ungeheure Gehirnleistung, die aus Kamerabildern erst wirkliches Sehen macht. (...) Technisches Sehen besteht nicht nur aus der Aufnahme von dreidimensionalen Bildern über Kameras und deren Wiedergabe und Interpretation auf dem Computer. Bewusstes Sehen, die Wahrnehmung der Umgebung, entsteht durch viele Bilder, die willkürliche und unwillkürliche Augenbewegungen in schneller Abfolge liefern. Das Gleichgewichtsorgan unterstützt diesen Prozess, so dass die Bilder auch beim Laufen und Kopfdrehen nicht verwackeln. Die technische Übersetzung

---

[247] Eagleman, 2012; S. 49
[248] Eagleman, 2012; S. 61
[249] Eagleman, 2012; S. 273
[250] Eagleman, 2012; S. 167

durch zwei Kameras, die Stereobilder liefert, wäre viel zu statisch und könnte Objekte und Bewegungen in der Umgebung (...) nicht erfassen. Dies ist aber notwendig, um zum Beispiel ein führerloses Auto zu konstruieren, das in ferner Zukunft vielleicht Blinden das Autofahren ermöglicht. (...) Sehen ist eine faszinierende Fähigkeit. Augen und Gehirn müssen blitzschnell und hoch präzise zusammenarbeiten, um trotz schneller Bewegungen mit dem Kopf oder bei 200 km/h auf der Autobahn noch ein stabiles Bild von der Umgebung zu erzeugen. Manche mechanische Systeme der Videotechnik haben versucht, die Funktionsweisen des biologischen bildstabilisierenden Systems zu übernehmen, können aber der Natur an Präzision und Funktionsvielfalt nicht annähernd, das Wasser reichen'."[251]

In der Tat können technische Systeme der Natur nicht das Wasser reichen. Das haben die Autoren eingeräumt. Dass allerdings nur ein winziger Schritt reicht, um wenigstens so nah wie möglich an die Natur heranzukommen, wird von ihnen übersehen. Solange sie versuchen, ein vernetztes System mechanistisch, linear nachzubilden, werden sie nicht an ihr Ziel gelangen. Der Versuch, eine funktionstüchtige Kamera für Blinde zu konstruieren, und darin viel Zeit und Forschungsgelder zu investieren, ist letztlich zum Scheitern verurteilt, solange das Gesamtsystem nicht mit einbezogen wird. Einen wirklichen Lösungsansatz bietet hingegen das System der KörperInformatik: mit Schichtenstruktur, Vernetzung, Hardware, Software und Programmen.

Wir können und sollten immer wieder versuchen, die Natur nachzuahmen, aber sie dabei nicht in Geiselhaft nehmen. Durch ein Aufzwingen mechanistischer Gedankenmodelle zwingen wir nur etwas herbei, was mit Mechanik und einem mechanistischen Modell allein nicht funktionieren kann. Das Modell der KörperInformatik bietet dagegen die Möglichkeit an, mit dem Strom des Lebens und der elektromagnetischen Welle zu schwimmen; auf ihr zu *surfen*. Dieser Ansatz kann dazu genutzt werden, Probleme als Lücken in einem System individuell herauszufiltern. Forscher oder Therapeuten ist es dann möglich, die vorher dargestellte Lücke zu füllen. Beispielsweise, indem dem Cortex ein anderer Input (Ersatzinput) angeboten wird. Im folgenden Beispiel übernehmen Haut oder Zunge den Ersatzinput, sobald ein originärer Input, in diesem Fall die Augen, wegfällt. Somit werden im Gegensatz zu der ersten Herangehensweise, bei der versucht wurde, das menschliche Sehen als biologisches Gesamtsystem mechanistisch nachzubilden, gezielt vorhandene Lücken im System identifiziert und geschlossen.

Sehen mit dem „dritten Auge"

Erfahrungen mit Blinden, die Forscher mit einer winzigen Videokamera auf der Stirn ausgestattet haben, zeigen, dass sie lernen, einen Sinn durch einen anderen zu ersetzen. Das funktioniert so: Die Bilddaten werden auf Vibratoren auf dem Rücken (...) beziehungsweise auf die Zunge (...) übertragen. Ausgestattet mit diesem Instrumentarium brauchen Blinde eine Lernphase von etwa einer Woche, um sich in einer fremden Umgebung zurechtzufinden. Blinde sehen sozusagen mit einem „dritten Auge" unter Vermittlung über den Tastsinn der Haut. Anders als bei dem Modell „Sehchip für Blinde" (siehe

---

[251] Schneider, 2005; S. 41-46

Fußnote 81) muss die Kamera nicht in die Netzhaut implantiert werden, sondern wird einfach auf die Stirn gesetzt.[252]

Es geht hier also – ähnlich wie bei dem zuvor angeführten Forscherverbund *Bioanaloge Sensomotorische Assistenz* – um die Wahrnehmung von Sinneseindrücken. Ohne von der mechanischen Herangehensweise abzurücken, geht der amerikanische Neurowissenschaftler im gerade beschriebenen Fall davon aus, dass intern erzeugte Abläufe durch Sinneseindrücke lediglich modifiziert werden. David Eagleman folgert aus diesen Beispielen, dass wir nicht mit den Augen, sondern mit dem Sehzentrum der Hirnrinde sehen! Sinneseindrücke von außen erzeugen nicht die inneren Daten, sie verändern sie nur. Mit den Augen erfahren wir zweifellos einen Input. Doch aufgrund der Plastizität des Gehirns verfügen wir über eine ausgeprägte Flexibilität, um auch andere Möglichkeiten des Inputs zu nutzen. Unsere „eingebrannten" Programme sind einerseits statisch – unser Gehirn ist trotzdem durch seine Plastizität in der Lage, flexibel zu reagieren. Welche Muster stehen hinter diesen widersprüchlichen Verhalten? Einerseits statisch und fest, andererseits flexibel? Einerseits stabile Phasen der Ordnung und andererseits instabile Phasen mit Verzweigungspunkten, so genannten Bifurkationen?

Solche Muster in offenen, komplexen Systemen sind aus der mathematisch-physikalischen Chaostheorie bekannt. Die Chaostheorie beschäftigt sich mit komplexen, nichtlinearen Systemen. Wichtige Merkmale nichtlinearer mathematischer Gleichungen ist die Rückkopplung: positive Rückkopplung oder Iteration bedeutet mathematisch, dass Teile der Gleichung wiederholt mit sich selbst multipliziert werden. Dabei hängt das Resultat stark von den Ausgangsbedingungen ab. Daraus folgt eine starke Individualität bezogen auf die jeweilige Ausgangssituation. In einer nichtlinearen Gleichung kann die winzigste Änderung einer Variablen das System in eine völlig andere, unvorhergesehene Richtung treiben. Reproduzierbarkeit und eindeutige, lineare Voraussagbarkeit (Determinismus) sind in der Chaostheorie nicht mehr gegeben; die wesentlichen Merkmale der Chaostheorie sind Nichtlinearität und Rückkopplung. Dies deckt sich übrigens mit den grundlegenden Aussagen der Quantenphysik.

Die Chaostheorie ist ein mathematisch-physikalisches Forschungsgebiet komplexer, nichtlinearer Systeme. In der Chaostheorie werden zwei Phasen in offenen vernetzten Systemen beschrieben, die sich abwechseln. Es werden einerseits eine stabile Phase der Ordnung und andererseits eine instabile Phase mit Verzweigungspunkten, so genannten Bifurkationen, unterschieden. An diesen Verzweigungspunkten sind wegen innerer Rückkopplungen die Systeme schon auf geringste Reize äußerst empfindlich. Hier finden Phasenübergänge statt oder Übergänge zu anderen *Attraktoren* (Anziehungspunkten). Dynamische, positive rückgekoppelte Systeme sind an den Phasenübergängen äußerst empfindlich. Bei geringsten, geeigneten Reizen entstehen hier neue, nicht exakt voraussagbare Ordnungszustände.[253]

---

[252] Eagleman 2012; S. 52
[253] In Anlehnung an Fischer, 2007; S. 2-11

Diese hier dargestellten Vorstellungen von Plastizität und Flexibilität in der Physiologie des Gehirns sind bahnbrechend. Würde man dieser erweiterten Form der Physiologie noch mehr Beachtung schenken, hätte sie Auswirkungen auf soziale, wirtschaftliche und auf Lern-Modelle, ja sogar Auswirkungen bis in den juristischen Bereich hinein. Denn: „Je besser wir die Schaltkreise des Gehirns verstehen, umso weniger können wir von Hängen lassen, Faulheit und Charakterschwäche sprechen", so Eagleman.[254] Aber in der Medizin sollte diese auf den aktuell wissenschaftlichen Grundlagen basierende erweiterte Vorgehensweise unbedingt bereits heute Berücksichtigung finden.

Die Funktion jeder einzelnen unserer 80 Billionen Zellen ist, wie uns die verschiedenen Softwareprogramme zeigen, von dem Signal abhängig, das sie bekommt. Somit hat die Signalverarbeitung und die Kommunikation in Lebewesen eine herausragende Rolle. „Das Überleben des Organismus hängt von seiner Fähigkeit ab, Informationen aus der Umgebung richtig aufzunehmen und zu verarbeiten.... Je besser ein Organismus seine Umgebung wahrnimmt, desto größer sind seine Überlebenschancen."[255] Die Signalverarbeitung und Kommunikation, einschließlich der Programme im NetzwerkMensch können wir uns auch als Informationsflüsse zwischen Gradienten unterschiedlicher Informationsgehalte als dissipative Strukturen vorstellen. Wie die Signale aufgenommen und verarbeitet werden, wie der Körper also auf die einzelnen Reize reagiert, insbesondere mit welcher Zuverlässigkeit dies geschieht, steht und fällt in erster Linie mit dem *Betriebsprogramm* des NetzwerkMensch – seiner Grundregulation.

2.3.3 Das Programmsystem der Grundregulation – Das „Betriebssystem" im NetzwerkMensch?

Die Grundregulation ist ein übergeordneter Teil der Gesamtregulation im Netzwerk-Mensch. Erinnern wir uns an die Extrazelluläre Matrix und das „System der Grundregulation" nach Pischinger im Abschnitt 2.2.1 A: „Kleinster gemeinsamer Nenner des Lebens ist daher im Wirbeltierorganismus die Triade aus Kapillargefäßen, Matrix und Zelle."[256] Die Grundregulation im NetzwerkMensch ist eine Erweiterung des Systems der Grundregulation nach Pischinger. Diese vereinigt jetzt alle neuronalen, endokrinen-hormonellen und elektromagnetischen Regulationsmechanismen im NetzwerkMensch. Die gesamte lebende Matrix (siehe vorangehender Abschnitt) mit den in ihr stattfindenden chemischen Prozessen ist das histologische und biochemische Korrelat der Regulationsmechanismen des menschlichen Körpers. Hinzu kommen die Funktionen der energetischen und der informatorischen Ebenen des elektromagnetischen Feldes.

Das Betriebssystem eines Computers ist die Software, die den gesamten Computer, dessen Komponenten und auch die Software kontrolliert und steuert.[257] Fehler und Störungen des Betriebssystems können sich deshalb auf alle Funktionen des Computers auswirken und hier vor allem die Zuverlässigkeit der erwarteten Resultate der Arbeitsprogramme negativ beeinflussen. Wenn wir die Metapher des Quantencomputers für den

---

[254] Eagleman 2012; S. 202

[255] Lipton, 2009; S. 39

[256] Oschman, 2006; S. 52

[257] http://www.netzwelt.de/software/betriebssystem.html

Körper zulassen, können wir daraus folgern, dass es in den Softwaresystemen von Lebe-wesen eine Art grundlegendes, übergeordnetes „Betriebssystem" gibt. Bei jedem PC wer-den die Arbeitsprogramme unzuverlässig, sobald Störungen des Betriebssystems vorlie-gen! Deshalb könnte es wichtig sein, das Betriebssystem der KörperInformatik im Netz-werkMensch zu identifizieren, um damit wichtige Erkenntnisse über das individuelle Gesamtsystem zu erhalten und anschließend diese Störungen beheben zu können. Denn das hätte zur Folge, dass die „Arbeitsprogramme" und insbesondere auch die Testungen selbst zuverlässiger werden. Ähnliches fiel mir bei den Testungen mit dem Muskeltest auf: die Testergebnisse waren weniger zuverlässig, wenn ich die von mir definierte Grundregulation vorab außer Acht gelassen hatte; und die Muskeltestungen wichen mit-unter stark voneinander ab, je nachdem ob die Grundregulation ausgeglichen war oder nicht. Welche Bereiche werden bei der Kontrolle der Grundregulation berücksichtigt?

Aufgrund meiner Erfahrungen in der Praxis stellt das ca. 3.000 Jahre alte Meridiansystem der Akupunktur das älteste beschriebene elektronische System sowohl im Sinne einer dissipativen Struktur des elektromagnetischen Feldes des Körpers als auch im Sinne ei-ner Software im Körper dar. Es wird heute noch – im Gegensatz zum System der Nadis des Yoga-Ayurveda – weit verbreitet angewandt. Nach meinen Beobachtungen ist das Meridiansystem der Traditionellen Chinesischen Medizin unbedingt am „Betriebssystem" der „Systemsoftware" im NetzwerkMensch beteiligt. Das Meridiansystem ist somit auf jeden Fall ein Teilaspekt, den es bei der erweiterten Sicht der Grundregulation zu beach-ten gilt. Die Störungen der zentralen und peripheren Meridiane sind in den Lehrbüchern der *Applied Kinesiology* von Wolfgang Gerz und Hans Garten beschrieben (URS der peri-pheren Meridiane und Switch der zentralen Meridiane).[258] Das Meridiansystem ist ein hochsensibles System. Uhren, Ringe und Schmuck (URS) wirken sich nur dann störend in der Grundregulation und auf die nachfolgende Testung aus, wenn die Meridiane selbst ohne Berührung durch URS bereits empfindlich sind. Dann beginnt sich das zu drehen, was ich „Karussell der Meridiane" nenne. Da die Meridiane über die Funktionskreise mit den Muskeln verknüpft sind, verändern sich ihre Ansteuerungen und somit auch die Testergebnisse. Blockaden in der Grundregulation können sich so auf die gesamte Tes-tung und damit auf die Therapie auswirken. Daher werden diese Störfelder und -herde in anderen Bereichen auch als „Therapieblockaden" bezeichnet. Solche Blockaden der The-rapie sollten sinnvollerweise zu Beginn beseitigt werden, nicht zuletzt auch, um Zeit und Kosten einsparen zu können.

Die wissenschaftlichen Grundlagen der Regulation des Zellstoffwechsels veröffentlichte Prof. Dr. Dr. J. Schole 2001 in seinem Buch „Regulationskrankheiten, Versuch einer fach-übergreifenden Analyse". Er wies nach, dass eine Regulation des Zellstoffwechsels nur dann möglich ist, wenn Kortisol (Nebenniere) und Thyroxin (Schilddrüse) als katabol wirkende Hormone gemeinsam mit dem anabol wirkenden Somatropin (dem Wachs-tumshormon des Hypophysenvorderlappens) anwesend sind. Die Ausgewogenheit der katabolen und anabolen Komponenten wird als Basisregulation des Stoffwechsels be-

---

[258] Gerz, 2001; S. 285-293

zeichnet;[259] In dem „System der Grundregulation im NetzwerkMensch" wird sie als „metabolische Basisregulation" bezeichnet.

Die „kraniosakrale Physiologie" wurde sehr stark von George Goodhart, dem Vater der *Applied Kinesiology*, beeinflusst. Das kraniosakrale System[260] stellt in der strukturellen Ebene das *Sammelbecken* von Störungen aller Ebenen des gesamten Organismus dar.[261] Eine ausgeprägte Störung des kraniosakralen Systems ist an der Blockade des sphenobasilaren Gelenks erkennbar. Das Kraniosakrale System ist somit ein guter Indikator in der strukturellen Ebene für alle Regulationsstörungen im NetzwerkMensch. Ein weiterer Unsicherheitsfaktor bei der Muskeltestung ist eine stark erniedrigte Energie-ATP-Bereitstellung auf der zellulären Ebene durch die Mitochondrien. Auch wenn dies in der Gesamtregulation im NetzwerkMensch keine Störung verursacht. Dieser ATP-Mangel ist sehr häufig und macht die Muskeltestung extrem unsicher.

Die Berücksichtigung der Grundregulation (des „Betriebssystems") führte zu einer höheren Zuverlässigkeit der Muskeltestungen und damit zu einer Verbesserung der Erfolgsrate bei der Behandlung meiner Patienten. Die Funktionsstörungen, die eine Auswirkung in der Grundregulation haben, können auch vorliegen, ohne zwangsläufig die Grundregulation zu beeinträchtigen. Stellen diese Störungen aber Blockaden in der Grundregulation dar, so sind sie individuell wichtige Themen mit hoher Priorität. Beispiele von Störungen dieser Art sind Narbenstörungen und Nahrungsmittelunverträglichkeiten, Vitaminmangel und psychische Belastungen. Mit der Erweiterung der Grundregulation haben wir das histologisch-biochemische System der Grundregulation von Pischinger und Heine einerseits in der strukturellen Ebene auf die gesamte lebende Matrix erweitert; andererseits erfasst das System der Grundregulation nun auch die Funktionen der metabolischen, energetischen, informatorischen und der elektromagnetischen Ebenen im Netzwerk-Mensch.

---

[259] Schole, 2001

[260] Der Schädelknochen mit der Schädelbasis (cranium) und das Kreuzbein des Beckens (sacrum) bilden zusammen mit der Wirbelsäule das ‚kraniosakrale System'

261 Cohen, 1999

Das System der Grundregulation– das „Betriebssystem" im NetzwerkMensch

Störung von...... in der Grundregulation	Störung durch	Berücksichtigen von (f. Diagn.)	Behandlung	Betrifft die Ebene des/der
periphere Meridiane (URS)	Uhren-Ringe-Schmuck	Entfernen von Schmuck etc.	Evt. weglassen	Em-Feld
zentrale Meridiane (Switch) Nierenmeridian, Lenkergefäss, Konzeptionsgefäss	Narbenstörung Histamin-NM Vitaminmangel Psyche	Procain Histamin - NM Vitamin Bachbluten	NT und Bioresonanz Darm-Ernährung–DAO Substitution/ Verwertung Substitution	Em-Feld
metabolische Basisregulation	SD-NN-Hypothalamus	Zum Beispiel Selen	Selen/Verwertung	Metabolismus
Craniosacralen System	Sphenobasilar	Sphenobasilarer Block	Craniosacral screen einschl. Becken	Struktur
ATP-Mangel	Q-10	Q - 10	Q – 10/Verwertung	Energie
Wassermangel			Trinken	

Abb. 27: Das erweiterte Modell der Grundregulation im NetzwerkMensch.

Das histologisch-biochemische System der Grundregulation von Pischinger und Heine wird in der strukturellen Ebene auf die gesamte lebende Matrix erweitert und erfasst die Funktionen der metabolischen, energetischen, informatorischen und elektromagnetischen Ebenen im NetzwerkMensch.

Durch die zu Beginn der Diagnostik und Therapie durchgeführte Untersuchung der Grundregulation werden zum einen die darauf folgenden Testungen zuverlässiger; zum anderen kann eine Vielzahl von Informationen gewonnen werden, die hohe Priorität haben und die für den weiteren Therapieverlauf relevant sind. Die schnell durchführbare Untersuchung der Grundregulation bietet dem Patienten und dem Therapeuten zugleich einen passenden Schlüssel zum Verständnis des individuellen Systems des Patienten und eine größere Sicherheit und Zuverlässigkeit der Ergebnisse. Genau wie bei der Untersuchung meiner Patienten, können wir erst jetzt, nachdem die Grundregulation berücksichtigt ist, zu den einzelnen Softwareprogrammen im NM weitergehen.

2.3.4 Weitere Softwareprogramme im hierarchischen Netzwerk von Hyperprogrammen

In der Software des NetzwerkMensch gibt es viele (Arbeits-)Programme: beginnend mit dem Programm des Gangmusters bis zu Programmen, die sich mit Hilfe neuster neurophysiologischer Erkenntnisse darstellen lassen und weiter zu Themen vom Bewussten und vom Unbewussten. Hierzu zählen die vorgenannten Programme wie Herzkreislauf-, Blutdruck-, Puls-, Atemfrequenzprogramm; Programme der Hormonregelkreise und Stoffwechselregelkreise; das Gangmusterprogramm; Programme zur Steuerung des Wasser- und des Wärmehaushalts; das Schluckprogramm sowie diverse Programme, die unseren Magen-Darm-Trakt steuern. Alle sind in einer vernetzten Hierarchie der Programme eingebunden, den „Hyperprogrammen". Die Vielfalt dieser programmierten Abläufe betreffen Bewegungsabläufe im Alltag (Treppensteigen) und Sport (Tennis, Fußball) bis zu Programmen, die uns die Steuerung von kleinen und großen Apparaten ermöglichen (Autofahren, Flugzeugführung). Denken Sie auch an das Beispiel vom Programm für das Fangen, Schlagen, Werfen und Schießen von Bällen, das wir uns genauer angeschaut haben. Eine klare Einteilung beziehungsweise eine sinnvolle Übersicht oder Systematik aller Programme der Software ist mir zum jetzigen Zeitpunkt nicht möglich. Die Thematik der Programme tangiert mit ihrer Vielfalt so gut wie alle Disziplinen: Bereiche der Physiologie, Endokrinologie, Immunologie, Hirnforschung, Kognitionswissenschaft, Neuroethik, Bewusstseinsforschung, Philosophie u.v.m.

Wieso bemerken wir von dieser Vielfalt von Programmen und deren enormen Aktivitäten im Alltag so wenig? Eine Erklärung gibt uns Thomas Metzinger in seinem Buch „Der Egotunnel"[262]: Unter vielen führenden Bewusstseinsforschern herrsche Konsens darüber, dass mindestens eine der zentralen Funktionen des phänomenalen Erlebens darin besteht, „Informationen für einen Organismus global verfügbar zu machen." Bernard Baars' Metapher vom globalen Arbeitsspeicher besitze auch einen funktionalen Aspekt: einfacher gesagt, behaupte diese Theorie, dass „bewusste Information genau die Teilmenge gerade im Gehirn aktiver Informationen ist, die eine ständige Überwachung erfordert, weil nicht klar ist, welche unserer geistigen Fähigkeiten wir als nächstes benötigen werden, um auf diese Informationen zuzugreifen."

Th. Metzinger vergleicht das menschliche Gehirn mit einem Flugsimulator und hält diese Metapher für „die beste Hypothese, die das System über seinen eigenen gegenwärtigen Zustand besitzt – präsentiert in einem neuen, hochgradig integrierten Datenformat." Flugsimulatoren sind Trainingsgeräte, die angehenden Piloten helfen zu lernen, wie man ein Flugzeug erfolgreich steuert. Damit dies gelingt, muss die Simulation zwei verschiedene Quellen von Sinnesinformationen so wirklichkeitsgetreu wie möglich integrieren: den Gesichtssinn und den Gleichgewichtssinn. Während eines simulierten Starts etwa muss der Pilot nicht nur die Startbahn sehen, sondern auch die Beschleunigung des „Als-ob" Flugzeugs spüren – und zwar in Beziehung zu seinem eigenen Körper.

„Das menschliche Gehirn lässt sich in mehrfacher Hinsicht mit einem modernen Flugsimulator vergleichen. Genau wie ein Flugsimulator konstruiert und aktualisiert es fortlaufend ein anderes Modell der äußeren Wirklichkeit, indem es einen kontinuierlichen Strom von Input verwendet, der durch die Sinnesorgane geliefert wird, und vergangene Erfahrungen als Filter benutzt. Es verbindet den Informationsfluss aus den sinnlichen Eingabekanälen zu einem globalen Wirklichkeitsmodell, und dies gelingt ihm in Echtzeit. Es gibt jedoch einen Unterschied. Das globale Modell der Wirklichkeit, das durch unser Gehirn konstruiert wird, wird mit so großer Geschwindigkeit und mit so großer Zuverlässigkeit ständig aktualisiert, dass wir es im Allgemeinen nicht als ein Modell erleben. Für uns ist die phänomenale Realität kein Simulationsraum, den unser Gehirn konstruiert:

---

262 Metzinger, 2010; S. 88

Auf direkte und erlebnismäßig unhintergehbare Weise ist es einfach die Welt, in der wir leben. Ihre Virtualität ist verborgen, wohingegen ein Flugsimulator leicht als Flugsimulator zu erkennen ist – seine Bilder erscheinen uns immer als künstlich. Das ist deshalb so, weil unser Gehirn uns kontinuierlich ein viel besseres Referenzmodell der Welt liefert, als es der Computer tut, der den Flugsimulator kontrolliert." Dies liege im Wesentlichen an der Schnelligkeit der Informationsverarbeitung im Gehirn. „Schließlich unterscheidet sich das Gehirn aber auch dadurch von einem Flugsimulator, dass es in ihm keinen Benutzer gibt, keinen Piloten, der es kontrolliert. Das Gehirn ist wie ein totaler Flugsimulator, ein selbstmodellierendes Flugzeug, das nicht durch einen Piloten gesteuert wird, sondern in seinem eigenen inneren Flugsimulator ein komplexes internes Bild von sich selbst generiert hat. Das Bild ist transparent und kann deshalb durch das System nicht als ein Bild erkannt werden."[263].

Trotz der Vielzahl von Programmen, die uns auf Grund unseres „transparenten Simulators" nicht bewusst sind, gibt es bereits einige Therapieverfahren, mit denen eine sinnvolle Arbeit mit diesen Programmen möglich ist und mit denen wir auf verschiedene Programme in der Software einwirken können. Diese Verfahren stützen sich sowohl auf bereits bekannte physiologische Grundlagen als auch gleichzeitig auf empirische Informationen. Zu diesen Therapieverfahren gehören zum Beispiel so genannte Klopftechniken wie die EFT (Emotional Freedom Technique), die *Psychokinesiology* nach Klinghardt, das Neurologic Integrative System (NIS) und viele andere. Im weitesten Sinn zählt letztlich auch die gesamte Psycho- und Verhaltenstherapie dazu. Ich arbeite unter anderem mit der Methode des *Neurologic Integrative System* (NIS) und mit der *Injury Recall Technique* der *Applied Kinesiology* in der Software.

Wie wir weiter oben schon bemerkt haben, sind die einzelnen Software-Programme in einer vernetzten Hierarchie von Hyperprogrammen eingebunden, in übergeordneten Netzen dissipativer Strukturen. Die jeweiligen Programme einer höheren Ebene entstehen dabei durch Emergenz aus den jeweils niedrigeren Ebenen. Hieraus ergeben sich zahlreiche Therapiemöglichkeiten zur weiteren Entlastung des Gesamtsystems. So gehören Störungen der Grundregulation, des „Betriebssystems" zum Beispiel zu den hierarchisch höher einzuordnenden Problemen in den Systemen von Lebewesen. Speziellere Programme, *Arbeitsprogramme*, die hierarchisch tiefer angeordnet sind, können zum Beispiel auch mit der Therapie des Biofeedback oder des NIS positiv beeinflusst werden. Vernetzungen der Programme bilden dabei ein Netzwerk: sie bilden miteinander verbundene vernetzte Hierarchien, bilden also eine Struktur vom hierarchischen Netzwerk mit dessen Vorteilen der Stabilität bei gleichzeitiger Flexibilität und hoher Kompensationsfähigkeit. Durch Emergenz entstehen immer neue Programme; bis auch Bewusstsein entsteht. Dies ist ein wichtiger Teil zur Theorie des Bewusstseins. Stellvertretend für solche Therapien, die verschiedene *Software*-Systeme beeinflussen, greife ich die NIS-Therapie heraus und skizziere dabei mit zwei konkreten Patientenbeispielen weitere Programme.

---

[263] Metzinger, 2010; S. 158-159

Davon ausgehend, dass das Nervensystem die Kommunikation zwischen den Zellen der Körpersysteme und der Umwelt koordiniert, arbeitet das Neurologische Integrationssystem (NIS) mit festgelegten, standardisierten Testungen und Therapieabläufen, so genannten Protokollen, über die das Nervensystem die normalerweise bestehende Übereinstimmung zwischen Zellen und Umwelt wiederherstellen kann. „Das NIS eliminiert keine Störungen, sondern stellt eine optimale Funktion wieder her".[264] NIS eignet sich somit hervorragend für Diagnostik und Therapie im Bereich der Software der KörperInformatik – wie das Beispiel von Vincent M zeigt. Zunächst aber eine kurze Darstellung vom Ablauf des NIS-Verfahrens mit Diagnose und Therapie: Es besteht aus einer Vielzahl von neurologischen Tests, den oben erwähnten Protokollen, um Funktionen definierter Körpersysteme zu überprüfen. Durch manuelle Reizung bestimmter Punkte an der Hautoberfläche werden die Funktionen getestet. Über die Rückmeldung mittels Muskeltest gibt die jeweilige geprüfte Funktion Auskunft, ob eine Integration vorliegt oder nicht. Jede einzelne Störung der Kommunikation in der Software wird im Anschluss sofort durch einen Klopfreiz über der Schädelkalotte im Bereich des senso-motorischen Kortex korrigiert, und sofort danach durch Muskeltest kontrolliert.

Auszug aus der NIS-Behandlung von Vincent M., 41 Jahre: Schwere Depressionen mit Angst- und Panikstörungen, die dem Pat. auf den Magen schlugen. Hardwareabschnitt Seite 172.

Der Muskeltest weist auf eine Störung des Informationsflusses zwischen Kleinhirn und dem Bereich für Assoziation in der linken Hirnrinde hin. Zusätzlich war im NIS-Protokoll die Regulation für die Verteilung von (interstitieller) Gewebe-Flüssigkeit bei dem Patienten gestört: Wenn in der Zelle zu wenig Flüssigkeit ist, wenn sie gar ausgetrocknet ist, kann sie nicht richtig funktionieren. Durch Flüssigkeitsaufnahme allein, also durch vermehrtes Trinken, kann dieser Mangel nicht ausgeglichen werden, was darauf hinweist, dass im Körper ein Programm zur Regulation der Verteilung der Flüssigkeiten zwischen den verschiedenen Abteilungen für Flüssigkeiten existiert. Mit Hilfe eines NIS-Protokolls wurde die Störung der Regulation der Verteilung der Flüssigkeiten, nachdem man sie identifiziert hat, durch eine sehr spezifische und gezielte Reizung des Nervensystems direkt korrigiert. Für die Korrektur wurde ein zusätzlicher Reiz am Nervensystem gesetzt.. Außerdem wendeten wir bei dem Patienten das Protokoll der kortikalen Integration (Störung der Kommunikation zwischen den Hirnrindenregionen innerhalb der rechten oder linken Hirnhälfte) an. Hier konnten jeweils die rechte und die linke assoziative Hirnrinde mit dem Zwischenhirn integriert werden.

Bei Herrn M. konnten damit drei Kommunikationsstörungen innerhalb seiner „Software" beseitigt werden: Im Programm der Kommunikation zwischen Kleinhirn und der assoziativen Hirnrinde, dem assoziativen Kortex, im Programm der Verteilung von Gewebeflüssigkeit und im Programm der Kommunikation innerhalb jeweils linker und rechter Hirnhälfte im Bereich der Hirnrinde, „kortikale Integration". Bei der Behandlung der Patientin Evelyn R. sind wir ähnlich vorgegangen.

---

[264] http://www.neurolog.de/patienten/was-ist-nis.php

Zusätzlich zu den beschriebenen Therapieschritten begann die Arbeit in der „Software" mit Neurologischer Integration (NIS).

Wir hatten hierbei herausgefunden, dass Evelyn R. nicht angemessen auf (unvorhergesehene) Probleme in ihrem Leben reagieren konnte. Die Kommunikation zwischen „Input" von Außen und der inneren Kommunikation war beeinträchtigt. Mit NIS wurde deshalb die Kommunikation zwischen visuellem Input und der emotionalen Gehirnregion verbessert, ebenso wie zwischen auditivem (dem gehörten) Input und dem vegetativen Nervensystem. Ebenfalls gelang es uns, mit NIS die Regulation des hormonellen Systems (Amygdala und Hypophysenvorderlappen) zu verbessern. Eine weitere Kommunikationsstörung lag in der Regulation des Zuckerstoffwechsels vor. Diese wurde durch Verbesserung der Kommunikation der den Zuckerstoffwechsel beeinflussenden Organe (u. a. Bauchspeicheldrüse und Nebenniere) und vegetativen Nerven behoben.

Nach etwa einem halben Jahr berichtete die Patientin, dass sie emotional stabiler sei. Nun wurde zusätzlich zur bisherigen Ausleitung eine weitere Schwermetall-Ausleitung über Infusionen mit den Entgiftungsmitteln DMPS und Zink-DTPA durchgeführt, die anschließend mit den Entgiftungshelfern DMSA (oral) und EDTA (Zäpfchen) kombiniert wurde. Insgesamt hatte sich die Situation der Patientin nach etwa einem dreiviertel Jahr soweit stabilisiert, dass die Psychopharmaka schrittweise abgesetzt werden konnten. Gelegentlich kommt es zu kleinen Rückfällen, die Evelyn R. über körperliche Aktivität (Sport) selbst gut in den Griff bekommt. Diese ausgeglichene Situation konnte von der Patientin bei geregeltem Alltag und regelmäßigen Belastungen im weitern Verlauf aufrechterhalten werden.

Bei der Behandlung der Frau R. konnten wir folgende Programme darstellen und deren Funktion verbessern: Das Programm der Kommunikation zwischen visuellem Input und emotionaler Gehirnregion (Amygdala), sowie zwischen auditivem Input und dem vegetativen Nervensystem; Ein Programm zwischen Emotion (Amygdala) und Hormonen (Hypophysenvorderlappen) sowie ein Programm zur Steuerung des Zuckerstoffwechsels.

Bei beiden Patientenfällen kann eine Therapie der „Hardware" von einer Therapie der „Software" unterschieden werden. Bei der „Hardware-Behandlung" handelt es sich um eine pathogenetische Therapie, die nach Störungen, die direkt mit der Symptomatik zusammenhängen und nach krankmachenden Faktoren sucht; das Prinzip, das hinter pathogenetischem Vorgehen steht, ist: „Wie funktioniert Krankheit?" Die salutogenetische Therapie der Software orientiert sich an den Funktionen der ungestörten Organismen. Das Prinzip einer salutogenetischen Therapie der Software ist: „wie funktioniert Gesundheit?" Mit der Wortschöpfung Salutogenese (lat. *salus* = Gesundheit, Heil, Glück und griech. *génesis* = Entstehung, Entwicklung) hat der israelisch-amerikanische Medizinsoziologe und Stressforscher Aaron Antonovsky (1923-1994) in den 70er Jahren die Frage nach der Entstehung von Gesundheit, nach einer gesunden Entwicklung des Menschen in die moderne Wissenschaft gebracht. Der Begriff ist analog und komplementär gebildet zu dem Begriff Pathogenese (griech. *páthos* = Schmerz, Leid), der die Lehre der Entstehung von Krankheit bezeichnet.[265] Beide Therapieformen, sowohl die pathogenetische der

---

[265] http://www.salutogenese-zentrum.de/cms/main/wissenschaft/a-antonovsky.html

"Hardware" als auch die salutogenetische der „Software" müssen bei jedem Patienten komplementär angewendet werden, wobei mein Ziel ist, verstärkt salutogenetisch zu therapieren.

Die Beispiele von Vincent M. und Evelyne R. machen so auch die Gratwanderung zwischen Software und Hardware deutlich. Solche Gratwanderungen sind typisch für lebende Systeme mit Schichtenstruktur. Wegen dieser Gratwanderung ist es hier von untergeordneter Bedeutung, in welcher Schicht oder Ebene – ob zum Beispiel in Hard- oder Software – eine Störung im System des NetzwerkMernsch identifiziert, bearbeitet und integriert wird. In jedem einzelnen dieser Fälle wird durch die therapeutischen Maßnahmen das System entlastet und dadurch die Gesamtbelastung im System reduziert. Damit steht dem gesamten System mehr Energie zur Verfügung, mit der die Kompensationsfähigkeit für andere, weiter bestehende Störungen steigt. Dieses Vorgehen führt in der Therapie zu einem Vorgehen, das nicht mehr einer linearen Kausalität folgt. Diese Gratwanderung gibt es zwischen Materiellem und Geistigem, zwischen Somatischem und Psychischem, zwischen Bewusstem und Unbewusstem, zwischen Innen- und Außensicht. Zwischen den vorgenannten Gegensätzen ist eine eindeutige Grenzziehung einerseits gar nicht möglich, andererseits scheinen diese Gegensatzpaare weit voneinander entfernt.

2.3.5 Gratwanderungen

In seinem Buch „Baum der Erkenntnis" legt der Neurowissenschaftler Humberto Maturana nahe, dass wir vermeintlich Getrenntes wie die vorgenannten Gegensatzpaare zusammenbringen sollten, indem wir sie in einen gemeinsamen Kontext setzen. Um dies zu erreichen, müsse man vorab jedoch „[...] bei einer sauberen, logischen Buchhaltung bleiben."[266] So wird vermeintlich Getrenntes wie bei Maturana, zusammengebracht, indem man es nach einer vorherigen Betrachtung mit einer sauberen, logischen Buchhaltung, in einen gemeinsamen Kontext setzt, wie es mit dem Licht in der Physik geschehen ist: lange wurde im neunzehnten Jahrhundert darüber gestritten, ob Licht Welle oder Teilchen sei. Hierbei wurden jeweils verschiedene, unterschiedliche Zusammenhänge berücksichtigt. Im (für beide Sichtweisen gemeinsamen) Kontext des elektromagnetischen Feldes ist Licht sowohl Welle als auch Teilchen; es vereint mehrere Aspekte desselben Phänomens in klassisch quantenphysikalisch komplementärer Weise. Dasselbe komplementäre Muster erkennen wir in evolutionären Prozessen, wie wir sie in Kapitel eins (1.2.) erwähnten: dieser Prozess ist eine Gratwanderung zwischen mindestens zwei komplementären Aspekten im quantenphysikalischen Sinn – einerseits der Kooperation in Form von Symbiosen und andererseits dem Überlebenskampf und der Selektion in der Form der Auslese. Beide Aspekte ergänzen sich komplementär und verschmelzen dann in der Evolution zu Einem. Bis hierher ging es uns also um eine Gratwanderung bezogen auf die Vereinbarkeit von sich widersprechenden Eigenschaften einer Sache. Aber auch wenn wir von vielen Dingen nur einen Teil wahrnehmen gibt es Gratwanderungen bezüglich der Wahrnehmung. Wie schmal der Grat zum Beispiel zwischen Bewusstem und Unbewusstem ist, beweist schon allein die Tatsache, dass wir nur 0,0004 Prozent unserer Wahrnehmungen bewusst wahrnehmen. Wir nehmen Eindrücke durch Filter wahr, die uns automatisch vor

---

[266] Maturana, 2009; S. 148-149

einer Reizüberflutung schützen. „Wir verbringen unser Leben auf einem schmalen Grat, zwischen Atom und Galaxien", schreibt deshalb David Eagleman.[267] Dabei beruft er sich auf Blaise Pascal, den französischen Mathematiker und Philosophen, der bereits im Jahre 1670 postulierte: „Der Mensch ist gleichermaßen außerstande, das Nichts zu sehen, dem er entstammt, wie das All, das ihn umfängt." Das sichtbare Licht nimmt weniger als ein Zehntrillionstel vom gesamten Spektrum der elektromagnetischen Wellen ein.[268] Real leben wir also im elektromagnetischen Feld und können von diesem lediglich ein Zehntrillionstel sehen?

Wenn wir uns der Filter unseres Bewusstseins bewusst würden, dann könnten zu unserer materiellen Sichtweise zusätzliche Eigenschaften der Realität zu unserem Wissen, unseren Erkenntnissen und zu unserem Bewusstsein hinzukommen, die wir sonst gar nicht wahrnehmen. Nichtsdestotrotz liegt das Problem aber nicht nur alleine in der Wahrnehmung. Die durch eine Bewusstmachung hinzukommenden Eigenschaften lassen sich trotzdem in unserem „normalen" logischen-dualistischen Denken nicht zu Einem vereinen...Dass wir andere Eigenschaften theoretisch zusätzlich über bestimmte Instrumente (zum Beispiel indirekt) erfassen könnten löst dieses zuletzt genannte Problem nicht – es bleibt bei einer logischen Sperrhaltung unseres Verstandes: Entweder ist etwas Materiell oder nicht usw. Generell sollten wir uns bei diesen Überlegungen weiterhin vor Augen halten, dass es sowohl bei der Quanten- als auch bei der klassischen Physik eben um Modelle, Perspektiven, Beschreibungssysteme geht. Und hier gilt: Was das Beschriebene ist, ist durch die Art seiner Beschreibung, und eben deren Blickwinkel, bestimmt. Es macht dann eigentlich keinen Sinn mehr darüber zu streiten, ob ein Elektron nun Welle oder Teilchen ist. Es gilt zu erkennen, dass beide Eigenschaften unter verschiedenen Beschreibungskontexten hervortreten und uns etwas Sinnvolles über das Elektron vermitteln: Über diese neuen Kenntnisse erlangen wir neue Erkenntnisse! Und durch neues Wissen profitiert die Wissenschaft!

„Die Wissenschaft kann ... von sich behaupten, eine humane Wissenschaft zu sein, die von Menschen für eine menschliche Welt geschaffen ist. In unserer Gesellschaft mit ihrem breiten Spektrum an kognitiven Verfahren nimmt unsere Wissenschaft die eigentümliche Stellung einer poetischen Befragung der Natur ein – in dem ursprünglichen Wortsinne, dass der Poet ein Macher ist, d. h. dass er aktiv manipuliert und erforscht. Mittlerweile Ist diese Wissenschaft jedoch im Stande, die Natur, welche sie befragt, zu respektieren. Aus dem Dialog mit der Natur, den die klassische Wissenschaft mit Ihrer Auffassung führte, dass die Natur ein Automat sei, ist eine völlig andere Auffassung erwachsen, nach der gerade die Tatsache, dass wir die Natur befragen, zu der ureigenen Aktivität der Natur gehört. Dass die Spaltung der *zwei Kulturen* im Schwinden begriffen ist, lässt sich daran erkennen, dass wir den Sinn bestimmter philosophischer Fragen, die sich auf die Situation des Menschen in der Welt beziehen, heute besser verstehen."[269]

Zur Gratwanderung zwischen klassischer Physik und Quantenphysik schreibt Görnitz: Der Bereich der großen Moleküle wie zum Beispiel von *Proteinen, Nukleinsäuren und den*

---

[267] Eagleman, 2012; S. 92
[268] Eagleman, 2012; S. 92
[269] Prigogine/Stengers, 1986; S. 290

großen Zuckermolekülen der Grundsubstanz der ECM sei ein besonders aufregender Bereich der Physik. Alle Reaktionen zwischen Molekülen seien ohne Ausnahme der Quantenphysik zuzuordnen. Andererseits treten bei diesen großen Objekten zunehmend Eigenschaften auf, die im Rahmen der Quantentheorie als klassisch verstanden werden können. Der Erfolg zeigt, dass dieses Modell der wechselnden Anwendung der beiden Methoden eine recht gute Näherung an die Wirklichkeit darstellt. „Dass Quantensysteme nicht nur Quanteneigenschaften, sondern darüber hinaus sogar auch klassische Eigenschaften besitzen können, ermöglicht eine Schichtenstruktur von quantischem und klassischem Verhalten. Durch eine solche Schichtenstruktur werden Voraussetzungen erfüllt, die aus physikalischen Gründen für eine Informationsspeicherung notwendig sind." Denn aus naturwissenschaftlicher Sicht ist Information primär zwar quantenhaft. „Wenn Information jedoch dauerhaft gespeichert werden soll und damit jederzeit abgerufen werden kann und duplizierbar ist, so muss sie deswegen notwendig klassisch sein."[270]

Bei diesem schmalen Grat von vermeintlichen Gegensatzpaaren – zwischen klassischer Physik und Quantenphysik, Hardware und Software, fester, physischer und dissipativer Struktur, Materiellem und Geistigem, Zufall und Notwendigkeit, Somatischem und Psychischem, Bewusstem und Unbewusstem, Innen- und Außensicht – geht es letztlich um eines: Balance. Und schließlich, wenn wir diese Balance erreicht haben, streben wir nach einem weiter entwickelten Stadium: Harmonie, physikalisch wird dies als Kohärenz bezeichnet. Balancierte und harmonische Zustände sind es auch, die in der Philosophie und den Praktiken von TCM, Yoga und Ayurveda angestrebt werden, in der Regel in einem lebenslang andauernden Prozess. Mit den Worten von Humberto Maturana: „Die Evolution ähnelte eher einem wandernden Künstler, der auf der Welt spazieren geht und hier einen Faden, da eine Blechdose, dort ein Stück Holz aufhebt und diese derart zusammenstellt, wie ihre Struktur und die Umstände es erlauben, ohne einen weiteren Grund zu haben, als den, dass er sie so zusammenstellen *kann*. Und so entstehen während seiner Wanderung die kompliziertesten Formen aus harmonisch verbundenen Teilen, Formen, die keinem Entwurf folgen, sondern einem natürlichen Driften entstammen. Genau so sind wir alle entstanden, ohne einem anderen Gesetz zu folgen, als dem der Erhaltung einer Identität und der Fähigkeit zur Fortpflanzung. Gerade dies verbindet uns im Grunde mit allen Dingen, mit der Edelrosenblüte, dem Flusskrebs und dem Manager in Santiago de Chile."[271]

Auf einem schmalen Grat bewegen wir uns auch, was das automatische Programm des somatopsychisch-psychosomatischen Teufelskreises betrifft (siehe 1.2.3 Seite 38). Wie wir gesehen haben, arbeitet unser Körper auf allen Ebenen mit Programmen der Informationsverarbeitung, die wir als dissipative Strukturen von Software-Programmen darstellen können. Insbesondere beim Sport, aber auch in allen anderen Bereichen unseres Alltags werden Abläufe durch Übungen und Training auf einer Ebene von Automatismen etabliert, von der diese bei Bedarf abrufbar sind. Zum Verstehen der Struktur der Programme hilft der Hinweis auf die „selbstreproduzierenden katalytischen Hyperzyklen" von Manfred Eigen. Wie in der Enzymatik mit ihren Zyklen und Hyperzyklen nach M.

[270] Görnitz, 2002; S. 48
[271] Maturana, 2009; S. 129

Eigen gibt es hier auch so genannte Hyperzyklen:[272] Hyperzyklen von Programmen als Programme und Hyperprogramme. Die einzelnen Unterprogramme im somatischen als auch im psychischen Bereich werden zusammengefasst und bilden autopoietisch neue übergeordnete Programme – Netzwerke von vernetzten Netzwerken. Die kybernetische Vernetzung der unterschiedlichen Programme und Schichten führt zu einer Bedingtheit und Abhängigkeit innerhalb der Gesamtheit vom NetzwerkMensch. Somit wird klar, dass somatische und psychische Gesundheit und Krankheit aufeinander wirken, sich gegenseitig verstärken oder ausgleichen können. Somit kommt es quasi zu einer Durchlässigkeit der sonst im dualistischen Denken getrennten Schichten, wie wir es bereits zuvor bei der salutogenetischen und pathogenetischen Vorgehensweise gesehen haben. Bis zu dem Grad, wo es schwer ist, die unterschiedlichen Schichten eindeutig voneinander zu trennen im Sinne einer Vereinigung und der Ganzheitlichkeit.

Sind nun Programme in der somatischen wie auch der psychischen Ebene blockiert, so führen diese Blockaden zu Energieverlusten, weil für das Funktionieren mehr Energie aufgebracht werden muss; bis nach dem Prinzip der Kompensation diese dann überschritten wird. Diese Blockaden schaukeln sich gegenseitig auf und summieren sich. Sie bilden *fehlerhafte Programme*. Dies sind meist Programme, die einmal ihren Sinn hatten, aber unter aktuellen Bedingungen ihren Sinn verloren haben und zu nicht adäquaten Reaktionen und Verhalten im Innen (z. B. Homöostase) und Außen führen. Bilden diese Programme Hyperprogramme, entstehen übergeordnete somatopsychisch-psychosomatische „Teufelskreise" (siehe Abb. 28, Seite 193).

Ein Beispiel ist das so genannte Burnout. Es wird meist als rein psychisches Problem gesehen; Uschi Eichinger und Kyra Hoffmann-Nachum behandeln es in ihrem Buch „ Der Burnout-Irrtum" eher als körperlich-somatisches Problem.[273] Dies ist ein wichtiger Hinweis, der hilft, Menschen mit Burnout besser helfen zu können. Denn bei einem Burnout handelt es sich um einen Energiemangel, der zur Erschöpfung führt. Dieser Energiemangel betrifft alle Ebenen des Organismus; also auch, oder vielleicht in erster Linie, die körperliche Ebene. So jedenfalls erleben es viele Therapeuten und deren Patienten, die sich der mitochondrialen Medizin zugewandt haben. Mit der erweiterten Sicht des „Teufelskreis-Programmes" ist klar, dass sich körperliche und psychische Probleme gegenseitig bedingen(siehe 1.2.3 Seite 38). Diese „Einheit von Leib und Seele" ist auch physikalisch gegeben: „Sich erlebende Information gibt es nur in der Verbindung aus einem lebendigen Körper. Die Präsenz des Körpers sichert wegen dessen klassischen Eigenschaften auch die Verbundenheit zur Raum und Zeit, denn die dem Körperlichen verbundene Information wird durch diese Verbindung aus der Zeitfreiheit der Quantenphysik immer wieder herausgenommen. Zugleich wird damit auch die Einheit von Körper und Geist theoretisch erfasst."[274]

---

[272] Jantsch, 1992; S. 150 -155
[273] Hoffmann-Nachum und Eichinger, 2012; S. 10-15
[274] Görnitz, 2002; S. 333

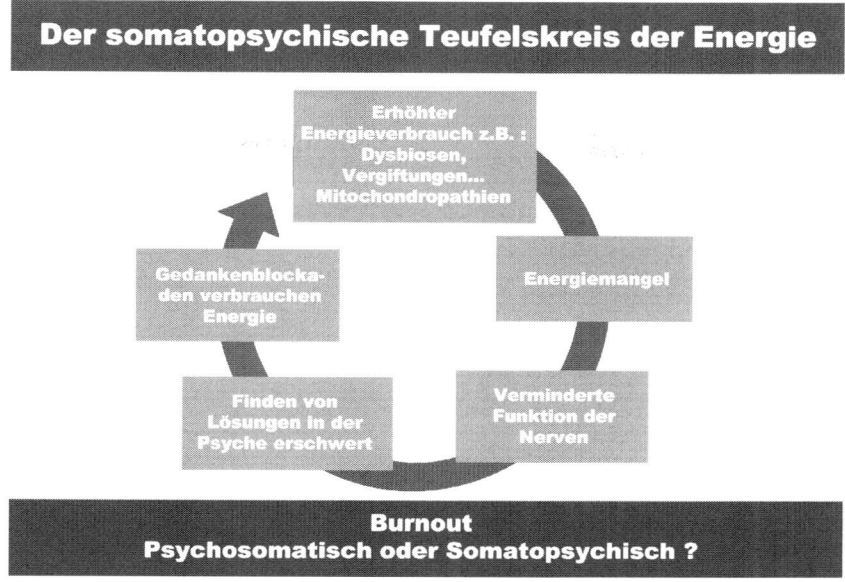

Abb. 28: Somatopsychisch-psychosomatischer Teufelskreislauf: Körperliche und psychische Probleme bedingen sich gegenseitig.

In der Abbildung oben sehen wir, dass die blockierte Mitochondrien-Funktion zu einer Verminderung der ATP-Produktion und damit zu geringerer Gesamtenergie im Organismus führt (siehe 1.2.3 Seite 37). Das Gehirn ist das Organ in unserem System, das die meiste Energie benötigt; auch zur Lösung von psychischen Problemen. Bei verminderter Energie fällt es dem Gehirn jedoch sehr schwer, diese Probleme zu lösen. Es entstehen Blockaden im Lösen kognitiver Aufgaben, die wiederum einen erhöhten Energieaufwand nach sich ziehen. Auf diese Weise entsteht eine sich selbst unterhaltende Regelkreis-Spirale, die im Wechsel zwischen der Hardware- und Software-Ebene (Mitochondrien-funktion/kognitive Programme) zu immer größerer Erschöpfung führt. Das Bereitstellen von Energie auf der körperlichen Ebene hilft demnach auch, die psychischen Probleme leichter zu lösen. Das führt zu Entlastung auf der psychischen Ebene, die auf die körperliche Ebene im Sinne einer Rückkoppelung positive Impulse zurückgibt (Feedback-Prinzip). Durch die Impulse sowohl auf der körperlichen als auch auf der psychischen Ebene ergibt sich die Möglichkeit, diese zur Erschöpfung führenden abwärts gerichteten spiralförmigen Regelkreise durch ein positives Körper-Psyche-Feedback in eine Aufwärtsspirale zu wandeln.

Im Fall von Vincent M. beispielsweise war die Dekompensation des Systems im Bereich der Psyche offensichtlich. Dementsprechende Diagnosen und Anregungen zum besseren Umgang mit diesen Tatsachen lehnte der Patient aber lange Zeit ab, da sie ihm gar nicht bewusst waren. Erst langsam und mit fortschreitendem Verlauf der Therapie von Hardware (Entgiftung) und Software (NIS) wurde ihm jedoch die Problematik der Psyche langsam bewusst und er konnte sich entsprechend verhalten. Inzwischen hat Vincent M. professionelle psychologische Hilfe in Anspruch genommen, um mehr Stabilität und Sicherheit zu gewinnen.

Warum sind diese geschilderten Dinge so wichtig? Weil es, wie wir nicht nur an dem obigem Beispiel sehen, bei der Selbsteinschätzung häufig zu Fehlern kommt. Sie können besonders großen Schaden anrichten, wenn sie Gesundheit und Krankheit betreffen. Wenn wir gesund sein, werden, bleiben wollen, haben wir also keine andere Wahl: Wir müssen uns mit unserem Autopiloten auseinandersetzen.

Wird der Organismus ganzheitlich betrachtet, wie zuvor beim Beispiel des Burnout, so kann keine Trennung zwischen somatischem und psychischem Problem gemacht werden: außer rein körperlicher und psycho-somatischer Sichtweise empfehle ich vermehrt die körperlich-somatische (somato-psychische) Sichtweise anzuwenden. So sind zum Beispiel die häufigen Histamin-Probleme nicht allein auf biomolekulare Erklärungen der somatischen „Hardware-Ebene" zu beschränken. Es gibt darüber hinaus Programme der „Software-Ebene" in Form von dissipativen Strukturen, die auf jeden Fall mit behandelt werden sollten. Eine Therapie der Software beispielsweise durch NIS führt zu einer Verbesserung der Regulation für Histamin und für interstitielle Flüssigkeit. Interstitielle Flüssigkeit umgibt die Gewebszellen als Körperflüssigkeit. Zusammen mit dem Blutplasma und der Lymphe gehört sie zur Extrazellularflüssigkeit und macht etwa 15 % der gesamten Körperflüssigkeit aus. Hier ergibt sich also unter Berücksichtigung des Programms „Teufelskreis" therapeutischer Handlungsspielraum. Dieser versetzt uns in die Lage, sowohl in der Hardware- als auch der Software-Ebene gleichzeitig mit geringen Impulsen an den Stellen von Superknoten das gesamte System positiv zu beeinflussen.

2.3.6 Abgrenzung von Hard- und Software?

Bevor wir weitergehen, möchte ich Ihre Aufmerksamkeit auf die willkürliche Grenze zwischen *Hard- und Software* lenken. Im Abschnitt 2.2.1 haben wir bereits gesehen, wie Proteine je nach Sichtweise funktionell anders betrachtet werden können (Beispiel aus GEB; Abschnitt 2.2.1 „Eine Internetmetapher für die Funktion von Lebewesen").[275] Hierbei spielt auch das Phänomen der dissipativen Struktur, die Sie bereits in Kapitel 1 am Beispiel von Wolken und Wasserfällen kennengelernt haben, eine erhebliche Rolle.

Nehmen wir uns dafür ein passendes Beispiel aus unseren Computermetaphern heraus: die *clouds*.[276] Als dynamisches System oder dissipative Struktur sind die so genannten Wolken nicht nur Daten auf einem materiellen Server sondern auch eine Art abstrahierte IT-Infrastruktur. Zunächst sind die *clouds* Software-Programme, die mehrere unter-

---

[275] „Proteine sind aktive Moleküle und führen alle Funktionen der Zelle aus; deshalb ist es ganz angemessen, sie als Programme in der ‚Maschinensprache' der Zelle aufzufassen (wobei die Zelle selbst der Prozessor ist). Da andererseits Proteine Hardware sind und die meisten Programme Software, ist es vielleicht besser, die Proteine als Prozessoren aufzufassen. Drittens wirken Proteine auch auf andere Proteine ein, was bedeutet, dass Proteine oft Daten sind. Schließlich kann man Proteine auch als Interpreter sehen; dies bedingt, dass man die DNS als eine Sammlung von Programmen in Sprache höherer Stufe versteht, und in diesem Fall führen die Enzyme einfach die im DNS-Code geschriebenen Programm aus, was bedeutet, dass die Proteine als Interpreter handeln." GEB von D.R. Hofstadter; S. 583

[276] Cloud (Wolke) steht für Speicherplatz im Internet. Werden Dateien in der Cloud abgelegt, befinden sie sich auf dem Server des Dienstleisters. Es ist dann möglich, mit einem internetfähigen Gerät von überall auf die Dateien zuzugreifen; einzige Voraussetzung: Sie sind online. So können Sie den Web Speicher von unterwegs bequem nutzen. http://www.computerbild.de/artikel/cb-Aktuell-Internet-Cloudspeicher-Dienste-im-Vergleich-7009906.html

schiedliche Lokalisationen von Speicherhardware nutzen. Sobald sie hingegen mit Daten beladen werden, bleiben sie zwar als dissipative Struktur bestehen, allerdings haben auch die dissipativen Anteile der *cloud* aufgrund ihrer Speicherkapazität dann auch Hardware-Charakter. Denn wir können Dateien auf der *cloud* ablegen und von ihr bei Bedarf wieder aufrufen.

Genau das habe ich getan, als ich im Winter 2012 unterwegs war. Oder vielmehr: Mir blieb gar nichts anderes übrig, denn mein Laptop samt Festplatte war mir gestohlen worden. Zum Glück hatte ich mein Smartphone dabei. Unabhängig von einem lokalen Rechner samt Festplatte, USB-Stick oder DVDs als Speichermedien konnte ich so, der *clouds* sei Dank, das Manuskript zu diesem Buch von dem geographisch unabhängigen Wolkenspeicher auf das Smartphone herunterladen und dort weiterschreiben, wo ich aufgehört hatte.

Fritz-Albert Popps wissenschaftliche Erfahrungen mit dissipativen (Software-) und statischen (Hardware-) Strukturen mögen andere gewesen sein als meine eigenen wie zum Beispiel die aus der Alltagserfahrung mit *clouds*. Dafür liefert uns Popp jedoch wichtige Erkenntnisse in Bezug auf unsere Hardware-Software-Grenzgänge in der Körperelektronik. Marco Bischoff hat Popps Erkenntnisse aufgezeichnet. In dem Buch „Licht in unseren Zellen" schreibt er, dass sich, laut Messungen von Popp, das biologische Laserfeld um die Laserschwelle herum stabilisiert, zwar weit weg vom thermischen Gleichgewicht, aber dennoch so nahe daran, „[...] dass sich an dieser empfindlichen Phasengrenze das chaotische Regime des thermischen Gleichgewichts und das geordnete Regime des kristallinen Zustands gerade die Hand reichen."[277] Dass sich lebende Zellen und Organismen genau an dieser Laserschwelle aufhalten, habe „[...] neben der Möglichkeit, sich dort zu stabilisieren, noch andere weit reichende Konsequenzen (...). Lebewesen können so die Vorteile der kohärenten Funktionsweise des Biophotonenfeldes mit jenen der chaotischen Funktionsweise verbinden. Sie pendeln zwischen den beiden Zuständen hin und her, und je nach Umständen und Erfordernissen schalten Sie ohne Energieaufwand den einen oder den anderen ein." Das System wechselt zwischen der Phase der stabilen kohärenten Ordnung und einer chaotischen Funktion.[278] Auch hier wird, wie vorher bei der Darstellung der Plastizität des Gehirns und dem gleichzeitigen Vorhandensein von „eingebrannten" Programmen, ein Muster aus dem mathematisch-physikalischen Forschungsgebiet komplexer, nichtlinearer Systeme erkennbar – der Chaostheorie.

Bereits 1964 sprach der deutsche Laserphysiker Hermann Haken bezüglich dieses Phasenübergangs an der Laserschwelle von einem „Nichtgleichgewichts-Phasenübergang". Haken erklärte, es handele sich hier um eine „dissipative Struktur" im Sinne von Prigogines Theorie: An der Schwelle könne das Licht spontan und schlagartig seinen Ordnungszustand wechseln, und entsprechend kippe auch die „Durchlässigkeit des Gewebes für Biophotonen von Undurchdringlichkeit auf Transparenz um."[279] Diese Tatsache ist für die Medizin von entscheidender Relevanz. Denn sie bedeutet auch, dass der Organismus an-

---

[277] siehe in Zotero: Laser und Laserschwelle/Lasergrundlagen der Fakultät für Physik der Uni Leipzig/
     http://www.uni-leipzig.de/~gasse/vetmedph/ws90dtmx/Phy78-69_net-Teil1-Laser-Grundlagen.pdf

[278] Bischoff, 1998, S. 206-207

[279] Bischoff, 1998; S. 207

kommende Signale je nach Bedürfnis absorbieren oder abschwächen, einfach durch sich hindurch laufen lassen oder auch verstärken kann, dass er seine Empfindlichkeit nach Belieben oder auch nach Erfordernis oder Notwendigkeit einstellt."[280] Dieser quantenphysikalische Hintergrund erleichtert die therapeutische Arbeit mit der Regulation lebender Systeme ungemein. Zum Beispiel liefert sie die Erklärung dafür, warum bei dem aus der Akupunktur der TCM bekannten Meridiansystem an einzelnen Akupunkturpunkten erstaunlich deutliche Wirkungen erzielt werden können.

Da Licht in der Form des Lasers mit seinen Photonen und der Laserschwelle aber auch die Elektronen der Organismen dem elektromagnetischen Feld zugeordnet werden, bestätigen, zusammenfassend betrachtet, die Forschungsergebnisse vorgenannter Wissenschaftler das weit reichende Modell von Herbert Fröhlich: „Elektromagnetische Wechselwirkungen sind.... die elementarsten Koppelungen, die in Lebewesen vorkommen. Die Bindungskräfte zwischen Atomen und Molekülen sind elektromagnetischer Natur, und alle chemischen Umsetzungen sind konsequenter Weise elektromagnetische Vorgänge."[281]

Zusammenfassend können wir Folgendes festhalten:

Das Prinzip der elektronischen Informationsverarbeitung und Kommunikation in Lebewesen dient als Grundlage für eine erweiterte Physiologie. Elektromagnetische Wechselwirkungen sind die elementarsten Koppelungen, die in Lebewesen vorkommen. Die elektronische Signalweiterleitung ist im Vergleich zur elektrischen Informationsweiterleitung um ein Vielfaches schneller. Lebewesen sind hoch sensitive regulative Antennensysteme mit einem *Funkverkehr* einschließlich Sender und Empfänger- und Protokollen der Kommunikation. Einzelne Programme in Lebewesen bilden eine vernetzte Hierarchie und Hyperprogramme – mehrere Programme werden zu übergeordneten Programmen zusammengefasst, abgespeichert (Lernen) und können jederzeit abgerufen werden (Erinnern). Die Grenze zwischen Soft- und Hardware ist aufgrund dynamischer, dissipativer Strukturen des elektromagnetischen Feldes fließend. Die Laserschwelle dient in lebenden Strukturen als Schalter.

---

[280] Bischoff 1998; S. 208
[281] Bischoff, 1998; S. 134 und Popp,1987; S. 31

2.4. Pilot und Autopilot

Ein Autopilot ist eine automatische Steuerungsanlage oder auch ein „Steuerungsautomat". In erster Linie bringen wir Flugzeuge und Schiffe mit dem Begriff des Autopiloten in Verbindung. In Flugzeugen werden sie als computergesteuerte Mess- und Regelsysteme zur Stabilisierung des Fluges und zu seiner planmäßigen Navigation genutzt, während sie auf Schiffen die Steuerung der Navigation nach einem festen Kurs, einer vorgegebenen Route oder dem Wind übernehmen. Auch für die selbsttätige Steuerung und Navigation von unbemannten Raumschiffen, Raketen oder Satelliten sind Autopiloten ein Muss. Mitunter führt aber das Ungleichgewicht zwischen Pilot und Autopilot zu fatalen Folgen, wie der mehrfache Sturzflug eines Airbus A 310 der DDR-Fluggesellschaft Interflug aus dem Jahr 1991 illustriert.

Lebensgefährlicher Konflikt zwischen Pilot und Autopilot

„Ein Airbus A 310-304 der Interflug (D-AOAC) mit 109 Insassen befand sich am 11. Februar 1991 im Landeanflug auf den Flughafen Moskau-Scheremetjewo, als er vom Autopiloten in eine sehr gefährliche Situation gebracht wurde. Die Flugsicherung wies den Piloten wegen einer blockierten Landebahn ein Durchstarten an, als das Flugzeug gerade unter 470 Meter über Grund sank. Die Besatzung gab die Anweisung zum Durchstarten in ihr Flugkontrollsystem ein. Das Durchstartmanöver wurde dann automatisch eingeleitet. Der einsetzende Steigflug verlief in den Augen des Piloten allerdings zu steil, weshalb er den Autopiloten deaktivierte und versuchte, eine gemäßigtere Flugbahn zu erreichen. Allerdings bemerkte der Pilot nicht, dass der Autopilot nach wie vor eingeschaltet war. Der nun für den Autopiloten zu flachen Flugbahn begegnete das System mit einer steileren Anstellung der Trimmfläche, während der Pilot erneut Steuereingaben gegen den Steigflug gab – Pilot und Autopilot kämpften also gegeneinander. Der Autopilot besaß jedoch größere Wirkung auf die Steuerflächen, weshalb sich das Flugzeug mit der Zeit beinahe senkrecht aufstellte und in einer Höhe von etwa 1300 m aufgrund zu geringer Geschwindigkeit durchsackte. Es stürzte 900 m, bevor es abgefangen werden konnte. Danach stieg das Flugzeug erneut um 1300 m, um anschließend wieder durchzusacken. Dieser Zyklus wiederholte sich insgesamt vier Mal. Erst nach der Reduzierung der Triebwerksleistung gelang es den Piloten, das Flugzeug wieder unter ihre Kontrolle zu bringen und sicher zu landen. Die unmittelbare Unfallursache war ein Bedienungsfehler durch die Piloten. Dieser wurde jedoch erst durch das Systemdesign möglich, das vorsah, dass sich der Autopilot nicht automatisch ausschaltete, wenn ein Pilot das Steuer übernahm, sondern dass es jeweils von Hand deaktiviert werden musste. Es ist beim A310 also noch möglich, dass Pilot und Autopilot „gemeinsam" das Flugzeug steuern. Mit dem A320 wurde das Design geändert: Greift der Pilot hier in die Steuerung ein, so schaltet sich der Autopilot automatisch ab."[282]

---

282 http://de.academic.ru/dic.nsf/dewiki/14824

Diese Episode ist für unsere Lebensgestaltung metaphorisch. Schildert sie doch auf höchst anschauliche Art und Weise die Schwankungen zwischen dem bewusst handelnden Steuermann, der sein Leben selbstbestimmt im Griff hat, und dem unbewussten Autopiloten, dem wir einerseits überlebenswichtige Programme verdanken, den wir andererseits aber auch permanent mit unbearbeiteten Daten füttern, die gegebenenfalls unbewusst unser Handeln bestimmen und uns in ungeahnte Gefahren bringen können.

Einzelne Programme unserer Software sind, wie im vorherigen Abschnitt dargelegt, in Hyperzyklen zusammengefasst. Dann bilden sie viele Automaten, die wiederum in hierarchisch höheren Hyperzyklen zusammengefasst werden können, so dass man hier letztlich zusammenfassend von einem Autopiloten unserer Software sprechen kann. Ein wichtiges Beispiel störender Programme innerhalb unseres Autopiloten sind neben dem bereits erwähnten Programms „Teufelskreis" sogenannte Sabotageprogramme, die zur Folge haben, dass nichts gelingt – zum Beispiel eine Gewichtsreduktion – dass man sich erschrickt oder sich fürchtet, wenn es einem gut geht oder sogar, dass man unbewusst krank werden oder bleiben will. So wie die Großmutter, die einen Tag vor jeder Reise zu ihren Enkelkindern regelmäßig stürzte und sich dabei bereits beide Handgelenke verletzt hatte. Nachdem ihr dieser zeitliche Zusammenhang bewusst gemacht wurde, erkannte sie ihr *Sabotageprogramm*: Durch ihre Erziehung war ein Programm etabliert, das ihr das Genießen freudiger Ereignisse nicht erlaubte. Die Bewusstmachung ermöglichte ihr nun adäquater zu handeln und die gefährlichen Stürze zu vermeiden.

In unserem Autopiloten des NetzwerkMensch treffen alle zuvor geschilderten Begriffe und Vorgänge aufeinander: Information, Energie, Teilchen und Felder, Selbstorganisation der Selbstorganisation, Kybernetik und vernetzte Strukturen, statische und dynamische Strukturen. Wie funktioniert nun dieser Autopilot? Wie ist er strukturiert? Wie lernen wir und wie können wir ihn gegebenenfalls umprogrammieren? Was passiert zum Beispiel bei dem langen, aber doch so kurzen, Weg zwischen Wahrnehmung und Handlung; also zwischen unbewusster Wahrnehmung und bewusster Handlung? Fragen wie diesen ist die Hirnforschung und Bewusstseinsforschung in den letzten zehn bis 20 Jahren intensiv nachgegangen.[283]

Was ist Bewusstsein?

- Sobald wir über etwas nachdenken, tun wir dies bewusst – Bewusstsein lässt sich also nicht anzweifeln oder wegdiskutieren. Diese Erkenntnis fasste Descartes in dem berühmten Satz: „Ich denke, also bin ich."

- Bewusstsein ist das, was Wachsein etwa vom Koma unterscheidet. Es ist aber immer auch Bewusstsein von etwas, bezieht sich also auf einen Gegenstand. Und es lassen sich viele weitere begriffliche Differenzierungen vornehmen, so dass mitunter bezweifelt wird, ob es „das" Bewusstsein als einheitliches Phänomen tatsächlich gibt.

---

[283] http://de.wikipedia.org/wiki/Bewusstsein / http://www.zeit.de/1996/51/libet.txt.19961213.xml

- Ein bekanntes Erklärungsmodell ist die *Global Workspace Theory*, die das Bewusstsein als zentralen Arbeitsraum auffasst: Was sich dort abspielt, ist für die vielfältigen, größtenteils unbewussten Prozesse im Gehirn verfügbar.

- Für die Philosophie kristallisiert sich im Bewusstsein das alte „Leib-Seele-Problem": Wie hängen geistige und materielle Welt, die doch offensichtlich nach ganz verschiedenen Gesetzmäßigkeiten funktionieren, zusammen?

- Die Neurowissenschaft wagt sich zunehmend an das Thema heran. Inwieweit das Bewusstsein sich allerdings jemals auf rein biologischer und damit letztlich physikalischer Ebene erklären lässt, bleibt umstritten. [284]

Durch neue Verfahren sind in den letzten 10 Jahren mehr Erkenntnisse über die Funktionsweise des Gehirns bekannt geworden als in den 100 Jahren davor. Der Erkenntnissprung liegt insbesondere an neuen Messverfahren, wie etwa der funktionellen Magnetresonanztomographie, mit denen erstmals das Gehirn live bei der Arbeit beobachtet werden kann.[285]

In seinem Buch „Inkognito" geht David Eagleman, der Ihnen weiter oben im Zusammenhang mit automatisierten Bewegungsabläufen beim Ballsport schon begegnet ist, diesen Fragen tiefer auf den Grund: „Wenn unser Gehirn nur aus solchen Schaltkreisen bestehen würde, würden wir uns dann überhaupt bewusst und lebendig fühlen? Warum fühlt sich das Leben nicht einfach nach nichts an – wie das eines Zombies?"[286] Und weiter fragt Eagleman: „Warum haben wir überhaupt so etwas wie ein Bewusstsein? Warum sind wir nicht einfach nur ein riesiges Bündel von automatisierten Problemlösungsstrategien?"[287]

Um Antworten darauf zu finden, greifen wir noch einmal auf unser Beispiel vom Geparden zurück. Betrachten wir die Reaktionen im NetzwerkMensch, so unterscheiden wir Input und Output. Der Input, zum Beispiel durch Schmerz oder eine Sinneswahrnehmung, wird durch einen Nervenimpuls wiedergegeben, der Output durch die Handlung. Bei der Beschreibung solcher Prozesse unseres Körpers schildern wir diese als Produkt aus herkömmlichen Erfahrungen der Realität, die jedoch nur einen winzigen Ausschnitt aus der tatsächlichen Realität bilden und unser neueres Wissen gar nicht berücksichtigen. Wir beschreiben dann eine Kette, bzw. einen Kreislauf von Nervenzelle-ZNS-Gehirn-Motorik-Nervenzelle-ZNS. Schließlich haben wir aber festgestellt, dass die Erklärung, Informationen würden allein über die Nervenbahnen weitergeleitet, nicht ausreichen kann, um die Schnelligkeit und Komplexität der Bewegungsabläufe in ihrer Ganzheit zu erfassen. Das zeigen die Beispiele vom Sport und vom Alltag. Wir sollten im Blick behalten, dass es im Bereich der lebenden Matrix viele Informationswege gibt, weitaus mehr, als uns bisher bekannt sind: Denn neben der konventionellen „Briefpost" (Transmitter der Nervenbahnen) verfügen wir unter anderem auch über einen „Funkverkehr" (zum Beispiel: elektromagnetische Informationsübertragung) im Körper.

---

[284] http://dasgehirn.info/denken/bewusstsein/was-ist-bewusstsein-477

[285] Scheier, 2011; S. 305-323

[286] Das Zombie-Gedankenspiel eines der bekanntesten aus der Philosophie des Geistes und der Frage nach künstlicher Intelligenz.

[287] Eagleman, 2012; S. 165

Wie können wir uns den Antworten der obigen Fragen von Bewusstem – Unbewusstem nähern? Mit der neuen Terminologie sprechen wir von Pilot/Autopilot. In dem folgenden Zitat finden wir Informationen zur Verknüpfung von bereits bekannten Feststellungen, die in der Notwendigkeit münden, aus Gründen der Energieeinsparung das Unbewusste so häufig wie möglich zu nutzen: „Die höchste Form der Informationsverarbeitung in einem Lebewesen ist das reflexive Bewusstsein (der Pilot). Es ist nach dem gegenwärtigen Stand der Wissenschaften an die Existenz eines hinreichend komplex organisierten Gehirns gekoppelt, welches seinerseits einen wesentlich höheren Energieumsatz als andere Organe besitzt. Daher ist es zweckmäßig (ökonomischer), wenn in einem Lebewesen der größte Teil der Informationsverarbeitung ohne den Einsatz seines Bewusstseins erfolgt, das heißt unbewusst (der Autopilot). Das Bewusstsein (Pilot) wird dann eingesetzt, wenn zu erwarten ist, dass mit seiner Unterstützung energetischer Aufwand und Ertrag in ein günstigeres Verhältnis gebracht werden kann."[288] Um weitere Antworten auf die Fragen nach dem Bewussten und dem Unbewussten zu finden, müssen auch andere Wege gesucht werden.

Am Anfang stehen die Lernprozesse, die wir als Programme in unserem Autopiloten abspeichern. Von ihnen ausgehend entwickeln wir Automatismen. Ein Beispiel, das wir bei allen Kleinkindern beobachten können, ist das Laufen-lernen mit unzähligen Versuchen, bei denen sie hinfallen und wieder aufstehen, auf wackligen Beinen stehen und einen Fuß vor den anderen setzen, sich an der Tischkante stoßen, wieder hinfallen, aufstehen und weiterlaufen. Während dieser zahlreichen Versuche nach dem Prinzip *trial and error* wird im System das Laufprogramm im Autopiloten eingebrannt.[289] Nach dem erfolgreichen Lernprozess laufen wir, ohne uns darauf bewusst konzentrieren zu müssen. Gleiches gilt für das Fahrradfahren, das Schwimmen, das Skifahren, das Autofahren, sämtliche Sportarten, Sprachen. Zum Beispiel sind andere Sprachen, auch wenn sie lange nicht aktiv angewendet wurden, später abrufbar, da die Programme bereits vorhanden sind. Wir lernen eine Sprache, der wir im Leben bereits begegnet sind, wesentlich schneller als eine für uns völlig neue Sprache. Mit anderen Worten: Wir lernen zunächst aktiv und bewusst; dann aber automatisieren wir das Erlernte in unbewussten Handlungen des Autopiloten und seiner Unterprogramme. Die Bewegungsrichtung beim Lernen geht demnach vom Bewussten zum Unbewussten. Eagleman beschreibt diesen Übergang lebendig und alltagsnah:

Bewusstes und unbewusstes Handeln

„Wenn Sie meinen, dass Sie sich der meisten Dinge bewusst sind, die um Sie herum passieren, dann täuschen Sie sich. Wenn Sie das erste Mal mit dem Auto zu Ihrer neuen Arbeitsstelle fahren, dann achten Sie auf alles, was Ihnen unterwegs begegnet. Die Fahrt kommt Ihnen ewig vor. Aber wenn Sie die Strecke mehrmals gefahren sind, kommen Sie mit einem Minimum an bewusstem Denken an. Sie können über andere Dinge nachdenken und haben das Gefühl, dass die Fahrt wie im Flug vergeht. Ihre Zombie-Systeme sind Experten in der stillen Abwicklung von Routineaufgaben. Aber wenn vor Ihnen ein Eich-

---

[288] Görnitz, 2002; S. 353; Zusätze in Klammern vom Autor
[289] Begriff ,eingebrannt' von Eagleman, 2012; S. 167

hörnchen über die Straße springt, Sie eine Ampel überfahren oder einen umgekippten Lastwagen im Straßengraben sehen, dann wird plötzlich das Bewusstsein zugeschaltet. Wenn Sie ein neues Computerspiel lernen, ist Ihr Gehirn hellwach und aktiv. Es verbrennt Unmengen von Energie. Aber je besser Sie das Spiel beherrschen, desto weniger muss Ihr Gehirn tun. Es wird effizienter und benötigt weniger Energie. Wenn Sie das Gehirn eines Menschen beobachten und feststellen, dass es bei der Lösung einer Aufgabe kaum aktiv wird, dann bedeutet das nicht, dass dieser Mensch die Aufgabe nicht ernst nimmt, sondern eher, dass er in der Vergangenheit viel getan und die erforderlichen Programme in seine Schaltkreise integriert hat. **Das Bewusstsein ist nur in der ersten Lernphase mit von der Partie, aber sobald das Spiel auf die Platine des Gehirns eingeätzt wurde, verabschiedet es sich.** Das Computerspiel wird genauso unbewusst wie Autofahren, Sprechen oder die komplexen Fingerbewegungen beim Binden eines Schuhs. Diese Tätigkeiten verwandeln sich in verborgene Unterprogramme in einer noch nicht entschlüsselten Programmiersprache aus Proteinen und Botenstoffen und sie halten sich oft jahrzehntelang, bis sie wieder abgerufen werden."[290]

Der Autopilot umfasst unzählige Unterprogramme dissipativer Strukturen, die zumeist gar nicht in unserer bewussten Wahrnehmung von uns selbst und unserem Verhältnis zur Umwelt bewusst sind. „Ich enthalte Vielheiten", dessen war sich Walt Whitman bewusst.[291] Poetisch-philosophisch ausgedrückt enthält der Autopilot also Vielheiten.[292] Zum einen gibt es da die Programme zur Spezialisierung, die sich gewissermaßen die Arbeit teilen; das sind jede Menge Spezialisten ohne den Blick fürs Ganze, mit versiertem Können, gleichwohl aber mit *begrenztem Denken*. Zum Beispiel der Spezialist für eine bestimmte Sportart oder eine spezielle Fähigkeit – das Genie, das im Alltag kaum lebensfähig ist. Zum anderen entsteht durch die Summe der vielen Unterprogramme Intelligenz in der Form von Programmen in Form von Vernetzungen dissipativer Strukturen, diesmal sehr wohl mit einem Blick fürs Ganze – für die Gesamtheit des Körpers inklusive seiner Entscheidungsfähigkeit.

Es handelt sich demnach bei unserem Autopiloten um mehrere Ebenen dissipativer Strukturen. Hinter den vernetzten dissipativen Strukturen stehen im Bereich des Nervensystems letztlich lebende physische, materielle Strukturen, die Neuronen und deren Bindegewebe („Glia"): die lebende Matrix des Nervensystems. Denn die Grundlage im lebenden physischen Bereich bilden die Neuronen mit ihrer Glia. Sie verfügen über eine fassbare Struktur, während die dynamischen, dissipativen Strukturen nur im lebenden NetzwerkMensch existieren, wenn auch gleichzeitig Energie und Information fließt. Die Neuronen sind es also, die der Pathologe in der Gerichtsmedizin findet, während er die dissipativen Strukturen mit ihrer Intelligenz und ihrem Denken, und ebenso die Akupunkturmeridiane, in der Pathologie nicht darstellen kann, weil diese physisch nicht darstellbar

---

[290] Eagleman, 2012; S. 167

[291] im Original: "I contain multitudes" vom amerikanischen Schriftsteller Walt Whitman (1819-1892) in seinem Poem "Gesang von mir selbst" ("Song of Myself")

[292] Wir enthalten durch den Autopiloten Vielheiten. Wobei nicht nur der Autopilot Basis der Vielheit ist. Dieses Phänomen ist wesentlich komplexer und muss in Zusammenhang mit unterschiedlichen gesellschaftlichen Rollen und natürlich auch dem Unterbewusstsein sowie der zeitlichen Veränderung unserer Selbstnarratie (die Geschichten, die wir uns über uns selbst erzählen) gesehen werden.

sind. Der Autopilot ist also der Ort des Zusammenspiels etlicher dissipativer Strukturen in Form von Programmen, die in ihrer Vielheit selbst Schichten sind. Sicherlich lassen sich auch bewusste und reflektierte Lösungsstrategien, erlernte bewusste Muster des Piloten darstellen. Auch hier gibt es bereits eingeübte Muster und Strategien, auf die der Pilot bewusst zurückgreift.

Wir Menschen stecken voller Vielheiten, die sich nicht selten widersprechen, im Ungleichgewicht sind, miteinander ringen. Das ändert nichts an der Tatsache, dass sie da sind, in jedem von uns. „Kein Mensch hat ein wahres und ein falsches Gesicht oder ein einziges wahres Ziel, während alles andere nur Verzierung, Ausflucht oder Tarnung wäre. So überzeugend das klingen mag, es stimmt so nicht. Eine Untersuchung des Gehirns fördert ein etwas komplexeres Menschenbild zu Tage. (...) In Wirklichkeit besteht es aus einer wahren neuronalen Menschenmenge."[293]

2.4.1 Wie funktioniert der Autopilot?

Wie kommunizieren die einzelnen Programme miteinander? Wie sind sie untereinander organisiert? David Eagleman bezeichnet diese einzelnen Programme als *Unterprogramme*. Die Idee von *Unterprogrammen* stammt eigentlich aus der Computertechnik, aus der Entwicklung von Robotern und wird auch in künstlichen neuronalen Netzen verwandt.[294] Zunächst findet eine *Diskussion* zwischen den einzelnen (Unter-)Programmen statt, wie in einer parlamentarischen Demokratie mit innerer Abstimmung. Führt diese nicht zu einem Konsens (einer Kohärenz), muss der *Regierungschef* entscheiden. Es gibt nur einen „Output-Kanal" für Handlungen, das heißt, ich kann etwas tun oder es lassen, aber ich muss mich bewusst mit Hilfe des Piloten entscheiden. Diese Aufgabe übernimmt der „(...) Regierungschef. Er hat die Kontrolle über diesen Kanal."[295] Die Idee von *Unterprogrammen* geht auf die Arbeit des Computerpioniers Marvin Minsky zurück. In dem folgenden Beispiel sollten Roboter in spezifizierter Art und Weise und Richtung Holzklötzchen über bestimmte Punkte hinweg bewegen, was verschiedene zu bewältigende Aufgaben enthielt.

Spezialisierte Robotertechnik mit Siebenmeilenstiefeln

„Angesichts dieser komplexen Schwierigkeiten kam dem Computerpionier Marvin Minsky ein neuer Gedanke: Vielleicht konnte der Roboter die Aufgabe lösen, wenn er sie auf spezialisierte Untereinheiten verteilte – kleine Computerprogramme, die jeweils ein Häppchen übernahmen. [...] Die Idee der Unterprogramme löste das Problem zwar nicht vollständig, aber sie stellte einen gewaltigen Fortschritt dar. Vor allem provozierte sie dazu, neu über die Funktionsweise biologischer Gehirne nachzudenken. Minsky kam zu dem Schluss, dass das menschliche Gehirn ein riesiges Bündel von mechanischen und

---

[293] Eagleman, 2012; S. 123
[294] Eagleman, 2012; S. 125, 283-284
[295] Eagleman, 2012; S. 135

miteinander verbundenen Unterprogrammen sein könnte, die für sich genommen nicht intelligent sind.[296] Der Schlüsselgedanke war, dass eine Vielzahl kleiner hochspezialisierter Arbeiter sich zu einer Art Gesellschaft formieren und gemeinsam über Eigenschaften verfügen, die kein einzelner besitzt. Minsky schrieb: Jeder mentale Agent verrichtet einfache Aufgaben, die keine Intelligenz und kein Denken erfordern. Wenn wir diese Agenten jedoch auf bestimmte Art und Weise zu einer Gesellschaft zusammenfügen, entsteht Intelligenz. In diesem Zusammenhang sind tausend kleine Gehirne besser als ein großes. Die Arbeitsteilung erlaubt eine Spezialisierung und eine Vertiefung des Wissens. Der Gedanke, Aufgaben auf Unterprogramme zu verteilen, gab dem noch jungen Gebiet der künstlichen Intelligenz neuen Auftrieb.[297]

Der Erfolg der „Regierung" hängt also von der korrekten Aufgabenverteilung ab. Deshalb verwendet Eagleman auch das Bild von der „Demokratie im Kopf". Er schlägt vor, die Vorstellung vom Gehirn als einer Art „Fließband von Experten" hinter uns zu lassen und es stattdessen als eine Demokratie zu begreifen, in der verschiedene Teilnehmer ihre Meinung zu ein- und demselben Thema vorbringen oder in der Experten im Gehirn für verschiedene Lösungen bezüglich eines bestimmtes Problems plädieren. Ein gutes Beispiel ist der Konflikt zwischen dringender Energieaufnahme und längerfristigem *Rettungsring*: Denn „wie ein guter Film lebt auch das Gehirn von Konflikten… Die unterschiedlichen Bereiche des Gehirns diskutieren fortwährend miteinander und ringen darum, den einzigen Output Kanal des Verhaltens zu kontrollieren. Deswegen kann jeder mit sich selbst diskutieren, sich verfluchen, auf sich einreden und andere seltsame Dinge tun, die ein Computer nicht kann. Wenn mir die Gastgeberin auf einer Party ein Stück Sachertorte anbietet, gerate ich in einen inneren Zwiespalt: Ein Teil meines Gehirns wurde von der Evolution darauf programmiert, nach Energie und Zucker zu verlangen, ein anderer Teil sorgt sich um die Konsequenzen für mein Herz oder meine Rettungsringe. Ein Teil von Ihnen will der Versuchung nachgeben, ein anderer will ihr widerstehen. Eine innere Abstimmung entscheidet darüber, welche Partei schließlich meine Handlung kontrolliert. Am Ende esse ich den Kuchen oder ich esse ihn nicht, aber beides gleichzeitig kann ich nicht."[298]

Ganz ähnlich argumentieren die Neurowissenschaftler Francis Crick und Cristof Koch. Das Bewusstsein (der Pilot) sei dazu da, die „Zombie Systeme" (den Autopiloten) zu kontrollieren. Wenn ein System von automatisierten (Unter-) Programmen eine gewisse Komplexität erreicht, was auf jeden Fall auf das menschliche Gehirn zutrifft, dann benötige es eine „übergeordnete Instanz", die einzelne Teile miteinander kommunizieren lässt, Ressourcen verteilt und die Kontrolle zuweist. Dabei agiere unser Pilot, so die Wissenschaftler, so ähnlich wie ein „Vorstandsvorsitzender": Er gibt übergreifende Ziele vor und verteilt neue Aufgaben. Wie der Vorstandsvorsitzende in seiner Firma muss unser Pilot die Software nicht verstehen, die jede einzelne Abteilung in seinem Unternehmen ver-

---

[296] Eagleman, 2012; S. 283-284 Anm.1 und 3 und Minsky. 1990; S. 29
[297] Eagleman, 2012; S. 124
[298] Eagleman. 2012; S. 126-127

wendet, er muss nicht jeden einzelnen Ablauf und jede Abrechnung sehen. Er muss nur wissen, wen er wann anzurufen hat.[299]

Da die Abteilungen (Unterprogramme) oft in Patt-Situationen stecken oder in Unentschlossenheit verharren, sei ein entscheidungsfreudiger Vorstandsvorsitzender gefragt: „Unser Vorstandsvorsitzender ist intelligent genug, um uns aus einfachen Zwickmühlen heraus zu helfen, die eine Ratte vollkommen handlungsunfähig machen. Vielleicht ist dies die Art der Entscheidung, in der unser Bewusstsein, das nur einen kleinen Teil unserer Gehirnfunktionen ausmacht, wirklich glänzt."[300]

Die Vorstellung einer „demokratischen Architektur", eines Teams von Gegenspielern, eines ganzen Parlaments von Einzelteilen, Untersystemen und konkurrierender Fraktionen, einer Ansammlung von Mechanismen, die einander überlappen und dauernd neu erfunden werden, hilft uns das komplexe Zusammenspiel zwischen Autopilot und Pilot besser zu durchdringen. „Wenn das Gehirn tatsächlich ein Bündel von Unterprogrammen ist (...), dann gibt es keinen Grund, weshalb wir uns dieser spezialisierten Prozesse bewusst werden müssten: Tausende, vielleicht Millionen kleiner Abläufe müssen in unsere Erwartungen, Vorstellungen, Planungen, Voraussagen und Methoden der Vermeidung einbegriffen sein – und doch vollzieht sich alles so automatisch, dass wir es als *vernünftig* betrachten... Im ersten Augenblick mag es unglaublich erscheinen, dass unser Geist eine derart komplexe Maschinerie benutzt, ohne sich dessen bewusst zu sein." [301]

Neuromarketing: Zufriedenheit durch energiesparendes, intuitives Handeln

Eine erste wichtige Erkenntnis betrifft die Wirkung starker Marken im Gehirn. Mehrere Studien kommen übereinstimmend zum Schluss, dass starke Marken im Gehirn zu einer so genannten „kortikalen Entlastung" führen. Wenn Menschen ihre Lieblingsmarke sehen, reduziert sich die Aktivierung in denjenigen Hirnarealen, die zum Nachdenken dienen. Gleichzeitig werden Hirnareale aktiviert, welche intuitive Entscheidungen regulieren und in denen kognitive und emotionale Prozesse integriert werden (speziell im so genannten unteren Stirnhirn). Mit anderen Worten: Eine starke Marke ermöglicht es dem Kunden, intuitiv und nicht-reflektiert zu entscheiden. Dabei ist zu beachten, dass das Gehirn bei solchen intuitiven Entscheidungen nur zwei Prozent der gesamten Körperenergie verbraucht, während es beim Nachdenken bis zu 20 Prozent sind. Das erklärt, warum Menschen sehr viel häufiger auf intuitive Entscheidungsregeln zurückgreifen, als lange gedacht.[302] Das gilt auch für Experten wie etwa Ärzte, Manager, Schach- oder Golfspieler. Aufgrund des deutlich höheren Energieverbrauchs werden Menschen beim Nachdenken häufig auch kritischer. Studien zeigen etwa, dass intuitive Entscheidungen die Zufriedenheit mit der Kaufentscheidung deutlich steigern, während reflektierte Entscheidungen häufig eine geringere Zufriedenheit zur Folge haben.[303] Dies zeigt nochmals die große

---

[299] Eagleman, 2012; S. 165

[300] Eagleman, 2012; S. 170

[301] Eagleman, 2012; S. 125

[302] Anm. des Verf. Siehe auch Gerd Gigerenzer, Bauchentscheidungen. Die Intelligenz des Unbewussten und die Macht der Intuition. München 2007

[303] vgl. Dijksterhuis et al., 2006; S. 1006; Wilson/Schooler, 1991; S. 184

Bedeutung von Marken: Sie ermöglichen nicht nur eine intuitive Kaufentscheidung, sondern im Ergebnis sind die Kunden damit auch zufriedener."[304]

Die spannende Frage ist nun – können wir den Autopiloten umprogrammieren? Und wenn ja, wie, wo doch die meisten körperlichen Prozesse vollkommen unbewusst ablaufen und durch das vegetative Nervensystem, einem Großteil unseres Autopiloten, gesteuert werden? Die Antwort ist: ja, es geht.

Schauen wir uns dazu das derzeitige Modell des vegetativen Nervensystems kurz an: Es teilt sich in Sympathikus und Parasympathikus. Während der Sympathikus zum Beispiel für alle Formen von Erregung wie Herzrasen, Adrenalinausschüttung, Pupillenerweiterung oder Schweißausbrüche zuständig ist und damit in Stress-, Kampf- oder Fluchtsituationen nötige Leistungssteigerungen, Aufmerksamkeit und Wachsamkeit bewirkt, sorgt der Parasympathikus für Ruhe, Ausgleich, Erholung und Entspannung. Die aktiven Stressreaktionen sind sinnvoll, solange die gesunde Balance zwischen Sympathikus und Parasympathikus gewahrt ist. Die Teamarbeit von beiden ist die Voraussetzung für eine funktionierende Selbstregulation und damit Grundlage für jede Art von Genesung und Gesunderhaltung. Hier begegnen uns bereits die oben erwähnte Gratwanderung, Balance und Harmonie wieder. Bleiben die Stressreaktionen jedoch bestehen, können sie sich in körperlichen Beschwerden ausdrücken. So wie im Fall von Migräne bei Histamin-Intoleranz. Zusätzlich zu den histaminsenkenden Therapieschritten kann eine Methode hinzugezogen werden, die Patienten mit dem nötigen Rüstzeug ausstattet, um ihren Autopiloten umzuprogrammieren: das Biofeedback. Mit Biofeedback-Geräten lassen sich physiologische Abläufe messen, wobei sich die Aufmerksamkeit gezielt auf ansonsten unbewusste Abläufe richtet. Anhand der veränderten Biosignale, dem Feedback des Körpers, ist der Erfolg unmittelbar messbar.

Biofeedback bei Migräne

Das Computerbild gibt zum Beispiel eine erhöhte Muskelanspannung und Dauerstress in der rechten Schulter an, die durch unterschiedliche Frequenzkurven angezeigt wurden. Da sich Migräne mit Gefäßverengung ankündigt, sollten gezielte Entspannungstechniken zur Gefäßerweiterung dem Patienten zeigen, wie er gegensteuern kann, um eine aufkommende Migräne abzuwenden, zum Beispiel durch Handerwärmung. Im weiteren Verlauf kann das Repertoire mit gezielten Atemtechniken erweitert werden. Infolgedessen machen die Patienten eine grundlegende neue Erfahrung: Herzfrequenz und Atmung verlangsamen sich, der Blutdruck sinkt, die Hauttemperatur erhöht sich aufgrund einer verbesserten Durchblutung der Hautgefäße und die Muskulatur entspannt sich zusehends. Damit gelingt es dem Patienten, den nächsten Migräneanfall bereits im Vorfeld abzuwenden.

---

[304] Dr. Christian Scheier, Diplom-Psychologe, Geschäftsführer der decode Marketingberatung GmbH. Auf seiner Website: http://www.implicit-marketing.de/leseproben/pdf/Wie-Werbung-Wirkt_Der-Autopilot.pdf

Was Sie an diesem Beispiel sehen, könnte Ihr Leben verändern: Sie können lernen, Ihren Autopiloten aktiv zu beeinflussen. Auch wenn Sie „rational" lediglich 0,0004 % aller Sinneseindrücke wahrnehmen und die restlichen 99,9996 % der Eindrücke ohne Einflussmöglichkeit automatisiert im Hirn ablaufen; auch wenn Ihre Augen, Ohren, Nase, Haut und Zunge pro Sekunde mindestens 11 Millionen Bits in ihrem Autopiloten verarbeiten und Ihr Bewusstsein im Gegensatz dazu lediglich 50 Bits pro Sekunde zu verarbeiten in der Lage ist – Sie haben es in der Hand. Sie sind Ihrem Autopiloten nicht hilflos ausgeliefert. Sie können Ihre Körperfunktionen selbst steuern und Sie können sich störender Programme wie z. B. eines „Sabotageprogramms" bewusst werden. Ja, Sie können Ihren Autopiloten umprogrammieren, Schalter umlegen, das Gleichgewicht zwischen Sympathikus und Parasympathikus wiederherstellen, Unbewusstes kann einem bewusst werden. Wir könnten uns damit selber ein Vielfaches mehr an Kohärenz, Balance, Harmonie verschaffen. Die Hilfe zum Erkennen dieser Möglichkeiten, die eigentlich jeder Mensch hat, und zur bewussten Umprogrammierung sollte fester integraler Bestandteil jeder Behandlung sein.

Was wir bereits an anderer Stelle in diesem Kapitel zum Thema Gratwanderung und Wahrnehmung beschrieben haben, erschließt sich hier noch einmal aus einem anderen Blickwinkel: Unsere bewusste Wahrnehmung beschränkt sich auf einen winzigen Ausschnitt der über die Sinnesorgane aufgenommenen Informationsfülle aus der Umwelt. Ob der Faktor zwischen Rationalem und Irrationalem, also Bewusstem und Unbewusstem nun ein millionenfach oder elfmillionenfach ist, spielt dabei keine große Rolle. In Übereinstimmung mit den vorgenannten Forschungsergebnissen können wir definitiv feststellen, dass der Faktor sehr groß ist. Wir müssen uns damit abfinden, dass das Unbewusste im Vergleich zum Bewussten in unseren Wahrnehmungen, in unserem Denken und in unseren Handlungen weit über 90 % einnimmt. Dies zeigen auch folgende dargestellte Ergebnisse bezüglich der Verteilung dieser Informationsflüsse unserer Sinnesorgane.

Autopilot		Pilot
Sinnesorgan	**Bandbreite (Bit/sek.)**	**Bandbreite (Bit/sek.)**
Augen	10.000.000	Verschiedene Angaben in der Literatur. Es werden Bandbreiten zwischen 40 und 100 Bit/Sek. angegeben
Haut	1.000.000	
Ohren	100.000	
Geruch	100.000	
Geschmack	1.000	

Abb. 29: Bezogen auf die Menge der verarbeiteten Information, beträgt der Faktor (das Verhältnis) von Pilot zu Autopilot eins zu mehr als elf Millionen.

Allein die Augen schicken pro Sekunde nach einer sehr vorsichtigen Schätzung mindestens zehn Millionen Bits an das Gehirn. Doch bei all den beeindruckenden Zahlen sollten wir eines nicht übersehen: Bei den Schilderungen darüber, wie viele Bits wo verarbeitet werden, handelt es sich um *quantitative Angaben der Informationen*. Wir wissen aber, dass es auch bei Information außer um Quantität auch um *Qualität* gehen muss. Dies heißt: um Bedeutung, Sinnhaftigkeit, Wertigkeit. Quantität (Bits) und Bedeutung als Merkmal der Qualität sind komplementäre Aspekte der Information. Ein leeres Speichermedium mit 100 Millionen von MB macht erst mal nicht sehr viel Sinn, da Bedeutungen fehlen, außer der Möglichkeit – der Information –, einen großen Informationsspeicher zur Verfügung zu haben. Ein Wort mit geringer Bit-Zahl hingegen kann große Bedeutung haben und für einen Menschen, der dessen Inhalt versteht, wichtig und entscheidend sein. Wie viele Bit hat zum Beispiel der Satz „Ich liebe Dich"? Drei Bit? Vierzehn Bit? Auf keinen Fall Millionen von Bit!

2.4.2 Der Alltag von Pilot und Autopilot

Unsere Wahrnehmung der Realität ist eng verbunden mit der Frage, welche Bedeutung wir Informationen geben; welchen qualitativen Sinn wir also einer quantitativ messbaren Größe in unserer Lebensgestaltung zuschreiben. Wir haben gesehen, dass wir nur einen Bruchteil der auf uns einströmenden Informationen überhaupt bewusst wahrnehmen. Der überwiegende Teil davon landet unverarbeitet im Unterbewusstsein. Wird demnach die Mehrzahl unserer Handlungen vom Autopiloten aktiviert? Was bedeutet das für uns und für das Leben, das wir leben?

Neuromarketing: Der Autopilot geht „shoppen”

„Der Psychologe und Nobelpreisträger Daniel Kahneman nennt diese beiden Systeme ‚System 1' (unser Autopilot, Anm. des Autors) und ‚System 2' (unser Pilot, Anm. des Autors). Das implizite System (System 1) arbeitet parallel, hoch effizient und weitestgehend unbewusst. Dazu gehören die Sinneswahrnehmung, viele Lernvorgänge (z. B. bei Werbung), Emotionen, Faustregeln, Stereotypen, Automatismen, Marken-Assoziationen, unbewusste Markenimages, spontanes Verhalten und intuitive Entscheidungen. Das implizite System regelt unter anderem das Lernen von Markenbotschaften, und hier entfalten (starke) Marken ihre Wirkung. Um sich von älteren Konzepten des Unbewussten (z. B. von Freud) abzugrenzen, sprechen Forscher heute lieber von ‚impliziten' Vorgängen. Letztlich bedeutet aber ‚implizit', dass ein Vorgang vor- bzw. unbewusst und nicht reflektiert abläuft, beispielsweise in der Art, dass Menschen ihre Lieblingsmarke sehen und sich damit eine kortikale Entlastungsreaktion einstellt. Das explizite System (System 2) arbeitet seriell (‚Step-by-step'). Mit dem expliziten System denken wir nach (Arbeitsgedächtnis), verarbeiten den Satz ‚die Sonne scheint', erstellen Kosten-Nutzen-Analysen und planen in die Zukunft. Dieses System gibt bei Konsumenten- Befragungen beispielsweise die Antwort: ‚Ich habe Preise verglichen und mir das beste Angebot rausgesucht' oder ‚Ich verstehe diese Werbung nicht'. Die Bedeutung des impliziten Systems, des unbewussten Autopiloten im Kopf, wurde lange unterschätzt. Heute ist jedoch klar: Dieses System ist entscheidend für das reale (Kauf-) Verhalten; seine Bedeutung für das Marketing ist damit enorm. Denn über das implizite System verarbeitet das Gehirn ein Vielfaches dessen, was explizit verarbeitet wird."[305]

Andererseits haben wir auch gesehen, dass wir die Programme in unserem Unbewussten umprogrammieren können – sobald wir sie uns bewusst machen. Dieser Schritt setzt allerdings voraus, dass wir als lebende Systeme bereit sind, die Freiheit und die damit verbundene Verantwortung anzunehmen, uns unsere Welt selbst zu erschaffen anstatt bloß auf Vorgegebenes zu reagieren. Nach der aktuellen Definition von Leben, die der Neurobiologe Humberto Maturana in den 1970er Jahren zusammen mit seinem Kollegen Francisco Varela formuliert hat, ist das Subjekt entscheidend an der Schöpfung seiner nur scheinbar objektiven Wirklichkeit beteiligt. Damit bestätigt Maturana nicht nur die Einheit von Subjektivität und Objektivität, von Ich und Welt, von Bewusstsein und Sein, sondern etabliert in diesem Zusammenhang zugleich den Begriff Autopoiesis, was so viel heißt wie: sich selbst erschaffen.[306]

Was können wir also tun, um mehr Freiheit zu erlangen? Der Psychologe und Mitentwickler der Neurolinguistischen Programmierung Richard Bandler meint dazu: „Es ist, als ob wir in einer andauernden Trance leben, und da diese Prozesse meist von selbst wie in Hypnose ablaufen, müssen wir unser Bewusstsein „ent-hypnotisieren", um so besseren Zugang zu neuen Wahlmöglichkeiten erlangen und mehr persönliche Freiheit erfahren zu können."[307] Dieses Modell einer „Trance-Wirklichkeit" spiegelt sich in den Begrifflichkeiten verschiedener Weltanschauungen wider. Im Hinduismus findet er sein Äquivalent in dem Begriff „Maya", einem Schlüsselbegriff, der übersetzt so viel bedeutet wie „Ursprung der Welt" oder „Welt der Illusion". Analog dazu begegnen wir im Buddhismus dem Begriff des „Samsara". Er beschreibt das „beständige Wandern", also den im Buddhismus zugrunde liegenden immerwährenden Zyklus des Seins, den Kreislauf von Werden und Vergehen, den Kreislauf der Wiedergeburten.

---

[305] aus http://www.decode-online.de/en/downloads/pdf/Neuromarketing-Ueber-den-Mehrwert-der-Hirnforschung.pdf und Kahneman, 2012; S. 33

[306] Maturana, 2009; S. 112. Zum Begriff „Autopoiesis" im eigentlichen, von Maturana angewandten Sinne und im erweiterten siehe Ausführungen von Jantsch und Luhmann oder die Kritik der ‚Selbstorganisation' im Buch „das Phänomen Leben, Grundfragen der theoretischen Biologie" von Heinz Penzlin auf Seite 396-398

[307] http://nlpportal.org/nlpedia/wiki/Filter

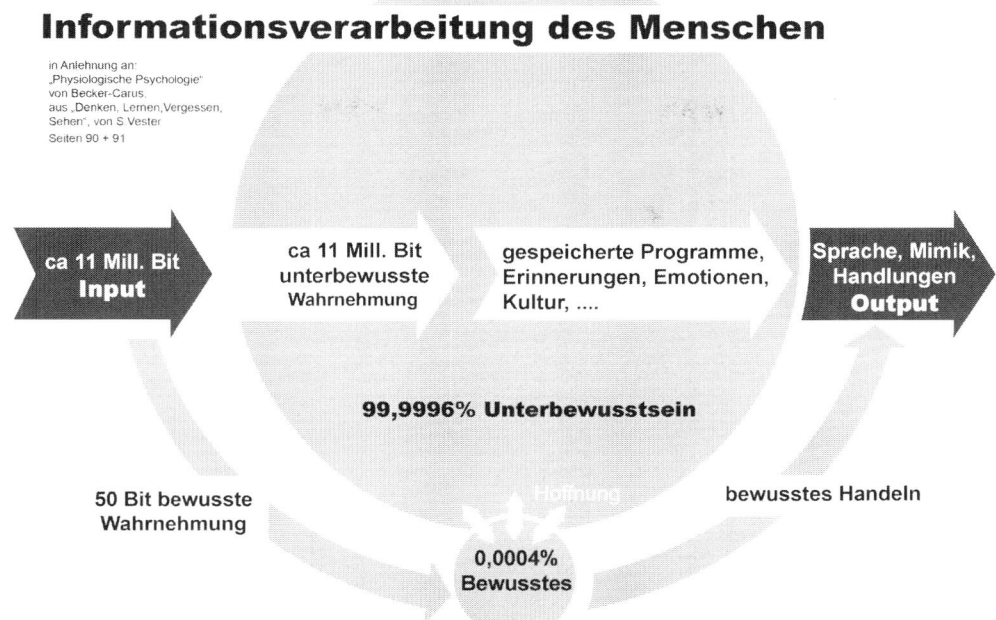

Abb. 30: Flaschenhals des Bewusstseins: Bezogen auf die Menge der verarbeiteten Information nimmt der Mensch durch Assoziation mit der eigenen Innenwelt nur seine absolut subjektive Realität wahr.

Nach dem **Flaschenhals der Datenreduktion** nimmt der Mensch nur seine absolut subjektive Realität wahr. Bei „erneuter Anreicherung" gehören die Einflüsse der „Innenwelt" dazu, also die „gespeicherten Programme"; hierbei vor allem die Einflüsse des limbischen Systems (Erinnerung, Emotion, Intuition etc.). Statt Umwelt sollte es demnach besser Mitwelt heißen oder Außenwelt.

Es gibt demnach zwei Systeme im Gehirn: den Piloten und seinen Autopiloten: Der Autopilot steuert das Verhalten implizit, d. h. ohne darüber zu reflektieren, und handelt spontan. Er steht damit für das *schnelle Denken* und sorgt damit für schnelle Reaktionen. Der Pilot dagegen handelt reflektiert und damit wesentlich langsamer. Die Vorgänge im Autopiloten sind für den Piloten meist nicht einsehbar. Der Autopilot verarbeitet alle Informationen aus der Umwelt und hat eine fast unbegrenzte Kapazität. An den Piloten wird aber nur ein minimaler Teil weitergegeben. Der Pilot, unser Bewusstsein, hat nur ca. 40 bis 100 Bits zur Verfügung und ist damit sehr begrenzt.

In seinem Buch „Die Selbstorganisation des Universums" bemerkt Erich Jantsch dazu: „Der *Neokortex* spielt vor allem bei höheren Säugetieren eine Rolle und dominiert bei den Primaten und bei Menschen. Er wird von MacLean mit einem ungeheuren neuronalen Bildschirm verglichen, auf dem sich die Symbole der Sprache und der Logik (einschließlich der Mathematik) abbilden. Mit der Fähigkeit zur Abstraktion wird die Loslösung von der Realität der Außenwelt möglich. Andererseits empfängt der Neokortex vor allem Sinneseindrücke aus der Außenwelt. Damit bleibt es nicht beim Symmetriebruch zwischen der Außenwelt und ihrer symbolhaften Abstraktion. Die Abstraktion – wir können auch sagen, die Idee oder Vision – legt sich über die bestehende Realität und bringt den schöpferischen Prozess der Umgestaltung der Außenwelt in Gang. Damit sind wir bei jener Funktion angelangt, die im technischen Zeitalter dominiert. Der Neokortex ist jener Ort, an dem die *Information im Sinne eines selbstreflexiven Geistes* organisiert wird."[308] Diese Funktion des Neokortex können wir auch Denken nennen.

Das Denken des Piloten bringt erst die neuen Qualitäten gut(-artig) und bös(-artig), schlecht, schön und hässlich, richtig und falsch hervor. Diese Qualitäten gibt es in der Natur eigentlich nicht. In der Natur geht es ums Überleben (Darwinismus), Kooperieren (Symbiose der Kybernetik) und um die Koexistenz (Endosymbiose). Diese alten, wertneutralen Qualitäten scheinen im Autopiloten vorzuherrschen. Die neuen, bewertenden Qualitäten tauchen erst durch das Denken im Neokortex – dem Vorderhirn auf – mit der Entwicklung des Piloten. Wer also hat die Oberhand über den einzigen Output-Kanal? Der bewusste, reflektierende, denkende Pilot oder der unbewusste, unreflektierende, intuitive Autopilot? Auch wenn der Pilot im Vergleich zum Autopiloten beim Menschen sehr unterentwickelt erscheint, dieser Pilot ist beim Menschen weitaus höher ausgebildet als bei jedem anderem Lebewesen. Darin liegt die Chance. Unsere Chance liegt darin, den Piloten in uns weiterzuentwickeln – unter Berücksichtigung unseres Autopiloten. Wenn wir das tun, werden wir erkennen, dass Überleben, Kooperation und Koexistenz das Ergebnis kooperierender Piloten sind.

Zusammenfassend können wir Folgendes festhalten: Die beiden Systeme im Gehirn sind der Pilot und sein Autopilot. Der Autopilot steuert das Verhalten implizit, d. h. ohne darüber zu reflektieren, und handelt spontan – nach Kahnemann das schnelle Denken. Der Pilot dagegen handelt reflektiert – nach Kahnemann das langsame Denken. Die Vorgänge im Autopiloten sind für den Piloten meist nicht einsehbar. Der Autopilot verarbeitet alle Informationen aus der Umwelt und hat eine fast unbegrenzte Kapazität. An den Piloten wird aber nur ein minimaler Teil weitergegeben. Der Pilot, unser Bewusstsein, hat nur 40 Bits zur Verfügung und ist damit sehr begrenzt.

Eine wissenschaftliche Grundlage für eine erweiterte Physiologie – integrative Physiologie

Inwiefern stellt die quantenphysikalische Brille mit dem Informationsbegriff vom Ende des ersten Kapitels tatsächlich eine Metaebene dar, die alle anderen Sichtweisen – Lesebrillen – integriert? Dies haben wir nun mit Hilfe des Modells vom Quantencomputer, in dem die Quantenphysik Anwendung findet, im zweiten Kapitel Schritt für Schritt beantwortet. Wir konnten nicht nur *Hardware* in der lebenden Matrix wieder erkennen, sondern haben anschließend die Architektur der *Software* bis hin zu den übergeordneten Funktionen vom Piloten und Autopiloten darstellen können.

Mit der Metapher des Computers einschließlich des Internets können die Grundlagen des ersten Kapitels zusammengefasst und angewendet werden: Kybernetik, Netzwerkwissenschaften und Quantenphysik.

---

[308] Jantsch, 1992; S. 235

Der Umgang mit elektronischen Geräten zeigt uns, wie sich Quantenphysik auf die erlebte Realität auswirkt. Auch die Verbindungen dieser elektronischen Geräte in Netzwerken bis hin zu der Vernetzung der einzelnen Computer weltweit im Internet sind Alltag geworden. Durch Projektion dieser Alltagserfahrungen zurück auf die Natur – auf den lebenden Organismus – lassen sich quantenphysikalische Phänomene in Lebewesen erklären und auf neuartige Weise verstehen. Die Quantenphysik eröffnet uns so eine neue Perspektive, die zusammen mit den herkömmlichen konventionellen Auffassungen von Biologie und Physiologie ein komplementäres System bildet (Schichtenmodell).

Ein weiterer wichtiger komplementärer Aspekt scheint aber zu sein, dass in den offenen kybernetischen Systemen der Lebewesen die Gesetze der Netzwerkwissenschaft wirken. Dies konnte mit der Metapher des BWW aufgezeigt werden. In dem BWW der Lebewesen gibt es Kompensation und dadurch eine Gesamtbelastung, die uns hilft, Problemen besser auf den Leib zu rücken.

Unser Kunstgriff war die Projektion unserer Alltagserfahrungen mit Computern und Internet zurück auf die Funktionen und die Physiologie der Lebewesen, mit der sich quantenphysikalische Phänomene in Lebewesen erklären und auf neuartige Weise verstehen lassen. Durch diesen Kunstgriff wird ersichtlich, worum es auf der wichtigsten Metaebene in lebenden Systemen geht: Es geht um die Aufnahme, Verarbeitung und Speicherung von Information, die in den elektronischen Geräten, die uns umgeben, maßgebend ist. Die Informationsverarbeitung ist ein übergeordneter Aspekt für die Funktionen von Lebewesen. „Der Körper selbst ist ein Organismus der Informationsverarbeitung. Nicht nur das Gehirn, sondern jede einzelne Körperzelle stellt einen Informationsspeicher dar."[309]

Wir erhalten durch Projektion dieser Alltagserfahrungen zurück auf die Natur Erkenntnisse über Verarbeitung und Speicherung von Information in lebenden Systemen. Zum einen werden wir hierdurch darauf aufmerksam, dass diese Funktionen notwendiger Teil unseres Lebens sind. Zum anderen bietet diese neue Perspektive auch die Möglichkeit, alternative Sichten auf wissenschaftlich und alltäglich akzeptierte „Fakten" wie die Evolution, die Genetik, das Verhältnis zwischen Materie, Energie und Information sowie zirkuläre Kausalität zu entwickeln. Über das elektromagnetische Feld ist ein Zugang sowohl zu materiellen als auch zu energetischen und informatorischen – „feinstofflichen" Feldern möglich.

„Leben bedeutet Information aufzunehmen, zu verarbeiten und zu speichern und aus diesen Erfahrungen für sich und seine Nachkommen Nutzen zu ziehen. Leben ist demgemäß verbunden mit einer Fähigkeit, die man sehr zutreffend auch als *Lernen* bezeichnen kann... Leben ist Lernen."[310]

---

[309] Gleick, 2012; S. 14
[310] Görnitz; 2002; S. 48-49

Wissen schafft Ganzheit

Körpersignale in Funktionskreisen

„In dem Maße, wie wir Schmerz und Körpersignale zu verstehen lernen," so der System-denker Don Edward Beck, „beginnen wir auch routinemäßig, Körpervorgänge anders zu kontrollieren, ob es sich nun um unseren Blutdruck oder unsere Geisteshaltung han-delt."[311] Dabei hilft uns die in Kapitel 1 und 2 vorgestellte erweiterte Physiologie des NetzwerkMensch. Sie bringt uns Begrifflichkeiten aus der Kybernetik, Netzwerkwissen-schaft, aus der modernen Physik und der Quantenphilosphie und die Wirkungen des elektromagnetischen Feldes näher. So können wir mit Begriffen wie zum Beispiel Regel-kreis, Rückkoppelung, Potenzgesetz, Verschränkung und Komplementarität das Ver-ständnis für die Signale des Körpers einschließlich Schmerz wesentlich verbessern und gezielt Einfluss auf unseren Körper in Richtung Gesundheit und Wohlergehen erlangen.

Bei jeder Art von Beschwerden und Symptomen, aber ganz besonders bei Schmerzen ist es wichtig, statt primär auf Strukturen, primär auf Funktionen im Körper zu achten. Gus-tav von Bergmann (1878 bis 1955) erklärte 1930, dass Krankheiten nicht mit einem Strukturschaden, sondern mit einer Funktionsstörung beginnen würden, „als deren Folge ein Strukturschaden entstehen kann, aber nicht entstehen muss."[312] Als Ursache dieser Funktionsstörungen sah er psychische Vorgänge und legte damit einen Grundstein für die psychosomatische Medizin.[313] Hier nehme ich eine große Lücke zwischen dem struktur-ellen Denken und dem psychosomatischen Verständnis wahr. Diese Lücke kann durch die erweiterte Physiologie des NetzwerkMensch mit *Netzwerk-Kybernetik-MitoMedizin-Moderner Physik* gefüllt werden.

Nehmen wir also den Gedanken der Krankheit als Funktionsstörung auf und verbinden diesen heute, circa 80 Jahre später, mit dem Wissen und den Erfahrungen aus den vorhe-rigen beiden Kapiteln. Für mich als Orthopäden bieten sich dafür Beschwerden von Ge-lenken, Muskeln und Sehnen an. Logisch und für jeden verständlich ist, dass Gelenke von Muskeln geführt werden. Ist die Funktion der Muskeln, die ein Gelenk führen, nicht in Balance, so kommt es nachfolgend zu Fehlbelastungen und es kann zu Störungen der Struktur des Gelenks kommen.

Unter ganzheitlichen Gesichtspunkten sind unsere einzelnen Organe, Gelenke, Muskeln, Zähne etc. keine Autisten, die alleine agieren und nicht miteinander kommunizieren. Um die Vernetzungen und die Kommunikation im NetzwerkMensch greifbar zu machen, ha-ben wir deshalb mit den Funktionskreisen gearbeitet. Die Idee der Funktionskreise stammt aus der Traditionellen Chinesischen Medizin. Der Organbegriff in der TCM unter-scheidet sich wesentlich von dem der westlichen Medizin.[314]

---

[311] Beck/ Cowan, 2007, S. 459; aus Gott 9.0, S. 310

[312] Bischof, 2010, S. 156

[313] Bergmann,1936

[314] In der TCM werden die menschlichen Organe als funktionelle Einheiten (Funktionskreise) betrachtet, denen

Muskel	Meridian	Nährstoff	Zahn	Organ	Besonderheit
M.Pectoralis Major (p.clavicularis)	Magen	Zink, Vit.B, Betain-HCl, Bi-Carbonate, Magenthera- peutica	16,17, 26,27, 34,35, 44,45,	Magen	Temporal Bulge, HCl-Mangel, Zink Mangel
M.Pectoralis Major p.sternalis	Leber	Kupfer, Vit.A, B3, B-Komplex, Gallensalz, Methionin, Taurin, Leberkonzentrat, Lebertherapeutica	13,23, 33,43,	Leber	Keine bekannten Zusammenhänge
M.Rectus Femoris	Dünndarm	Vit.B, D, Calcium, CoQ10, Darmpräparate	18,28, 38,48,	Dünndarm	Dünndarm bezogene Allergien bzw. Dysbiosen
M.Popliteus	Gallenblase	Vit.A, F, Betain, Gallensalz	13,23, 33,43,	Gallenblase	Fixation untere / mittlere HWS
Hamstrings	Dickdarm	Vit.E, F, Betain-HCl, Kalzium, Magnesium	14,15, 24,25, 36,37, 46,47,	Rectum - Enddarm	Sacrum inspiration assist fault, Sacrum expiration assist fault
M.Iliopsoas	Niere	Wasser, Vit.A, E, Nieren- und Blasenmittel	11,12, 21,22, 31,32, 41,42,	Niere	Fixation occiput, SBB
M.Triceps Brachii	Milz / Pankreas	Betainhydrochlorid, Zink, Vit.A, Pankreaskonzentrat, Nucleoprotein- extrakt	16,17, 26,27, 34,35, 44,45,	Pankreas – Bauchspeicheldrüse	Keine bekannten Zusammenhänge
M.Sartorius	Pericard	Vit.C, B6, B12, B4, B, Tyrosin, Nebennieren- Konzentrat, Mangan	18,28, 38,48,	Nebennieren	Subluxation im Steißbein

Abb. 31: Acht Beispiele für die Funktionskreise des Menschen – Zuordnung zwischen Muskel, Meridian, Nährstoff und Organ sowie Besonderheiten (z. B. osteopathische Zuordnungen).

So können wir die Gedanken des Gustav von Bergmann mit Hilfe der Idee der Funktionskreise vervollständigen. Zur damaligen Zeit stellte er als linear-kausale Ursache für Funktionsstörungen psychische Ursachen fest. Mithilfe des Modells des Funktionskreises können wir zwischen Struktur und Psyche eine große Anzahl weiterer Faktoren beziehungsweise Ursachen im gesamten Körper für die Funktionsstörung des Gelenks nachvollziehen. So ergibt sich eine Verbindung einer linearen Kausalität mit der einer zirkulären Kausalität.

Und mit dem Wissen der vorherigen Kapitel können wir diese Funktionskreise aus China besser interpretieren und verstehen: Funktionskreise sind Systeme gekoppelter Schwingungen einzelner Untersysteme, einzelner Organe. Diese Frequenzen werden über das

jeweils eine Körperschicht, ein Sinnesorgan, ein innerer krank machender Faktor (ein Gefühl), ein äußerer krank machender Faktor (Witterungseinflüsse) und anderes zugeordnet werden. http://www.tcm-johanniter.de/cms/tcm/grundlagen.html

Meridiansystem, einer dissipativen Struktur des elektromagnetischen Feldes, mittels der „elementarsten Koppelung, die in Lebewesen vorkommt" miteinander verbunden (siehe auch das Beispiel der Kieselsteine im Wasser mit deren Welleninterferenzen Seite 108). „…die Biophysik betrachtet den lebenden Organismus mit seinen unzähligen rhythmischen Prozessen verschiedener Frequenz als ein komplexes, dynamisches und kohärentes >>Konzert<< von oszillierenden Feldern, die über ihre Phasenbeziehungen nichtlinear miteinander gekoppelt sind."[315] Aus der Kombination von östlichem und westlichem Denken können wir so im Zeitalter der Globalisierung eine Weiterentwicklung der Medizin erreichen. Westliches Denken bevorzugt eine lineare Kausal-Logik entsprechend einer Linie, beziehungsweise einem Pfeil. Das östliche Denken folgt eher einer nichtlinearen Logik der kybernetischen Vernetzung, in Form einer Kreisbewegung. Die Synthese aus östlicher kreisförmiger und westlicher linearer Bewegung ergibt eine Helix mit Schraubenwindung: eine *evolutionäre Kybernetik*, die für ein modernes kybernetisches Denken steht.[316]

Jeder Mensch ist der ausgewiesene *Experte seines Körpers*. Im Lauf seiner Lebensjahre hat jeder Mensch täglich die Gelegenheit, den Signalen seines Körpers *zuzuhören*. Wie oft ist es Ihnen geschehen, dass ein vermeintlicher Experte Ihnen etwas über Ihren Körper erzählte und Sie wussten sofort, aus Ihrem Innersten heraus, dass dies vorne und hinten ganz einfach nicht stimmte? Viele Menschen betrachten wie ich den Körper als lebendiges, vernetztes System, das sich selbst zu heilen imstande ist, wenn es die entsprechenden Impulse dazu bekommt. Die Selbstheilungstendenzen im Körper können unter anderem durch die Quantenphysik begriffen werden, mit der diese intelligenten Fähigkeiten beschreibbar sind. Den Granden der modernen Physik verdanken wir, dass diese inneren Hilfen wissenschaftlich erfassbar und darstellbar sind – von Maxwell (allgemeine Lehre des Elektromagnetismus), Einstein (Relativitätstheorie) und Heisenberg, Bohr, Bohm (Quantenmechanik) und Feynman, Wheeler (Quantenelektrodynamik) bis Fröhlich, Smith (Elektromagnetismus in Lebewesen). Zusammen mit den anderen in den vorherigen Kapiteln erwähnten Phänomenen des Körpers wie die Vernetzung oder die Kybernetik, das BWW, das System der Programmhierarchien… versetzt uns dieses Wissen in die Lage, die Körpersignale besser zu verstehen und z. B. Blutdruck oder unsere Geisteshaltung besser kontrollieren zu können. Deshalb hier noch einmal ein kurzer Rückblick in Form einer Zusammenfassung der beiden Kapitel.

[315] Bischof, 2004; S. 226
[316] Vester, 1988; S. 51-52

Zusammenfassender Rückblick

Das erste Kapitel listete die wissenschaftlichen Grundlagen einer ganzheitlich-integrativen Medizin für die Zukunft auf. Im zweiten Kapitel wurde dann an einem Beispiel aufgezeigt, wie diese wissenschaftlichen Grundlagen in ein Modell der *KörperInformatik* für die praktische Anwendung umgesetzt werden können. Im ersten Kapitel hatten wir unter der Überschrift „Was ist Leben?" mit den funktionellen Aspekten der Organisation und der Regulation von Organismen begonnen: mit der Kybernetik erster Ordnung – den kunstvollen Funktionen der Regelkreise in Lebewesen. Über die kybernetischen Funktionen im Stoffwechsel der Mitochondrien und der Netzwerkwissenschaft gelangten wir über die *Quantenphysik der Beziehungen in der Natur* und über die *Biophysik der Information* zur Grundidee von *Descartes Update*: Wir können Leben und Lebewesen, aber insbesondere die Funktionen und damit Krankheit und Gesundheit besser und zeitgemäßer verstehen, wenn wir statt des Modells der mechanischen Maschine das Modell einer informationsverarbeitenden Maschine, das Modell der *KörperInformatik*, zu Hilfe nehmen. Wir haben die grundlegende Rolle von Materie, Energie und Information in klassischer Physik und Chemie einschließlich der Thermodynamik geschlossener Systeme, in der Thermodynamik offener Systeme mit ihren dissipativen Strukturen und in der modernen Physik mit dem Bezug zum elektromagnetischen Feld betrachtet. Dabei konnten wir feststellen, dass es sich bei dem Nichtmateriellen in der Natur um energetische und informatorische Prozesse handelt.

Mein Anliegen ist es, mit Hilfe der technischen Strukturen und Funktionen der Computertechnik und Informatik grundlegende Vergleiche zwischen den Computer-Metaphern und der Natur der Lebewesen darzustellen. Denn wir hatten das Modell des *Bordcomputers* ausgewählt, um die wissenschaftlichen Grundlagen für eine ganzheitliche Medizin in diesem Modell zusammenzufassen. Zur Beschreibung der komplexen, vielschichtigen Prozesse in Lebewesen ist das Modell des Internet mit Biolaser und gekoppeltem Laser sowie des BWW nützlich. Im zweiten Kapitel haben wir uns deshalb außer mit dem „BodyWideWeb", der Metapher des Bordcomputers von Lebewesen, auch mit der Grundregulation, Hardware, kleineren und größeren Programmen mit ihren übergeordneten Programmen bis hin zum Piloten und Autopilot-Programm auseinander gesetzt. So gelang mit dem Modell der *KörperInformatik* eine Integration der grundlegenden Informationen des ersten Kapitels.

Der Elektronenfluss und dessen Auswirkungen auf das elektromagnetische Feld sind das Herzstück der *KörperInformatik*. Die Hardware der *KörperInformatik* befindet sich in der lebenden Matrix. Sie setzt sich zusammen aus vier Elementen: aus der Extrazellulären Matrix als Halbleiter, den Membranen als Chips und Kondensatoren, der DNA als organischer Supraleiter und dem Tubulin-Skelett-System, das nicht nur als *Glasfaserleitung* mit Licht Informationen weitergibt, sondern gleichzeitig auch als mechanisches, chemisches und elektronisches Informationssystem fungiert. Zusätzlich gibt es den Verbund der Moleküle, die als Informations- und Kommunikationssystem zur Verfügung stehen sowie den *Funkverkehr*, der über die elektromagnetische Ebene Informationen vermittelt (Antennen, Sender, Empfänger). Viele der Quantendialoge und Quantenkommunikationen, die wir in Lebewesen annehmen und die mit großer Wahrscheinlichkeit auch existieren, werden in der Zwischenzeit in Forschungslaboren nachgewiesen (Kommunikation zwischen einzelnen Atomen, Mini-Nano-Magnete, Moleküle als magnetische Schalter, Baukasten für Nanotransporter). Die beschriebenen Kommunikationen reichen über die Grenzen der Lebewesen hinaus und bilden die Grundlage für Wechselwirkungen von Lebewesen mit ihrer Umwelt. Die Hauptrolle bei den Funktionen von Lebewesen spielt der Photoelektrische Effekt, der zwischen materiellen Elektronen und nichtmateriellen (Bio-) Photonen vermittelt und der Integrator lebender Systeme ist. Das Prinzip von elektronischer Informationsverarbeitung und Kommunikation in Lebewesen dient als Grundlage für eine erweiterte Physiologie. *Elektromagnetische Wechselwirkungen sind die elementarsten Koppelungen, die in Lebewesen vorkommen.* Die elektronische Signalweiterleitung ist im Vergleich zur elektrischen Informationsweiterleitung um ein Vielfaches schneller. Lebewesen sind hoch sensitive regulative Antennensysteme mit einem *Funkverkehr* einschließlich Sender und Empfänger- und Protokollen der Kommunikation.

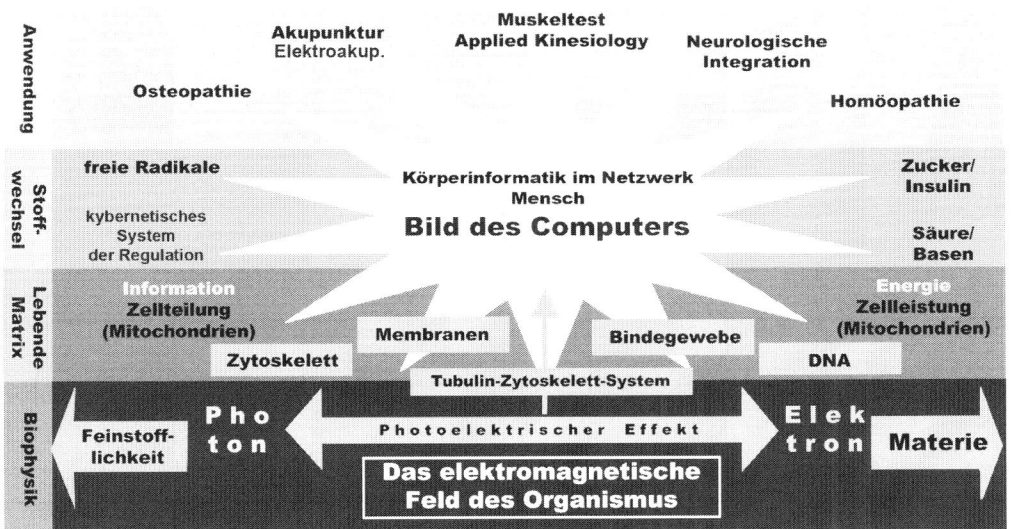

Abb. 32: Die Schichten des NetzwerkMensch – vom photoelektrischen Effekt bis zur Praxis. Biophysik, Lebende Matrix, Stoffwechsel und Beispiele von Anwendungen.

Auf der zellulären Ebene wird die Hardware am besten durch den Begriff *lebende Matrix* beschrieben. Diese setzt sich aus der extrazellulären Matrix und der Zellmatrix zusammen. Die oben beschriebenen vier Elemente der Hardware haben ihren Platz jeweils in diesen beiden Bereichen: Gemeinsam bilden die Zell- und die Extrazelluläre Matrix die *lebende Matrix* mit der Funktion eines durchlaufenden Kommunikationssystems verschiedener voneinander getrennt erscheinender Bereiche des Körpers. Die lebende Matrix stellt einen wichtigen Teil des NetzwerkMensch dar, über den sich Energie und Information mit Lichtgeschwindigkeit im Organismus verbreitet und dadurch die Funktionen sowie Strukturen steuert. Dies kommt mit dem Begriff der „schwingenden Matrix" zum Ausdruck. So kann der Begriff der „Grundregulation nach Pischinger" erweitert werden. Einerseits ist neben der ECM auch die Zellmatrix in der Grundregulation eingeschlossen und andererseits gibt es außer dem materiellen Aspekt zusätzlich energetische und informatorische Gesichtspunkte. Wie in der Einleitung erwähnt, vereinigt die lebende Matrix aber auch die *Zell-Sichtweise* der konventionellen Medizin mit der *Bindegewebs-Sichtweise* der komplementär-alternativen Medizin (CAM) und bietet sich dadurch als gemeinsame wissenschaftliche Basis für eine gemeinsame, erweiterte ganzheitliche Medizin an. Die lebende Matrix kann als eine Metaebene einer integrativen Physiologie bezeichnet werden.

Die Software der KörperInformatik besteht aus einer Vielzahl von Programmen. Einzelne Programme in Lebewesen bilden eine vernetzte Hierarchie und Hyperprogramme – mehrere Programme werden zu übergeordneten Programmen zusammengefasst, abgespeichert (Lernen) und können jederzeit abgerufen werden (Erinnern). Die Grenze zwischen Soft- und Hardware ist aufgrund dynamischer, dissipativer Strukturen des elektromagnetischen Feldes fließend. Die Laserschwelle dient in lebenden Strukturen als Schalter. Wir hatten einen kleinen Einblick auf die Vielzahl von Regulations- und Organisationsmechanismen, die in Lebewesen für die integrierten Funktionen des Körpers zur Verfügung stehen: mit Programmen der Kreislauf- und hormonellen Regulation, Ballfangen, Treppensteigen… bis zum Piloten und Autopiloten. Pilot und Autopilot sind die beiden Systeme unseres Verhaltens. Der Autopilot steuert das Verhalten implizit, d. h. ohne darüber zu reflektieren, und handelt spontan – nach Kahnemann das schnelle Denken. Der Pilot dagegen handelt reflektiert – nach Kahnemann das langsame Denken. Die Vorgänge im Autopiloten sind für den Piloten meist nicht einsehbar. Der Autopilot verarbeitet alle Informationen aus der Umwelt und hat eine fast unbegrenzte Kapazität. An den Piloten wird aber nur ein minimaler Teil der Informationen weitergegeben. Der Pilot, unser Bewusstsein, hat nur 40 Bits zur Verfügung und ist damit sehr begrenzt. Die Gesamtheit dieser Mechanismen und Funktionen von Regulation und Organisation werden zu einer komplexen Einheit verbunden, aus der unsere ganzheitliche Wahrnehmung resultiert.

Nunmehr können wir die sich selbst regulierenden Funktionen von Lebewesen mit ihrer hohen Komplexität einschließlich ihrer inneren Vernetzungen und der Vernetzung mit ihrer Umwelt besser verstehen. Die Grundbedingtheiten von Organisation, Regulation, Vernetzung, Integration, Ganzheitlichkeit und Komplexität von Lebewesen wurden wissenschaftlich dargestellt. So ist es uns möglich, zu einem Verständnis der Lebensvorgänge zu gelangen, das faktenbasiert, rational und wissenschaftlich die Vielzahl an Detailerkenntnissen zu einem Ganzen vereinigt und die Grundlage für ein diagnostisches und therapeutisches Handeln bietet, das wissenschaftlich **und** ganzheitlich genannt werden kann. Die im ersten Kapitel dargestellten Grundlagen einer *integrativen Physiologie* sind Grundlage einer integrativen Medizin. Auf diesem einheitlichen Gesamtbild der Wissenschaft gründet die faktenbasierte, rationale, wissenschaftliche, ganzheitlich-integrative Medizin. Daraus ergeben sich:

1. Ein wissenschaftlich fundiertes Menschenbild, das die Tätigkeiten des materiellen Körpers mit dem nichtmateriellen Körper verbindet. Bei dem Nichtmateriellen handelt es sich um energetische und informatorische Prozesse als Grundlagen der Gedanken des Geistes und der Emotionen der Seele.

2. Die Berücksichtigung der *Selbstheilungskräfte* und die Möglichkeit, diese durch eigene und/oder medizinische Interventionen zu aktivieren. Dadurch resultieren

mehr Eigenverantwortung im Rahmen einer höheren Patientenkompetenz sowie eine personalisierte Medizin für Patienten, die als Individuen anerkannt werden.

3. Ein salutogenetisches Behandeln (Was macht Menschen gesund?), das durch pathogenetische (Was macht Menschen krank? Wie funktioniert Krankheit?) Therapien ergänzt wird.

Diese Erneuerung der wissenschaftlichen Grundlagen, ein Update des Wissens, führt zu einer wissenschaftlich fundierten ganzheitlichen Medizin. Mit dieser erweiterten Physiologie im NetzwerkMensch steht uns eine rationale wissenschaftliche Grundlage für eine Ganzheitlichkeit zur Verfügung. Diese rational-fachlichen Kompetenzen bilden die Grundlage für die weitere Entwicklung; für eine Transformation hin zu mehr Intuition, Gefühl, Empathie, Körperwahrnehmung, Intuition, Imagination und Kreativität.

Feinstofflichkeit? Was uns noch fehlt!

Einen Begriff, der Ihnen sicherlich bereits seit geraumer Zeit auf der Zunge oder in Ihrem Gehörgang liegt, habe ich bisher vermieden: die *Feinstofflichkeit*. Es ist durchaus möglich, die energetischen und informatorischen Aspekte des bisher Bearbeiteten, die wir auch als Nichtmaterielles eingeordnet haben, mit diesem Begriff zu erfassen und als feinstofflich zu bezeichnen. Allerdings wird der Begriff *feinstofflich* häufig in Zusammenhang mit antiquierten, mythisch-irrationalen Methoden und Mustern erwähnt.

„Auf unserem heutigen Entwicklungsstand des aufgeklärten Vernunftbewusstseins von Experten und Unternehmen sollten wir aber nicht in solche archaische Strukturen zurückfallen. Vielmehr sollten wir unser Wissen und unsere Einsichten nutzen, das rein rationale Bewusstsein zu überschreiten, es dabei aber nicht aus-, sondern einschließen. Wer nach neuen, nicht konventionellen Lösungen in der Medizin und dem Gesundheitssystem sucht, steht also vor dem Problem erkennen zu müssen, ob ihn ein Angebot zurück in die prärationalen mythischen Gebiete führt oder ob dieses Angebot einen Fortschritt zu einem transrationalen Verständnis darstellt. Diese transrationalen Lösungsansätze müssen einen faktenbasierten, rational wissenschaftlichen Diskurs aushalten." Soweit uns dieser Standpunkt bewusst ist, könnten wir tatsächlich den Begriff *Feinstofflichkeit* anwenden.

Nicht jeder Beitrag, der sich *feinstofflich* nennt und behauptet, dass er sich mit Schwingungen oder Frequenzen beschäftigt, ist jedoch damit gerechtfertigt. Hier ist eine klare Abgrenzung notwendig, auch wenn diese Grenze gelegentlich sehr schwer zu ziehen ist. Zunächst können wir die Tabelle Materie, dissipative Struktur und Information anwenden. Dann hieße *feinstofflich* Folgendes: Es gibt Materie, dissipative Strukturen und (elektromagnetische) Felder. Alle drei sind unterschiedlich kombiniert in offenen kybernetischen Systemen enthalten. Durch das quantenphysikalische In-Beziehung-Treten dieser unterschiedlichen Teile entstehen im offenen kybernetischen System von Lebewesen Funktionen. Da wir uns mittlerweile an ein komplementäres Denken adaptiert haben, wissen wir, dass zusätzlich auch andere Herangehensweisen notwendig sind.

Im Wesentlichen geht es dabei aus naturwissenschaftlicher und speziell aus physikalischer Sicht zunächst einmal um das Akzeptieren von Phänomenen, die mit dem elektromagnetischen Feld eindeutig zusammenhängen. Hilfreich ist, das energetische Kraftfeld des elektromagnetischen Feldes von dessen Informationsfeld zu differenzieren. Das heißt, mit Rücksicht auf unser doch beschränktes Auffassungsvermögen, Dinge, die eigentlich zusammengehören, auseinander zu dividieren, um sie für unseren Geist verständlicher, verdaulicher zu machen. Ein erster sinnvoller Schritt zu einer Akzeptanz des elektromagnetischen Feldes in Lebewesen ist deshalb, die elektromagnetische Kraftwirkung in Lebewesen zu akzeptieren. Dieses Kraftfeld beruht auf den Wirkungen der Elektronen des elektromagnetischen Feldes.[317] Die Elementarteilchen des elektromagnetischen Feldes sind die masselosen Photonen, die über den photoelektrischen Effekt mit den Elektronen in Verbindung stehen. Erst in einem zweiten Schritt wird es möglich sein,

---

[317] Siehe auch Smith, C.: „Electromagnetic Man"

sich auch dem informatorischen Aspekt des elektromagnetischen Feldes von Lebewesen zu nähern. Dass es dieses informatorische Feld innerhalb des elektromagnetischen Feldes gibt, ist mit dem Aharonov-Bohm-Effekt 1959 in der modernen Physik vorhergesagt[318] und mehrfach experimentell nachgewiesen worden.[319] Hier müssten wir nun das *Null-punkt-Feld* besprechen, das zwischenzeitlich auch als künstlich erzeugtes feinstoffliches Feld von elektromagnetischen Vektorpotentialen technisch realisiert werden kann.[320] Das Nullpunkt-Feld ist eines der Dinge, die leider den Rahmen dieses Buches sprengen würden.

---

[318] Aharonov, 1959; S. 485-491

[319] Olariu, 1985; S. 339 und Peshkin, 1989

[320] Bischof, 2004; S. 334

Geistes- und Naturwissenschaft

Zu unserem Physiologiekonzept gehören grundlegend auch philosophische Überlegungen. Mit welchem Denken beschreibe und verstehe ich Dinge? Welches Denken liegt meinen Handlungen zugrunde? Wir hatten bereits vom *vernetzten Denken* und der damit verbundenen zirkulären Kausalität gesprochen. Bei der Entwicklung der unzähligen Programme zu jeweils höheren übergeordneten Programmen – den Programmen der Programme hergeleitet aus den Hyperzyklen der Enzyme von Manfred Eigen – geht es ebenfalls um die Idee der Selbstbezüglichkeit und damit um eine zirkuläre Kausalität. Diese Selbstbezüglichkeit finden wir in der Geisteswissenschaft als „Denken der Gedanken" wieder – *der Kybernetik zweiter Ordnung* oder der *Kybernetik der Kybernetik*.[321]

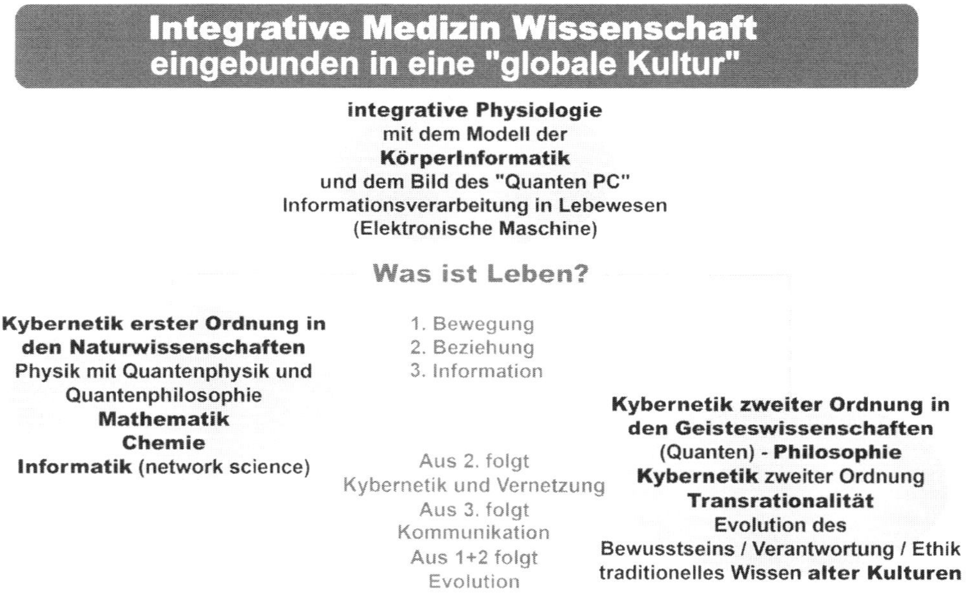

Integrative Medizin Wissenschaft eingebunden in eine "globale Kultur"

integrative Physiologie
mit dem Modell der
KörperInformatik
und dem Bild des "Quanten PC"
Informationsverarbeitung in Lebewesen
(Elektronische Maschine)

Was ist Leben?

Kybernetik erster Ordnung in den Naturwissenschaften
Physik mit Quantenphysik und Quantenphilosophie
Mathematik
Chemie
Informatik (network science)

1. Bewegung
2. Beziehung
3. Information

Aus 2. folgt
Kybernetik und Vernetzung
Aus 3. folgt
Kommunikation
Aus 1+2 folgt
Evolution

Kybernetik zweiter Ordnung in den Geisteswissenschaften
(Quanten) - **Philosophie**
Kybernetik zweiter Ordnung
Transrationalität
Evolution des
Bewusstseins / Verantwortung / Ethik
traditionelles Wissen **alter Kulturen**

Abb. 33: Integrative Medizin Wissenschaft. Zur Ganzheit des Menschen gehören in der Biologie sowohl Natur- als auch Geisteswissenschaften.

Die Abgrenzung zwischen Körper, Seele und Geist, wie wir es gewohnt sind, ist mit dem Modell vom NetzwerkMensch nicht mehr aufrechtzuerhalten. Somit muss auch über die Abgrenzung zwischen Natur- und Geisteswissenschaften nachgedacht werden. Wollen wir den Menschen als Ganzes erfassen, kommen wir nicht umhin, in der Biologie sowohl Natur- als auch Geisteswissenschaften zu berücksichtigen. Der Geist gehört zum Menschen. Darauf hatte bereits 1936 Ludolf von Krehl (1861-1937) hingewiesen.[322] Er war der Gründer der „Heidelberger Schule der Anthropologischen Medizin" und wichtigster

---

[321] Foerster und Pörksen, 2011
[322] Bischof, 2010; S. 159-161

Initiator der psychosomatischen Medizin. Er hatte auch darauf hingewiesen, dass die Medizin von der Naturheilkunde *viel lernen* könne. Diesen Hinweis verwirklichen wir, indem wir die naturheilkundliche Darmbehandlung mit Symbioselenkung und Entgiftung in das System der Therapie im NetzwerkMensch eingebunden haben. Hierbei wenden wir außer pflanzlichen und homöopathischen Mittel auch synthetische Chelate zur Ausleitung an. Diese Verfahren sind in allen naturheilkundlichen Systemen vertreten: europäischen, chinesischen, indischen...

Der Geist des Menschen ist mit der Psyche alleine nicht vollständig erfassbar. Wir benötigen dazu die gesamten Geisteswissenschaften. Wie dies in etwa geschehen könnte habe ich in folgender Graphik versucht als Übersicht darzustellen:

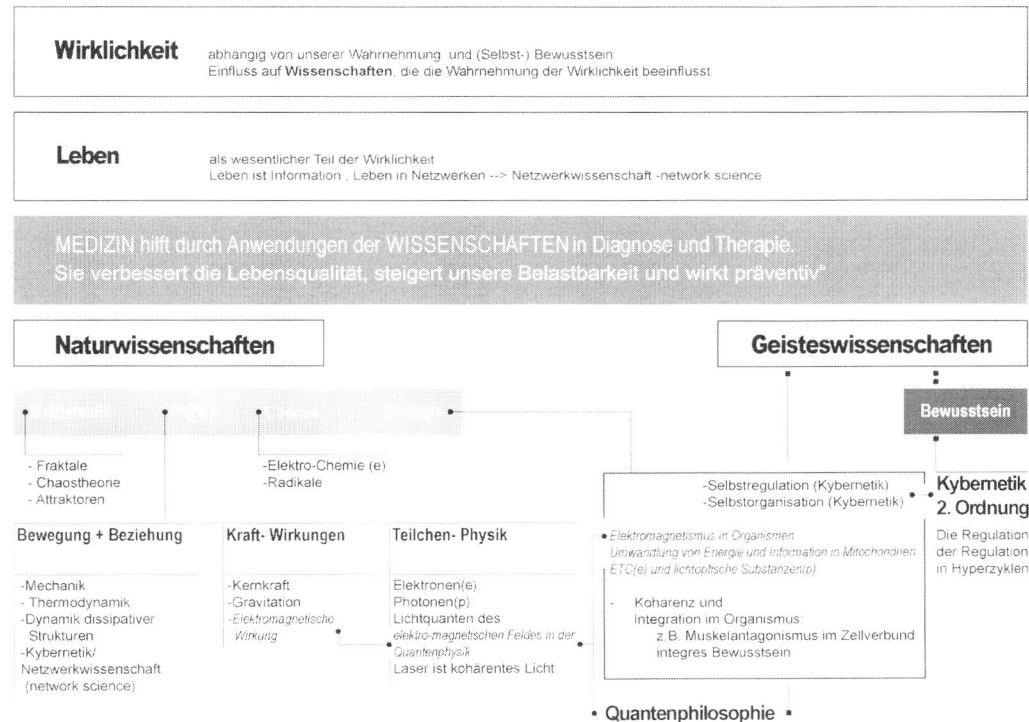

Abb. 34: Graphik theoretische Biologie: Medizin hilft durch Anwendungen der Wissenschaften, die Lebensqualität zu verbessern, die Belastbarkeit zu steigern und Prävention anzubieten.

Diese *theoretische Biologie* gründet auf ein Weltbild, dass erstens ein ganzheitliches Weltbild ist, das zweitens ein multidimensionales Weltbild ist, das neben der soliden materiellen Dimension noch andere Dimensionen der Realität anerkennt und drittens, das die Tatsache berücksichtigt, dass das Bewusstsein einen untrennbaren Teil der physikalischen Welt bildet.[323] So werden wir nicht umhin kommen, uns über eine *Biologie des Bewusstseins* Gedanken zu machen: Ein *transrationales Bewusstsein* anerkennt die Ergebnisse der Wissenschaft und denkt logisch und vernünftig. Es transzendiert aber gleichzeitig

---

[323] Bischof, 2004; S. 238

die der aufgeklärten Vernunft gesetzten Grenzen und akzeptiert neben dem Verstand auch Intuition, Imagination, Körperwahrnehmung und andere Erkenntniszugänge. Wir brauchen Fortschritte zu einem transrationalen Verständnis, um ein wissenschaftliches Herangehen zu Bewusst-Sein (Bewusstsein, bewusstem Sein), Wahrnehmung und Spiritualität zu erlangen.

Im NetzwerkMensch ist alles mit allem auf wissenschaftlicher Grundlage ineinander und zwischen allen Schichten des Systems miteinander verbunden. Dies betrifft ein biophysikalisches Verbunden-Sein, das sowohl den Informationsaustausch als auch unsere Wahrnehmung und unser Bewusstsein betrifft. Über die Kommunikation innerhalb des NetzwerkMensch (der Sprache der Zellen) und mit unserer Mitwelt sind wir verbunden – erfahren wir eine Verbundenheit: Verbunden-Sein.

Ein Beispiel für die beschriebene Verbundenheit zeigt sich bei der Beschäftigung mit dem philosophischen Thema der Verschränkung. Bei dem philosophischen Thema wird das gleichnamige, quantenphysikalische Phänomen relativ einfach verstehbar.

> „Wenn sich zwei Menschen mit ihren Motivgeschichten vertraut machen, ist es, wie wenn sie sich miteinander verschränkten: Sie bekommen eine Bedeutung füreinander, und die Begegnung wirkt auf beide zurück. Dabei verschränken sie sich in ihrem Erleben auf vielfältige Weise. Einmal, was ihre Gedanken anlangt: wir denken über die Gedanken der anderen nach und darüber, was sie über unsere eigenen Gedanken denken mögen. Das schafft, könnte man sagen, eine gedankliche Intimität zwischen uns. Auch in unseren Gefühlen und Wünschen können wir uns verschränken: Wir haben Angst vor der Angst des anderen, in der die Angst vor unserer eigenen Angst mitschwingt. Unsere Begierde wird durch die Begierde des anderen angefacht, die unserer eigenen Begierde gilt. Und wir können wünschen, der andere möge Wünsche haben, die unseren eigenen Wünschen gelten. Je mehr sich unser Erleben auf diese Weise mit dem fremden Erleben verschränkt, desto größer ist die seelische Intimität zwischen uns. Sie kann die Intimität von Freunden sein oder von Feinden. Diese Intimität ist der Stoff, aus dem Begegnungen zwischen Subjekten gemacht sind. Die gedankliche und sonstige Verschränkung, die Subjekte erfahren, ist auch das, was ihrer Fähigkeit zur Kommunikation zugrunde liegt. (...) Es ist nicht so, dass Begegnungen entstehen, weil Leute miteinander reden. Es ist umgekehrt: Leute können nur miteinander reden, weil sie sich begegnen können – weil sie die Art von Verschränkung erleben können, die echte Kommunikation erst möglich macht."[324]

---

[324] Bieri, 2013; S. 97-98

Anhang

Erfahrungsbericht: Cornelia Moore

Im Frühjahr 2005, ich war damals 40 Jahre alt, verwandelte sich mein Gesicht über Nacht in das einer alten Frau. Beide Ober- und Unterlider waren so stark angeschwollen, dass sie meine Sicht stark beeinträchtigten, und kreisrunde Flächen entzündeter, tief gefurchter Elefantenhaut umrahmten meine Augen wie eine Brille. Diese „Waschbäraugen" waren die Vorboten einer komplexen und vielschichtigen Erkrankung, die ich selbst meine „Out-of-Syncness" nenne. Wenn eine Band „in sync" musiziert, schwingen alle Musiker miteinander, hören und reagieren feinfühlig und organisch aufeinander, agieren in sympathischer Resonanz... „In Sync"-Sein heißt also soviel wie im Einklang/im Groove/im Takt/im Fluss sein – mit sich selbst und auch mit der (jeweiligen) Umwelt.

Innerhalb der folgenden Jahre verschlechterte sich mein Gesundheitszustand kontinuierlich, bis nahezu alle Körpersysteme in Mitleidenschaft gezogen waren. Zu den gravierendsten Symptomen, die ich in den vergangenen siebeneinhalb Jahren erlebte, zählen das rapide Absinken meiner weißen Blutkörperchen, Blutbildungsstörungen und krankhafte Veränderungen der Blutzellen, absinkende Zahl der roten Blutkörperchen; mehrere Leberkrisen, gravierende Störungen des Verdauungssystems; Störungen des endokrinen Systems und heftige mehrwöchige vaginale Blutungen; starker Gewichtsverlust; Schwindel und benebeltes Gefühl im Kopf, Wortfindungsstörungen, multiple Retraumatisierung, ADHS (hyperaktives Syndrom), Schlafstörungen, Panikattacken, Veränderungen in meiner Persönlichkeit und extreme Stimmungsschwankungen; Verschlechterung meines Sehvermögens; multiple Skoliosen (Verkrümmung der Wirbelsäule) in Brust- und Lendenwirbelsäule, sichtbare Verschiebung des Brustkorbs nach links, zwei Bandscheibenvorfälle in der HWS, verschobener Biss und Verschiebung des Zungenbeins (Hyoid), Schrumpfung um zwei Zentimeter; eklatanter Vitamin-D3-Mangel und Vitamin-D3-Verwertungsstörung, Borreliose und FSME Sommermeningitis; Kopfschmerzen, Muskelspasmen, und Lähmungserscheinungen in Nacken, Kiefer, Kehle und Zungengrund, Verstärkung der Krämpfe sowie elektrische Schläge beim Arbeiten am Computer oder beim Telefonieren; chronische Schmerzen, veränderte Bewegungs- und Funktionsmuster, Umkehrung des natürlichen Atemrhythmus, massive Sprechstörungen und schließlich der nahezu komplette Verlust meiner Stimme.

Ich bin ausgebildete Profisängerin und Gesangslehrerein und hatte Veränderungen in und an meinem Instrument bereits beobachtet lange bevor ich lebensbedrohlich erkrankte – lange bevor letztendlich auch mein Stimmfluss so gestört war, dass ich nicht mehr in meinem Beruf arbeiten konnte. Der Laryngologe meines Vertrauens, seit mehr als zwanzig Jahren Dr. Harald Zühlke, war leider inzwischen in den Ruhestand gegangen und so suchte ich Hilfe bei verschiedenen anderen Fachärzten. Alle bestätigten mir, dass meine Stimme organisch vollkommen gesund sei. Obgleich sie die spasmodischen Bewegungen meines Stimmapparats beim Intonieren in Sprechlage deutlich sehen konnten, verwarfen sie meine Wahrnehmung der sich in mir vollziehenden Veränderungen: „Sie verrennen sich da... Sie bilden sich das ein... Was Sie brauchen ist Stressmanagement... Entspannen

Sie sich... Drücken Sie doch nicht so!... Sie sind doch Jazzsängerin – sicherlich singen Sie mit falscher Technik..."

Also machte ich mich selbst auf die Suche nach Antworten. Im Internet stieß ich eines Tages auf die Erfahrungsberichte von Freya Koss und Laurie Ramos:

http://www.mercurypoisoned.com/symptoms.html,

http://www.toxicmetals.info/case_laurie.htm

Ich erinnere mich noch genau daran, wie ich vor dem Bildschirm saß und mir spontan Tränen über die Wangen rannen: „Genauso sehen meine Augen aus! Genau das erlebe ich in meiner Wirbelsäule, wenn auch in sehr viel milderer Form."

Im Alter von sechs Jahren bekam ich meine ersten Amalgamfüllungen – schon meine Milchzähne zeigten die typischen Merkmale eines schweren Vitamin-D3-Mangels. Dennoch wurden damals die nötigen Querverbindungen nicht gezogen und statt einer adäquaten Behandlung bekam ich immer mehr Amalgamfüllungen – insgesamt sechzehn Stück. Mein Organismus rebellierte kontinuierlich: Ich litt unter Blinddarm- und chronischen Mandelentzündungen, chronischer Migräne, Schwindel- und Ohnmachtsanfällen. Als Teenager und auch als junge Frau war ich blass, anfällig und ständig krank. Im Alter von 23 Jahren entschied ich mich dann, die Amalgamfüllungen entfernen und, auf Anraten meines damaligen Zahnarztes, durch Goldinlays und Kronen ersetzen zu lassen. Leider wusste ich damals noch viel zu wenig über sachgemäße Zahnsanierung und die Gefahren einer schleichenden Quecksilbervergiftung. Nach Abschluss der Behandlung ging es mir zunächst sehr viel besser und ich erlebte eine Zeit körperlichen und mental-emotionalen Wohlbefindens. In diesen knapp 20 Jahren machte ich meine künstlerische Ausbildung, entwickelte und etablierte mich als Künstlerin und Gesangslehrerin, heiratete, bekam eine wundervolle Tochter und gedieh auf allen Ebenen meines Seins. Dass unsere Tochter viel zu früh und mit einer funktionsgestörten Leber auf die Welt kam, konnte damals niemand erklären. Erst als sich bei ihr im Alter von 17 Jahren – ebenfalls im Laufe weniger Stunden – die gleichen Waschbäraugen wie bei mir entwickelten, wurden mir die Zusammenhänge klar.

In der konventionellen Schulmedizin konnte ich weder eine Antwort auf die Frage nach den Ursachen für meine mehr und mehr schwindende Gesundheit noch eine Vision meiner Genesung finden. Die zahlreichen Ärzte, die ich konsultierte – Allgemeinmediziner, Internisten, Gynäkologen, Laryngologen, Dermatologen und Onkologen – untersuchten meine Symptome stets isoliert, schienen in einer starren Sichtweise gefangen zu sein, die selbst konklusive Forschungsergebnisse verwarf, mich als Patientin nahezu entmündigte und mir zumeist das Gefühl vermittelte, nicht gesehen oder ernst genommen zu werden. Der Tenor aller Diagnosen lautete, dass es bei meinen schlechten Blutwerten nicht nachvollziehbar sei, wie relativ gut ich noch „funktioniere" und ich eigentlich im Rollstuhl sitzen müsse, dass meine Beschwerden idiopathisch und wohl psychosomatischer Natur seien und ich mir doch einen guten Therapeuten suchen solle. Meine wiederholte Bitte, dem Verdacht auf Amalgamvergiftung nachzugehen, lehnten alle als irrelevant, unsinnig oder zumindest höchst unwahrscheinlich ab – und als viel zu teuer. Mittlerweile ging es mir mit jedem Tag schlechter. Ich spürte genau, wie sich meine Physiologie veränderte, wie mein Organismus simultan an vielen verschiedenen Fronten kämpfte, während ich mir selbst mehr und mehr zu entgleiten schien.

Für performende KünstlerInnen ist kinesthetische Wahrnehmung der Schlüssel zu ihrem authentischen Ausdruck. SchauspielerInnen, SängerInnen und TänzerInnen bewohnen ihr Instrument, und auch MusikerInnen übertragen ihr Erleben der Umwelt und ihres eigenen Seele-Geist-Körpers unmittelbar auf das von ihnen gespielte Instrument. Sie wissen, dass jeder emotionale Zustand eine korrespondierende Physiologie kreiert, und dass umgekehrt auch jede spezifische Physiologie eine korrespondierende Emotion erzeugt. Kinesthetische Wahrnehmung ermöglicht dem/der KünstlerIn gleichsam das Empfinden, Verstehen, Abstrahieren und Ausdrücken des Wahren im Hier und Jetzt.

Als Sängerin, Musikerin, Schauspielerin und Tänzerin habe ich gelernt, den Seele-Geist-Körper meines Instruments zu verstehen, bin sowohl mit meinem physiologischen als auch meinem emotionalen Gewebe intim verwoben und vertraut und weiß, wie beide sich gegenseitig beeinflussen. Des Zusammenwirkens von stofflicher und feinstofflicher Ebene bin ich besonders in meiner kreativen Arbeit stets gewahr. So war es letztendlich auch meine hohe Sensibilität, die mir die Tür zum Verstehen und Heilen meiner diversen Symptome öffnete.

Gemeinsam mit der Zahnärztin Dr. Cornelia Wolschner, die wie Dr. Wolff sowohl allopathisch als auch in verschiedenen alternativen Methoden, wie z. B. Applied Kinesiology, Homöopathie, und Bioresonanz ausgebildet ist, vermittelte mir Dr. Wolff die wundervollen Wirkungsweisen verschiedener ganzheitlicher Therapien und machte sie für mich unmittelbar erfahrbar.

Nachdem sich der Verdacht einer gravierenden Schwermetallvergiftung bewahrheitet hatte, begannen wir behutsam mit der kontinuierlichen Entgiftung und Kräftigung meines Organismus. Ausgehend von dem Verständnis, dass der menschliche Seele-Geist-Körper darauf programmiert ist, sich selbst in Balance zu halten; dass Krankheit eine empfindliche Störung dieser Balance bedeutet; und dass der menschliche Organismus alle für die Wiederherstellung seines gestörten Equilibriums relevanten Antworten in sich trägt und mit uns kommunizieren kann, tasteten Dr. Wolff, Dr. Wolschner und ich uns vertrauensvoll bis zu den Ursachen meiner diversen Symptome vor; meine aktive Mitarbeit und Mitverantwortung verstehe ich dabei als integralen Bestandteil meiner Heilung. Nach mittlerweile drei Jahren regelmäßiger AK-Diagnostik, Schwermetallausleitung mittels Chelattherapie und Bioresonanz, Zahnsanierung, Ernährungsumstellung, Muscle and Sense Memory Reprogramming, Tapping, Meditation und Visualisierungtechniken, Akupressur sowie täglichen atem-, stimm- und physiotherapeutischen Übungen, hat mein Seele-Geist-Körper einen signifikanten Teil seiner Selbstheilungskompetenz zurückgewonnen. Geduldig reduziere ich, unterstützt durch meine Therapeuten, den destruktiven „Input" der verschiedenen Toxine, während wir gleichzeitig meinem Seele-Geist-Körper genau die Informationen kommunizieren, die er braucht, um in den Zustand des Wohlbefindens zurückzufinden.

Besonders die heilende und transformative Kraft des Klangs – sowohl des hörbaren, gesungenen oder gespielten Tons als auch der für das menschliche Ohr nicht hörbaren Fre-

quenzen – fasziniert mich dabei besonders. Meine „Gedeihensfrequenzen" sind für mich
ganz klar erfühlbar, wirken unmittelbar und oft überraschend schnell. So erlebte ich beispielsweise nach der Entfernung des dritten Goldinlays mit anschließender Bioresonanz-
behandlung zur Ausleitung der Schwermetalle ein echtes Wunder: am nächsten Morgen
entdeckte ich voller Freude, dass sich die Skoliose in meiner Brustwirbelsäule über Nacht
so sehr gelöst hatte, dass mein Brustkorb nicht länger nach links verschoben war. Dieses
strukturelle Realignment ging mit einem mental-emotionalen Realignment einher –ich
spürte deutlich, dass etwas Fremdes, Restriktives sowohl aus diesem Teil meiner Wirbelsäule als auch aus meinen Gedanken und Empfindungen verschwunden war. Inspiriert
von diesen Erfahrungen habe ich mich in den vergangenen Jahren intensiv mit der Wahrnehmung meiner „Schwingungsmatrix" beschäftigt – ich nenne sie das InnateHarmoni-
Sing System© – und arbeite momentan an der Veröffentlichung meiner „erlebten Forschung".

Im Herbst 2012 diagnostizierte Dr. Wolff dann einen eklatanten Vitamin-D3-Mangel.
Nach der initialen Gabe von 300.000 IE (Internationale Einheiten) füllten sich meine Augen spontan mit Tränen; meine Zellen bedankten sich für diese lang ersehnte Sättigung.
In den kommenden Wochen begann mein Skelett aufzuatmen, sich auszudehnen, und ich
wuchs um 1,6. Zentimeter; und dieses Wachstum veränderte auch meine innere Befind-
lichkeit – eine weitere Gestalt hatte sich geschlossen.

Inzwischen haben sich alle Symptome – die körperlichen und die mental-emotionalen –
signifikant zurückgebildet, viele sind bereits komplett abgeklungen. Immer öfter erlebe
ich kostbare Momente völliger Gelöstheit, bin im Fluss. Diese Vorboten des dauerhaften
Wohlbefindens machen mir in Momenten scheinbarer Rückschritte Mut und nähren die
ungebrochene Vision meines Gedeihens.

Auf meinem Heilungsweg habe ich das Phänomen bewusst erlebter Evolution erfahren.
Mit allen Sinnen erlebte ich die Physiologie meiner Quecksilbervergiftung als eine Physiologie der Angst – eine Angst, die anfangs so omnipotent war, dass sie mich retraumatiser-
te und in meinem Zellgedächtnis schlummernde Erinnerungen an einen Unfall, bei dem
ich als Kind schwere Kopf- und Wirbelsäulenverletzungen erlitten hatte, erneut zum Leben erweckte. Mit jeder Ausleitung verstand ich mehr und mehr, wie tief Schwermetalle,
allen voran Quecksilber, auch auf die menschliche Psyche einwirken; durch die konsequente Dissoziation meines Wesenskerns von der lebenshemmenden Physiologie der
Toxine. „Ich bin NICHT meine Symptome, Gedanken und Gefühle, sie sind Quecksilber-
induziert", gelang es mir immer wieder, den Teufelskreis der Angst zu unterbrechen. Mit
jeder Ausleitung gewann ich so auch einen Teil meiner Seelenkraft zurück. Ich begriff, wie
vielfältig mich die Physiologie der progressiven Intoxikation seit meiner Kindheit geprägt,
wie sie sowohl meinen Körper als auch meine Seele verwundet hatte, und dieses bewusste
Erleben war für mich zutiefst befreiend und heilend – auf allen Ebenen meines Seins.

Die diversen pathologischen Symptome, welche mein Seele-Geist-Körper entwickelte,
konnten und können niemals isoliert untersucht, verstanden und geheilt werden. Vielmehr wollen und müssen sie begriffen werden als Boten meines Seins, die mich beharr-
lich zu den Antworten auf meine Fragen führen und mir helfen, die Fragmente des kom-

plexen Mosaiks, welches das Kontinuum meines Seins darstellt, wieder – und gleichsam in modifizierter Gestalt – zusammenzufügen.

Cornelia Moore

www.corneliamoorejazz.com

Wir leben in einem Meer von Giftstoffen: DAS PROBLEM

Tag für Tag gehen wir mit giftigen Chemikalien oder Pestizid-Sprays um. Sollten wir uns darüber Sorgen machen? Ist diese Exposition nicht geringfügig? Leider sind die Gefahren erheblich und führen zu schwerwiegenden Gesundheitsrisiken. Denn: wir leben in einem Meer von Toxinen.

Wir alle, jeder Mensch und jedes Tier, sind eingebunden in der Nahrungskette und enthalten Rückstände von giftigen Chemikalien oder Metallen in unseren Geweben. Achtzigtausend neue Chemikalien sind seit dem Beginn des 20. Jahrhunderts eingeführt worden – und die meisten wurden nie auf Sicherheitsrisiken oder synergistische Wirkungen auf Lebewesen getestet.

Das *Center for Disease Control* veröffentlichte einen Bericht über die menschliche Exposition gegenüber Umweltchemikalien. Menschliches Blut und Urin wurden in Bezug auf 116 Chemikalien durch das *National Health and Nutrition Survey* untersucht und die Ergebnisse ausgewertet. In einigen Proben wurden sehr hohe Giftbelastungen festgestellt, während die Mehrzahl der Proben lediglich eine geringe Konzentration an Giftstoffen aufwies. Doch die alleinige Betrachtung dieser Ergebnisse führt zu Trugschlüssen. Warum? Diese Chemikalien werden im Organismus (im Rahmen eines Schutzmechanismus) vom Blut in die Depots (meist Fettgewebe, Organe und Knochen) verschoben und abgelagert, so dass bei einer Messung im Blut oder Urin die toxische Belastung fälschlicherweise deutlich geringer erscheint.

Die gespeicherten Toxine wirken zum Beispiel Versuchen der Gewichtsreduktion entgegen. Denn durch diese größere toxische Belastung werden zwei wichtige Stoffwechselorgane, die Leber und die Schilddrüse, durch Schädigung der Mitochondrien –und somit des Energiestoffwechsels, in ihrer Funktion beeinträchtigt. Diese Schädigung geschieht durch Beeinflussung neuroendokriner Signalwege, durch oxidativen Stress und Triggern von Hintergrundentzündungen (*silent inflammation*). Kommt es dennoch zu einer gewissen Gewichtsreduktion, so wird durch die Freisetzung von im Fettgewebe gespeicherten Toxinen eine weitere Gewichtsabnahme erheblich erschwert.

Schwermetalle, die die meisten Erkrankungen verursachen, sind Blei, Quecksilber, Cadmium, Arsen, Nickel und Aluminium. **Chemische Giftstoffe** sind flüchtige organische Verbindungen (VOCs), Lösungsmittel (Putzmittel, Formaldehyd, Toluol, Benzol), Medikamente, Alkohol, Pestizide, Herbizide sowie Lebensmittelzusatzstoffe. Infektionen (Hepatitis C-Virus) und Schimmelpilzgifte (Sick-Building-Syndrom) sind andere häufige Ursachen von Belastung durch Giftstoffe. Unsere **moderne Ernährung** kann als giftig eingestuft werden, weil sie zusätzlich zu den durch die Nahrungskette angesammelten Giften eine Last für die Entgiftungssysteme darstellt; und zwar durch übermäßigen Verzehr von Zucker, High-Fructose-Mais-Sirup (die beiden wichtigsten Ursachen für erhöhte Leberwerte), trans-Fettsäuren, Alkohol, Koffein, Aspartam, Lebensmittel mit gentechnisch veränderten Organismen (GVO) und verschiedene Kunststoffe, Krankheitserreger, Hormone und Antibiotika, die in unserer Nahrung gefunden werden.

Interne Toxine: Danger from Within – Gefahren von Innen

Interne Toxine schließen mikrobielle Verbindungen (von Bakterien, Hefen oder anderen Organismen) und die Abbauprodukte des normalen Protein-Stoffwechsels ein. Bakterien und Hefen im Darm produzieren Abfallprodukte, Stoffwechselprodukte und Zelltrümmer, die viele Körperfunktionen beeinträchtigen können und führen zu vermehrten Entzündungen und oxidativen Stress. Dazu gehören Endotoxine, giftige Amine, toxische Derivate von Gallensäuren und verschiedene krebserregende Substanzen wie Putrescin und Cadaverin. Hinzu kommen noch Nebenprodukte des normalen Eiweißstoffwechsels, darunter Harnstoff und Ammoniak, die eine Entgiftung erfordern.

Übersetzung aus „Systems Biology, Toxins, Obesity, and Functional Medicine" von Mark Hyman

Das Schichtenmodell des Yoga mit den fünf Koshas und deren Bezug zur Physik

Hülle („Yoga-Anatomie")	Yoga-Praxis	Physik
Anamaya Kosha- physische Nahrungs Hülle	Asanans (Haltungen/Übungen) + Ernährung	Materie
Pranamaya Kosha-Energie Vitalhülle	Pranayama - Atmung	Energie
Manomaya Kosha- Geist Hülle	Singen, Mantras, Rituale, Karma-Yoga	Information
Vinjanamaya Kosha- Intellektuelle Hülle	Studieren, Lernen, Lehren, Fragen	
AnandamayaKosha Wonnehülle	Meditation	

Mitochondrienmarker - Laboruntersuchungen

Im Blut:

Q 10 lipidkorrigiert; Cholesterin; Q1O; Mitochondriales Membran Potential; Homocystein; Vit.D-25-OH-D3; LDH; LDH-1; LDH-2; LDH-3; LDH-4; LDH-5; M2-PK im Blut; LSA; Lipidperoxide (PerOX); Neopterin; Tyrosin nitriert; ATP intrazellulär; NFkB; TKTL1; DAO;

Im Urin:

Citrullin; Methylmalonsäure; Adrenalin; Noradrenalin; Dopamin; Noradrenalinl/Adrenalin Qutient; Serotonin; Histamin;

Im Speichel:

Cortisol Probe 1; Cortisol Probe 2; Cortisol Probe 3; DHEA;

Im Stuhl:

IgA; Sekretorisches Gliadin-AK IgA; Transglutaminase-AK; Lysozym im Stuhl; Alpha-1-Antitrypsin im Stuhl; Histamin.

Weiterführende Literatur

Aharonov, Y/Bohm, D (1959): Significance of electromagnetic potentials in quantum theory. Physical Review, 2. Folge, Bd. 115, Nr. 3

Alberts, B/Johnson, A (2002): Molecular Biology of the Cell; Garland Science

Ballav, N: Blutfarbstoff als Magnetschalter, Paul Scherrer Institut (PSI), 25.08.2010; http://scinexx.de/wissen-aktuell-12160-2010-08-25.html

Barr, FE. (1983): Melanin – the organizing molecule Medical Hypothesis, Vol. 11, S.1-140

Baskin, Y (1997): The Work of Nature: How the Diversity of Life Sustains Us, Island Press, Washington D.C.

Beck, T (2010): Applications of Mechanomyography for Examining Muscle Function, 117-136. Editor Travis. W. Beck

Bentov, I (1984): Töne – Wellen – Vibrationen. Qualität und Quantität des Bewusstseins. Dianus-Trikont

Berendt, JE (2012,3): Nada Brahma. Die Welt ist Klang. Suhrkamp, Frankfurt/M.

von Bergmann, G (1936): Funktionelle Pathologie. Eine klinische Sammlung von Ergebnissen und Anschauungen einer Arbeitsrichtung. Springer, Berlin/Heidelberg

Bieri, P (2013): Eine Art zu leben. Über die Vielfalt menschlicher Würde. Carl Hanser, München

Bischof, M (1998): Biophotonen, das Licht in unseren Zellen. Zweitausendeins, Frankfurt/M.

Bischof, M: ENERGIEMEDIZIN – EIN NEUES PARADIGMA IN DER MEDIZIN?; unter: *Energiemedizin – Heilkunst der Zukunft,* in: Esotera Nr. 8 (August 2000), S.16-21 sowie Nr. 9 (September 2000), S. 20-25

Bischof, M (2004): Tachyonen, Orgonenergie, Skalarwellen. Feinstoffliche Felder zwischen Mythos und Wissenschaft. AT Verlag, Aarau

Bischof, M (2010): Salutogenese. Unterwegs zur Gesundheit. Neue Gesundheitskonzepte und die Entfaltung einer integrativen Medizin, Drachen Verlag, Klein Jasedow

Buchanan, M (2002): Small Worlds. Das Universum ist zu klein für Zufälle. Campus, Frankfurt/M.

Caldarelli, G/Catanzaro, M (2012): Networks; A Very Short Introduction. Oxford University Press, Oxford

Capras, F/Luisi, PL (2014): The Systems View of Life. A Unifying Vision. Cambridge University Press, Cambridge

Collin, T/Campbell, TM (2012,2): China Study. Die wissenschaftliche Begründung für eine vegane Ernährungsweise. Verlag Systemische Medizin, Bad Kötzting

Cornell, BA et al (1997): A biosensor that uses ion-channel switches.
http://www.nature.com/nature/journal/v387/n6633/full/387580a0.html/

Craddock, TJA/Tuszynski, JA/Hameroff, S (2012): Cytoskeletal Signaling: Is Memory Encoded in Microtubule Lattices by CaMKII Phosphorylation? Published in Computational Biology: March 8, DOI: 10.1371/journal.pcbi.1002421

Cohen, D (1999): An Introduction to Craniosacral Therapie: Anatomy, Function and Treatment. Thieme, Stuttgart

Dale, C (2013,5): Der Energiekörper des Menschen. Handbuch der feinstofflichen Anatomie. Lotus (Verlagsgruppe Random House), München

Diamond, J (2012): Vermächtnis – Was wir von traditionellen Gesellschaften lernen können. Fischer, Frankfurt/M.

Beck, DE/Cowan, C (2007): Spiral Dynamics – Leadership, Werte und Wandel. JKamphausen Mediengruppe, Bielefeld

Dosch, P (1995,14): Lehrbuch der Neuraltherapie nach Hunneke. Haug (Thieme), Stuttgart

Dürr, H-P (Hg.) (2012,2):Physik und Transzendenz, Fischer Scherz, Frankfurt/M.

Eagleman, D (2012): Inkognito. Die geheimen Eigenleben unseres Gehirns. Campus, Frankfurt/M., New York

Ewerz, C: Quantenmechanik. Vorlesung an der Universität Heidelberg, Institut für Theoretische Physik, Letzte Änderung: 21. Juli 2010

Faivre, D et al: Die Kinderstube der Nanopartikel; in: Heft 2/2010 MPF, S.71; Max-Planck-Institut für Kolloid- und Grenzflächenforschung Potsdam;
http://www.mpg.de/253009/W004_Material-Technik_070-075.pdf sowie:
http://www.mpg.de/6916781/magnetit_nanopartikel_kristallisation;2/2013

Fischer, L (2007): Neuraltherapie nach Huneke. Hippokrates, Stuttgart

Foerster, H/von Pörksen, B (2011): Wahrheit ist die Erfindung eines Lügners. Gespräche für Skeptiker. Carl Auer Verlag, Heidelberg

Fosar, G/Bludorf, F (o.J.): Die Natur geht online. DNA, Hyperkommunikation und Gruppenbewusstsein sowie http://www.fosar-bludorf.com/dnabewusstsein/index.htm

Fosar, G/Bludorf, F (2001): Vernetzte Intelligenz. Die Natur geht online. Gruppenbewusstsein. Genetik. Gravitation. Omega, Aachen

Fröhlich, H (1988): Biological Coherence and Response to External Stimuli. Springer, Berlin/Heidelberg

Gerz, W (2001): Lehrbuch der Applied Kinesiology in der naturheilkundlichen Praxis. AKSE, München

Gibbons, IR (1968): The biochemistry of motility; in: Annu Rev Biochem 37:521-546

Gleick, J (2011): Die Information. Geschichte, Theorie, Flut. Redline Verlag, München

Görnitz, T (2008): Quanten sind anders. Die verborgene Einheit der Welt. Spektrum Akademischer Verlag, Heidelberg

Görnitz, T (2002): Der kreative Kosmos. Geist und Materie aus Information. Spektrum Akademischer Verlag, Heidelberg

Goldsmith, E (1978): Complexity and stability in the real world; in: The Ecologist Quarterly, Stanford

Haken, H (1995): Erfolgsgeheimnisse der Natur – Synergetik: Die Lehre vom Zusammenwirken. rororoscience, Reinbek b. Hamburg

Hanson, R (2010): Das Gehirn eines Buddha. Arbor Verlag, Freiburg

Hassenstein, B: Was ist Information in Naturwissenschaft und Medizin? 3. Jahrgang 1966 Nr. 13, S. 38. Hg. C.F.Boehringer & Soehne, Mannheim

Hebel, W. (2008): Nobel Laureates meet Students Lindau 1996-2005. On the Edge of Knowledge. DWV, Baden-Baden

Heidemann, SR (1993): A new twist on integrins and the cytoskeleton; in: Science 260:1080-1081

Heine, H (2006): Lehrbuch der biologischen Medizin. Grundregulation und Extrazelluläre Matrix. Hippokrates (Thieme), Stuttgart

Hennig, A (2013): Zur Lage der Komplementärmedizin in Deutschland; in: Forschende Komplementärmedizin 20, No.1, März 2013

Hey, JG et al (2003): The new Quantum Universe. Cambridge University Press, Cambridge

Hoffmannn-Nachum, K/Eichinger, U (2012): Der Burnout-Irrtum. Ausgebrannt durch Vitalstoffmangel. Burnout fängt in der Körperzelle an. Systemed Verlag, Lünen

Hofstadter, DR (2011,13): Gödel, Escher, Bach. Ein Endloses Geflochtenes Band. Klett-Cotta, Stuttgart

Hosemann, JP (2014): Auf dem Weg zur Erklärung der Welt: Meilensteine der Physik und Astrophysik. Logos, Berlin

Ingberg, DE (1998): The architecture of life; in: Scientific American 278 (1)

Jantsch, E (1992): Selbstorganisation des Universums. Vom Urknall zum menschlichen Geist. Carl Hanser, München

Jordan, P: Die weltanschauliche Bedeutung der modernen Physik 2012; in: Dürr, H-P (2012,2) Physik und Transzendenz

Kahneman, D (2012): Schnelles Denken – Langsames Denken. Siedler, München

https://www.karger.com/Journal/Home/224242

Kremer, H (2006): Die stille Revolution der Krebs- und AIDS-Medizin. Ehlers Verlag, Wolfratshausen

Kuklinski, B (2007): Das HWS-Trauma. Ursachen, Diagnose und Therapie. Aurum Verlag, Braunschweig

Lakhovsky, G (2010): Das Geheimnis des Lebens. Verlag für Ganzheitsmedizin, Basel/Essen

Lipton, BH. (2009): Intelligente Zellen. Wie Erfahrungen unsere Gene steuern. Koha Verlag, Burgrain

Lloyd, S (2006): Programming the Universe. Knopf, New York

Löffler, G/Petrides, PE (2003): Biochemie und Pathobiochemie. Springer, Berlin

Lüth, H (2009): Quantenphysik in der Nanowelt. Schrödingers Katze bei den Zwergen. Springer Spektrum, Berlin

Margulis, L (1999): Eine andere Evolution. Spektrum Akademischer Verlag, Heidelberg

Mathelitsch, RK et al (2003): Unentbehrlich in Natur, Technik und Forschung: Flüssigkristalle im Überblick; in: Physik in unserer Zeit, Bd. 34, Ausgabe 3, S. 134-139. Wiley, Weinheim

Maturana, HR/Varela, FJ (2009): Der Baum der Erkenntnis. Die biologischen Wurzeln menschlichen Erkennens. Fischer Taschenbuch, Frankfurt/M.

Mayr, E (2000): Das ist Biologie. Die Wissenschaft des Lebens. Spektrum Akademischer Verlag, Heidelberg

Meißner, V: Information als Medizin – DVD Vortrag Gesundheits-Medizin, Forum 16./17.5.2009

Metzinger, T (2010): Der Egotunnel. Eine neue Philosophie des Selbst: Von der Hirnforschung zur Bewusstseinsethik. Berlin Verlag, Berlin

Minsky, M (1990): Mentopolis. Klett, Stuttgart

Mitchell, PD (1961): Coupling of phosphorylation to electron and hydrogen transfer by a chemi-osmotic type of mechanism; in: Nature. 191, S. 144-148

Möhwald, H: Ein Baukasten für Nanopartikel. MATERIAL &TECHNIK– Mikropartikel, in: Heft 3/2012 Max-Planck-Forschung S. 63-68

Neffe, Jürgen (2005,7): Einstein, eine Biographie. Rowohlt, Reinbek b. Hamburg

Olariu, S/Popescu, I (1985): The quantum effects of electromagnetic fluxes. Review of Modern Physics, Bd. 57/2

Oschman, JL(2006): Energiemedizin, Konzepte und ihre wissenschaftliche Basis. Urban& Fischer, München, Jena

Penrose, R (1994): Schatten des Geistes. Wege zu einer neuen Physik des Bewusstseins. Spektrum Akademischer Verlag, Heidelberg

Penzlin, H (2014): Das Phänomen Leben. Grundfragen der theoretischen Biologie. Springer, Berlin/Heidelberg

Peshkin, M/Tonomura, A (1989): The Aharonov-Bohm Effect. Lecture Notes in Physics. Springer, Berlin/Heidelberg

Pienta KJ, Coffey DS (1991): Cellular harmonic information transfer through a Tensegrity-matrix system; in: Medical hypotheses 34:88-95

Pimm, SL (1979): Complexity and Stability: Another Look at MacArthur's Original Hypothesis. Oikos, Vol. 33, No. 3. pp. 351-357.
http://www.jstor.org/stable/3544322?seq=1#page_scan_tab_contents

Popp, F-A (1987):Biophotonen – neue Horizonte in der Medizin. Haug Verlag (Thieme), Stuttgart

Popp, F-A (1996): Biologie des Lichts. Grundlagen der ultraschwachen Zellstrahlung. Blackwell, Berlin

Precht, RD (2007): Wer bin ich – und wenn ja, wie viele? Eine philosophische Reise. Goldmann, München

Priel A, Ramos AJ, Tuszynski JA, Cantiello HF (2006): A biopolymer transistor: electrical amplification by microtubules; in: Biophys J. Jun 15;90(12):4639-43

Prigogine I/Stengers I (1986,5): Dialog mit der Natur – Neue Wege naturwissenschaftlichen Denkens. Piper, München

Raichle, ME/Snyder, AZ (2007): A default mode of brain function: A brief history of an evolving idea; in: NeuroImage. www.elsevier.com/locate/ynimg NeuroImage 37 (2007) 1083-1090

Ramani et al (2008): A map of human protein interactions derived from co-expression of human mRNAs and their orthologs; in: Molecular Systems Biology; Jan.4/1 (2008)

Rempe, G et al: Ein Interface für Quantencomputer aus: MPI für Quantenoptik;
http://www.mpq.mpg.de/cms/mpq/news/press/archiv/2007/pdf/PRsingatom_deutsch.pdf

scinexx | Quantencomputer mit Schnittstelle:http://www.scinexx.de/wissen-aktuell-6703-2007-06-25.html

Rodriguez-Iturbe, I/Rinaldo, A (1997): Fractal River Basins. Cambridge

Röthlein, B (2004): Die Quantenrevolution. Neue Nachrichten aus der Teilchenphysik. dtv-premium, München

de Rosnay, J (1979): Das makroskopische Systemdenken als Werkzeug der Ökogesellschaft. Rowohlt, Reinbek bei Hamburg,(s. a. Bioökonomie in Wiki)

Schaefer, L/Bittmann, F/Universität Potsdam, Dpt. Regulative Physiologie und Prävention. Biologische Regulationsmedizin Potsdam. Vortrag 9/2014 auf der DAEGAK-Tagung: 50 Jahre AK in Dresden. Muskuläre Synchronisationseffekte bei Interaktion zwischen zwei Personen

Schole, J/Lutz, W (2001): Regulationskrankheiten. Versuch einer fachübergreifenden Analyse. Verlag videel, Niebüll

Scheweling, C (2008): ECIWO und E-System-Akupunktur. Neue Ansätze in der Medizin, Biologie und Krebstherapie nach Prof. Zhang und Dr. Ang. joy Verlag, München

Schneider, E et al: Moderne Zyklopen: Drei Augen und keines zu viel; aus: Zukunft im Brennpunkt, Bd. 4, 2005 der Arbeitsgemeinschaft der Bayerischen Forschungsverbünde, Erlangen

Schorsch, C: (1987): Die große Vernetzung, Wege zu einer ökologischen Philosophie. Hermann Bauer Verlag, Freiburg

Scheier, C (2011):Neuromarketing – Über den Mehrwert der Hirnforschung für das Marketing. Hamburg.http://www.decode-online.de/en/downloads/pdf/Neuromarketing-Ueber-den-Mehrwert-der-Hirnforschung.pdf

Schröder, T (2011): Max-Planck-Forschung, Heft 1/2011, S. 26-33

Seeley, TD (2013): Bienendemokratie. Wie Bienen kollektiv entscheiden und was wir davon lernen können. Fischer, Frankfurt/M.

Siems et al (1992): Balancing of energy-consuming of K 562 cells; in: Cell Biochemistry and Function; 10/1; S. 61-66; März 1992

Smith, CW/Simon B (1989): Electromagnetic Man: Health and Hazard in the electrical environment. St. Martin's Press, New York

von Szent-Györgyi, A (1989): Intermolecular electron transfer may play a major role in biological regulation, defense and cancer; in: Bioelectronics, Science Vol. 161 no. 3845 pp.988-990/1968

Tanenbaum, AS (2007,4): Computernetzwerke. Verlag Pearson Studium, München [u.a.]

Thilo-Körner, DGS (1994): Naturheilkunde im Rahmen der integrativen Medizin: ein zukunftsorientiertes Konzept; in: Ärztezeitschrift für Naturheilverfahren, Heft 9 September, 35. Jahrgang

Torick, A (2012): Mechanische Oszillationen der Mm. Vastus lateralis et rectus femoris bei isometrischer Kontraktion. Eine mechanomyografische Analyse. Diplomarbeit an der Universität Potsdam

Uhlhaas, PJ (2008): Neuronale Synchronisation als Mechanismus für Pathologie und Entwicklung in kortikalen Netzwerken. MPI für Hirnforschung Frankfurt/M. Forschungsbericht; http://www.mpg.de/373982/forschungsSchwerpunkt

Vester, F (1988,5): Neuland des Denkens. Vom technokratischen zum kybernetischen Zeitalter. dtv, München

Vester, F (2011,8): Die Kunst vernetzt zu denken. Ideen und Werkzeuge für einen neuen Umgang mit Komplexität. dtv, München

Wilk, T, Webster, SC, Kuhn, A, Rempe, G: Single-Atom Single-Photon Quantum Interface; in: Science Express, 21. Juni 2007. Max-Planck-Institut für Quantenoptik, Garching, Germany; Clarendon Laboratory, University of Oxford. Published Online June 21 2007 Science 27 July 2007: Vol. 317 no. 5837 pp. 488-490; DOI: 10.1126/science.1143835

Wagner, A (2000): Physikalische Blätter, Heft 2, Wiley Online Library

Warnke, U (2001): Diesseits und Jenseits der Raum-Zeit-Netze. Popular Academic Verlag, Saarbrücken

Watzlawik, P (1988): Anleitung zum Unglücklichsein. Piper, München

Zeilinger, A: Die neue Art des Zufalls in der Quantenwelt. Vortrag anlässlich einer Veranstaltung der Berlin-Brandenburgischen Akademie der Wissenschaften 9. Dezember 2005 und 5. Mai 2006; in: Berlin-Brandenburgische Akademie der Wissenschaften/Debatte, Heft 5

Zhang, Changlin (2007): Der unsichtbare Regenbogen und die unhörbare Musik. Monarda Publishing House, Halle/Saale

Stichwortverzeichnis

Danksagung

Das Entstehen dieses Buches von der ursprünglichen Idee bis zu seiner fertigen Form hat ca. zehn Jahre gedauert. Das beschriebene Konzept hat sich nicht im leeren Raum entwickelt, verbindet verschiedene wissenschaftliche Gebiete und ist in einem kybernetischen Regelkreis zwischen den Patienten, den Weiterbildungen, den Literaturstudien und den angewandten Verfahren entstanden. Auf diesem langen Weg hatte ich viele Lehrer, Begleiter und Helfer.

Ich danke meinen Eltern, Erika und Dr. med. Karl Wolff, und meiner gesamten Familie. Hier insbesondere meiner Frau Diana Pallade-Wolff nicht nur für ihre Unterstützung und Entlastung, sondern ebenso für die vielen Erörterungen, Anregungen, Inspirationen und Gespräche über die und zu den Themen dieses Buches. Ihre Erfahrungen als naturheilkundlich arbeitende Ärztin sind dadurch in den vorliegenden Text eingeflossen. Meine Tochter Judith Wolff hat durch ihre Arbeiten als Lektorin und Redakteurin wesentlich dazu beigetragen, dass das Buch NetzwerkMensch in der jetzigen Form erscheint. Erst durch ihre Mitwirkung als Philosophin konnten die geisteswissenschaftlichen Fragestellungen angemessen abgehandelt werden.

Seit 2006 unterstützen mich Tanja Böttcher und Jessica Gaedick als mein Praxisteam in der alltäglichen Arbeit mit unseren Patienten. Einen besonderen Dank allen Patienten, von und mit denen ich viel lernen durfte. Große Unterstützung in meiner Ausbildung erfuhr ich ebenfalls durch die regelmäßigen Treffen unseres Arbeitskreises Homak mit Vivian Wagner, Christiane Boroske-Senger, Angelika Müller-Brodel, Cornelia und Ullrich Wolschner sowie Dirk Schimmler.

Wichtige Unterstützung und Zuspruch erfuhr ich von Gudrun Henne, die das Entstehen des Buches seit 2008 begleitete. Ich danke Frau Katharina Schmidt-Hirschfelder, Journalistin, textcraft Berlin, für bedeutende Vorarbeiten und eine Vielzahl guter Anregungen zu diesem Buch. Frau Schmidt-Hirschfelder hat das Entstehen dieses Buches in den Jahren 2012 und 2013 erfolgreich begleitet und tatkräftig unterstützt. Mit ihrem guten Auflassungsvermögen hat sie komplexe Zusammenhänge schnell erfasst und wichtige Hinweise gegeben. Der Verfasser dankt für vielfältige Inspiration und Ermutigungen. Für die gelungene Gestaltung der Zeichnungen, Graphiken und Tabellen zeichnet Jakob Kukula verantwortlich. Er hat alte und neue Ideen gekonnt und mit Virtuosität ins Bild gesetzt. Dieser visuelle Aspekt dient sicher einem besseren Verständnis der komplexen Materie.

Ich danke allen Lehrern und Ausbildern der zahlreichen Fort- und Weiterbildungen sowie meinen *Bibliolehrern* – den Autoren vieler Bücher, aus denen wichtige Anregungen für das Konzept zum NetzwerkMensch gekommen sind.